자연치유/ 바른몸운동

내 힘으로 척추측만증 이겨내기

자연치유/ 바른몸운동

내 힘으로 척추측만증 이겨내기

1판 1쇄 발행일 2015년 2월 25일

지은이/이남진
펴낸이/류희남
편집, 일러스트/한무영
촬영/최인원
모델/이솔, 최성열, 정혜경
펴낸곳/제우스

출판등록일(번호)/2003년 4월 10일(제2003-68호)
주소/110-070 서울시 종로구 내수동 4번지 옥빌딩 801호
대표전화/(02) 735-8160 팩스(02)/ 735-8161
ISBN 978-89-90762-11-5 03510

이 도서의 국립중앙도서관 출판사도서목록(CIP)은 서지정보유통지원시스템 홈페이지
(http://seoji.nl.go.kr)와 국가자료공동목록시스템(http://www.nl.go.kr/kolisnet)에서
이용하실 수 있습니다.(CIP제어번호: CIP2015001863)

자연치유/ 바른몸운동

내 힘으로 척추측만증 이겨내기

만만 **이남진** 지음

한국바른몸운동연구회

제우스

머리글

이 책을 읽고 계신 독자라면 척추측만증으로 고민하고 있는 분이거나 자녀가 척추측만증 진단을 받은, 혹은 자녀를 많이 사랑하는 부모일 것으로 생각합니다. 바른몸운동을 연구, 보급하면서 20년 가까이 지켜본 결과에 의하면 관련이 없는 분들은 척추측만증에 대한 관심을 전혀 보이지 않았기 때문입니다.

가끔 측만증을 가진 자녀를 둔 부모들은 주위에서 이상 동작이나 뒤뚱거리면서 걷는 아이들을 보면 묻곤 합니다. 특히 상체가 흔들리면서 안짱다리로 걷는 아이들을 보면 매우 안타까워합니다. 이들은 그 아이가 측만증이 발생될 수 있는 충분한 조건이 이미 갖춰진 상태라는 것을 알고 있어 걱정스러운 것입니다.

그러나 대부분의 부모는 이러한 현상을 무시하고 지나쳐버리고 맙니다. 본문에서 설명하고 있는 후방변위로 인해 발끝이 안쪽으로 모아져 그렇게 걷는다는 것을, 그리고 그 영향으로 골반이 틀어져 상체가 흔들린다는 사실을 몰라 그럴 수 밖에 없습니다. 따라서 이 책은 자녀가 건강하게 성장하기를 바라는 부모라면 반드시 필요할 것으로 생각합니다. 아이가 건강하고 바른 몸으로 성장할 수 있는 방법을 알려주고 있어서 그렇습니다.

성인들 역시 마찬가집니다. 척추가 옆으로 휘었다는 사실을 알고 있으면서도 고민만 하고 있는 경우가 많습니다. 몸에서 확인되는 불균형은 둘째로 치더라도, 언젠가는 허리통증을 시작으로 이와 연관된 이상들이 반드시 나타날 것임에도 불구하고 대부분이 그렇다는 것입니다. 그러므로 현 상태보다 더 나빠지는 경우는 없기를 기대합니다. 여기에 대한 방법은 이 책에서 분명하게 제시하고 있기 때문입니다.

측만각이 크면 클수록 회복은 매우 어렵습니다. 일부 사람들은 불가능하기도 합니다. 그래서 책 제목이 [내 힘으로 척추측만증 이겨내기]입니다. 여기에서 "이겨내기"는 측만곡이 크지 않을 경우 바른 상태로의 회복을, 각도가 클 경우 수술이 필요한 상태까지의 진행을 막아보자는 의미를 가집니다. 물론 완전한 회복이 이뤄지면 좋겠지만 현실적으로 희망사항일 뿐입니다.

항간에는 50도 전후의 측만곡도 문제없이 펴준다고 호언장담하는 사람들이 있습니다. 하지만 그 말에 대한 책임을 지는 경우는 보지 못했습니다. 그런 까닭에 각도가 크지 않고 20도 이내라면 회복을 위해, 그 이상이면서 척추에 회전변위가 이미 나타나 있는 상태라면 더 이상의 진행을 막는데 목적을 둬야 합니다. 그 길만이 본인의 삶에 직접적인 도움이 됩니다.

이 책은 척추측만증에 대한 바른몸운동의 관점과 원인, 진행 단계에 따른 여러 가지 현상들을 먼저 알려줍니다. 그리고 이를 근거로 스스로 해야 하는 운동과 부모가 도와줄 수 있는 운동으로 구분하여 설명하고 있습니다. 확실한 것은 측만증은 반드시 근골격계가 함께 개선돼야만 변화를 보인다는 사실입니다. 따라서 본인의 노력이 밑받침되지 않으면 긍정적인 결과를 기대할 수 없습니다.

나이가 어릴수록 더 빠른 변화가 나타난다는 조사 결과가 있습니다. 그런즉 자녀가 정상적이지 못한 행동을 하거나, 몸에서 바르지 못한 현상(좌우 불균형 및 비대칭 등)이 확인된다면 더욱 깊은 관심을 가져주시길 바랍니다. 시기를 놓치면 되돌릴 수 없는 상태까지 진행되는 것이 척추측만증의 특징이니까요.

이 책은 필자의 저서 중 하나인 [우리 몸의 변형과 바른몸운동]에 뿌리를 두고 있음을 밝힙니다. 그러므로 척추측만증에 대해 좀더 자세히 알고 싶다면, 우리 몸에 나타나 있는 모든 변형의 원인부터 가장 심각한 결과인 척추측만증까지 여러 사례를 포함하여 심도 있게 분석해 놓은 [우리 몸의 변형과 바른몸운동]을 참고하시기 바랍니다.

끝으로 이 책이 나오기까지 편집에 많은 애를 쓴 한무영 선생과 격려를 아끼지 않은 친구 준형과 기후, 연구소에서 궂은 일을 도맡아 해준 정혜경 선생께 깊은 감사를 드립니다. 또 묵묵히 지켜보며 기다려 준 아내와 슬, 솔 두 딸에게도 고마움을 표합니다. 물병자리 유희남 사장 역시 감사의 마음을 전합니다.

2015년 2월

목차

Part 1
청소년층에 급증하고 있는 척추측만증

자녀를

바르고 건강한 몸으로

성장시킨다는 것은

매우 중요하다.

정신과 마음을 담고 있는 그릇이

바로 몸이기 때문이다.

Part 1
청소년층에 급증하고 있는 척추측만증

최근 청소년들의 척추측만증이 증가하고 있다는 발표를 자주 접하게 된다. 조사결과 역시 대부분의 학교가 5% 전후, 일부 학교는 10%까지 발견된다고 한다. 신문에서도 청소년들의 6~10%가 척추측만증을 앓고 있다고 보도하고 있다(조선일보- 2014년 6월 10일). 성인들 역시 과거와는 달리 적지 않은 사람들에게서 발견된다. 그만큼 우리 주위에서 흔히 볼 수 있는 질병이 된 것이다.

그럼에도 불구하고 이 측만증을 무시하는 경향이 높다. 몸이 삐뚤어 보이거나 불균형적인 현상이 확인되더라도, 혹은 본인이 알고 있다 하더라도 통증을 느끼는 경우가 거의 없기 때문이다. 물론 여성이라면 자신의 몸에서 확인되는 비대칭적인 현상에 대해 고민은 한다. 그렇지만 당장 방법을 찾지 못하고 지나치거나 방치해 상태를 더욱 심각하게 만드는 경우가 적지 않다.

그러므로 척추측만증에 대해 좀더 자세한 이해와 이를 이겨내는 방법에 대해 알아야 될 필요가 있다. 병원을 방문하더라도 지켜보자는 말에 무작정 기다리는 무의미한 시간보다는 스스로 이를 이겨내는 방법을 찾아보자는 얘기다. 그렇기 위해서는 우선 원인부터 시작하여 몸에 나타나는 현상들에 대해 자세히 알아야만 된다.

한 가지 참고할 것은 현재 50대 이상의 연령층이라면 어렸을 적 척추측만증이란 병명 자체가 없었음을 기억한다는 사실이다. 그 당시에는 흔치 않았을 뿐만 아니라 알지도 못하던 희귀한 질병이었기 때문이다. 그래서인지 측만증이 발견되는 자녀를 가진 부모들 역시 척추측만증에 대한 정확한 이해가 부족한 것인지도 모른다. 그저 척추가 옆으로 휘어져 있어 측만증이라고 부르는지, 아니면 외관상 좌우 허리 굴곡이 다르고 몸이 틀어져 측만증이라고 하는 건지 모른다는 것이다. 그러므로 이 측만증에 대해 자세히 알아볼 필요가 있다.

척추측만증은 현대의학의 관점에서 '원인을 알 수 없다'라는 의미와 표현의 통칭인 특발성과는 달리 비구조적인 문제로도 나타난다. 뿐만 아니라 선천적인 원인에 의해서도 발생한다. 그러나 전체에서 차지하는 비중은 그리 크지 않다. 그러므로 여기에서는 특발성이라고 부르는 구조성측만증을 중점으로 다루도록 하겠다.

비구조성측만증의 경우 대부분 원인이 확실한 디스크 탈출에서 시작되고, 그 원인을 제거하면 빠르게 원상태로 회복되지만 선천적인 원인은 다르다. 유전적인 문제나 추체(척추를 구성하는 뼈의 마디)의 기형 등 선천적인 결함으로 측만곡이 발생하기 때문이다. 그리고 전체 발병 원인 중 10% 미만을 차지하는 것으로 발표되어 있다. 이러한 선천적 결함으로는 결손척추, 쐐기척추, 척추융합 등과 신경섬유종, 골이영양성, 종양성, 대사성 등이 있다.

한편 측만증에 대한 정보는 인터넷 등을 통해 쉽게 접할 수 있다. 그러나 문제는 정확하지 못한 정보로 인해 치료 시기를 놓치는 경우가 적지 않다는 점이다. 가장 큰 이유는 측만증이 발생하여 진행되고 있다 해도 아이들 대부분이 통증을 느끼는 경우가 거의 없고, 그 다음은 의식과 환경의 변화로 부모들이 아이들의 몸을 자세히 살펴 볼 기회가 줄어든 탓도 있을 것이다. 부모가 측만증에 대한 기본적인 지식만 가지고 있었다면 치료나 처치가 가능한 초기 발견이 가능했을 것임에도 불구하고 주어진 현실이 대부분 그렇다. 따라서 척추측만증이 발생되었을 때 나타나는 현상부터 자세히 살펴볼 필요가 있다. 동시에 몸에 이상이 생겼을 경우 보이는 여러 가지 행동들 역시 알고 있어야만 된다.

측만증은 어떻게 하면 조기에 발견할 수 있을까? 그것은 자녀에 대한 부모의 깊은 관심밖에 없다. 앞서도 언급했듯 척추에 이상이 발생했더라도 아이들이 통증이나 불편함을 느끼는 경우가 극히 드물기 때문이다.

그러므로 사소한 투정이나 하소연, 몸에 나타나 있는 변화 등을 무시하지 말고 관심을 가져야만 된다. 조사 결과에 의하면 측만증이 발견된 상태에서 확인해 봤을 때 아이의 성장과정 중 보행기 사용이나 행동 이상, 부자연스러웠던 동작, 사고나 충격 등을 기억하는 부모가 많았던 까닭이다.

따라서 자녀가 다음과 같은 말을 자주하거나 표현한다면 일단 척추측만증을 의심해 볼 필요가 있다. 또, 몇 가지 상황이 겹친다면 측만증이 아니더라도 자녀 몸에 나타나 있는 변형의 정도가 이미 심각한 상태라고 해도 무리가 없다.

1. 머리가 자주 아프다거나 목이 뻣뻣하다고 한다.
2. 눈이 한쪽만 가렵다거나 충혈된다고 한다.
3. 귀에서 무슨 소리가 들린다고 한다.
4. 앞 치아의 위아래가 맞지 않거나 입을 크게 벌릴 수가 없다고 한다.
5. 입을 벌리고 닫을 때마다 턱에서 소리가 난다고 한다.
6. 주의가 산만하며 짜증을 자주 내거나 힘들어 한다.
7. 양 어깨 사이에 통증이 느껴진다고 한다.
8. 몸 여기저기에 경미한 통증이 지속적으로 있다고 한다.
9. 허리나 엉덩이가 아파 오래 앉아 있을 수가 없다고 한다.
10. 오래 걷지를 못하거나 쉽게 지친다.
11. 바지나 치마가 자꾸 한쪽으로 돌아간다고 한다.
12. 어느 한쪽 발에 걸려(다리가 꼬여) 자주 넘어진다고 한다.

이들 중 몇 가지가 함께 확인되면 자녀의 옷을 벗긴 다음 두 발을 나란히 맞춘 상태에서 반듯하게 세워 놓고 자세히 살펴보기 바란다. 이때 아이 몸을 보는 기준은 다음과 같다. 만약 판단이 어렵다면 디지털 카메라나 스마트폰 등으로 사진을 찍어 살펴보면 좀더 정확한 상태를 알 수 있다.

1. 머리가 반듯하지 않고 한쪽으로 기울어졌는가?
- 경추(목뼈)에 이상(일자목이나 거북목 포함)이 있을 경우 고개가 삐딱하다.

2. 몸이 반듯하며 중심을 잡고 서 있는가?
- 골반과 척추에 이상이 생긴 상태라면 바르게 서 있지 못하고 삐딱하게 선다.

3. 어깨 높이와 좌우 폭은 같은가? (브래지어 끈이 자꾸 벗겨지는 이유다)
- 상체의 뒤틀림으로 어깨 높이와 좌우 폭이 달라진 것이다.

4. 쇄골의 폭과 좌우 높이는 같은가?
- 대부분 어깨와 함께 나타나는 현상으로 좌우 폭은 물론 높이 역시 다르다.

5. 가슴의 좌우 크기와 젖꼭지 높이는 같은가?

- 측만의 특징 중 하나로 한쪽 가슴의 성장장애로 인해 나타나는 현상이다. 동시에 척추의 휨 정도에 따라 가슴 폭과 젖꼭지 높이에도 차이를 보인다.

6. 늑골(갈비뼈)의 좌우 높이와 폭은 같은가?

- 상체의 전반적인 뒤틀림(흉추의 측만과 회전변위)으로 좌우 갈비뼈 높이가 달라지면서 폭 역시 차이가 나타난 것이다.

7. 양팔을 나란히 내렸을 때 양쪽에 생기는 허리 부분의 공간은 같은가?

- 골반의 변형으로 요추가 한쪽으로 기울면서 허리의 굴곡이 달라진 것이다.

8. 허리선의 좌우(허리띠가 걸리는 부분) 높이는 같은가?

- 골반의 뒤틀림으로 장골능의 높이가 서로 달라진 것이다.

9. 뒤에서 봤을 때 어깨뼈(견갑골)의 좌우 높이와 돌출, 크기는 같아 보이는가?

- 흉추의 회전변위로 인해 견갑골의 높이에 차이를 보이면서 돌출 및 크기에도 변화가 나타난 것이다.

10. 엉덩이 하단에 있는 주름의 좌우 높이나 길이가 같은가?

- 다리 길이의 차이와 골반의 뒤틀림이 클수록 좌우 길이나 폭의 차이가 크다.

11. 엉덩이 크기가 같고 균형적인가?

- 골반이 뒤틀리면서 좌우 크기가 달라진 것이다.

12. 두 발을 나란히 맞추고 섰을 때 무릎 사이가 벌어져 있거나 겹치듯 붙으면서 심한 팔자 혹은 안짱다리로 걷거나 상체가 흔들리면서 걷는가?

- 고관절의 변위로 인해 무릎 사이가 벌어지거나 안쪽으로 몰린 결과로 몸의 균형을 잡지 못해 걷는 상태가 불안정한 것이다.

13. 두 발을 나란히 맞추고 앞으로 구부리면 등의 높이는 같은가? (전방굴곡검사)

- 척추의 회전변위로 인한 측만곡과 함께 극돌기와 근육이 편재되면서 좌우 높이가 다른 것이다.

두 발을 나란히 모아 붙이고 상체를 사진 1-1과 같이 굽힌 상태에서 등을 살펴보는 검사(전방굴곡검사)는 척추측만증의 발생 여부를 판단하는데 있어 가장 기본적인 방법이라고 할 수 있다. 또 간단하고 쉬워 가정에서도 쉽게 할 수 있다. 이때 그림 1-1에서처럼 상체가 반듯하지 않거나 등 높이가 다르면 90% 이상 척추측만증이 이미 발생된 상태라고 봐도 무방하다.

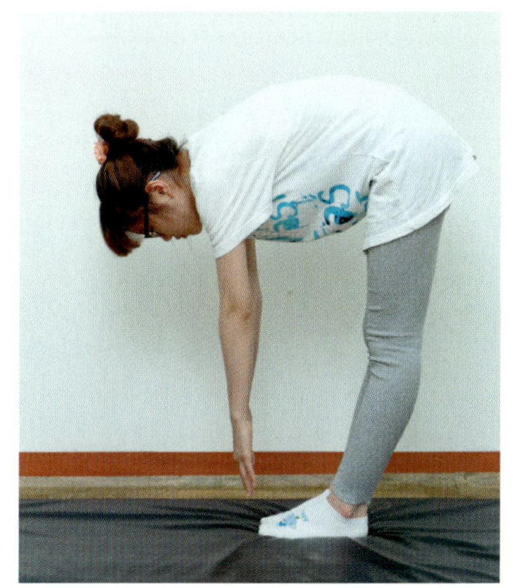
사진 1-1

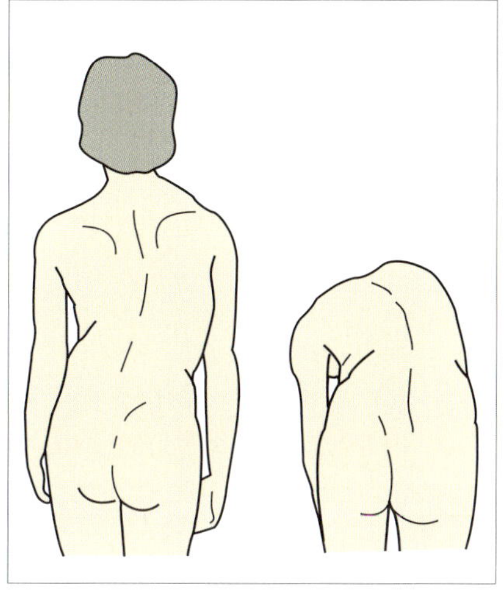
그림 1-1

이와 같은 기준을 가지고 자녀를 꼼꼼히 살펴보면 측만증은 거의 찾아낼 수 있다. 그러나 대부분의 부모들은 이러한 현상들을 발견하더라도, 또 아이가 앞에서 설명한 여러 가지 이상 등을 호소하더라도 차이가 크지 않거나 심각하다는 생각이 들지 않으면 "성장통일거야" 혹은 "다들 그래"라는 생각으로 무시하고 지나치는 경향이 높다. 그러다 결국 심각한 상태에 이르러서야 허둥지둥 한다.

다음 페이지에 사례로 든 사진 1-2의 학생 역시 그랬다. 이 학생은 몇 년 전 중학교 1학년 초봄 휘어진 각도가 30도 정도일 때 연구소를 방문했었다. 그러나 측만 상태와 상황에 대해 충분히 설명했음에도 불구하고 부모는 물론, 이 아이 역시 심각하게 생각하지 않았던 것 같다. 그 해 겨울이 시작될 무렵 사진과 같이 심각한 상태로 진행되어 다시 방문했기 때문이다. 이런 상태라면 어떤 운동으로도 변화를 기대할 수 없다. 방법이라면 오로지 다음 페이지에서 보여주고 있는 필름 1-2의 A, B와 같이 지지대를 이용한 수술밖에 없다. 지금과 같은 결과는 부모가 무관심하여 방치했거나, 평소 통증이나 이상을 느끼지 못했던 아이가 자신의 상태를 무시한 결과라고 생각한다.

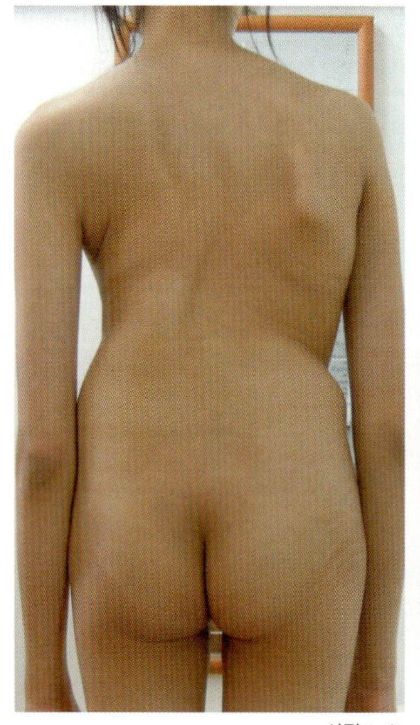

사진 1-2

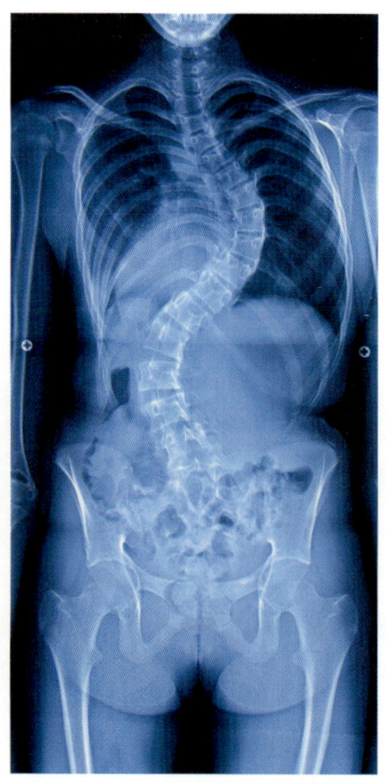

필름 1-1

실제로도 이런 상태라면 수술은 불가피하다. 흉추에 나타나 있는 측만곡과 회전변위(흉추의 회전현상)가 폐를 압박하여 호흡에 장애를 받거나 이와 연관된 이상이 반드시 나타나기 때문이다. 더구나 이렇듯 휘어져 있는 척추가 어느 시기가 되어 한계에 다다르면 요추를 압박하여 디스크 탈출의 원인으로 작용하게 된다. 그 결과 극심한 허리통증을 겪게 된다.

이것 뿐만 아니다. 각 척추가 제자리에 있을 때는 척추관을 지나가는 척수신경이 아무런 장애를 받지 않을 것이다. 그러나 지금과 같이 휘어져 있는 상태라면 척추 사이를 지나가는 신경이 압박이나 장애를 받게 된다. 신경계의 장애는 관련 기관 및 면역 기능을 저하시켜 이와 연관된 질병을 초래할 수 있다고 알려져 있다. 그러므로 골반을 토대로 반듯하게 세워져 있어야 할 척추에 측만곡이 발생된 상태라면 결국, 우리 인간이 살아가면서 가장 기본적인 조건이라고 할 수 있는 건강을 망치는 원인이 되고 만다.

대한정형외과학회에서 밝히고 있는 기준에 근거하면 10도 이상 휘어져 있으면 측만증으로 구분하며 측만각(코브각/Cobb's Angle)의 정도에 따라 치료 방법을 달리한다고 되어 있다. 먼저 20도 미만일 경우에는 경과 관찰만 한다. 특별한 치료는 필요하지 않고 6개월 또는 1년 간격으로 X-ray만 찍어서 나빠지지 않았는지 확인만 한다.

20도에서 40도까지는 보조기 착용을 성장이 끝나는 시기까지 하도록 권한다. 40도에서 50도까지는 몸의 성장 정도에 따라 수술이 필요할 수도 있고, 나이가 어리거나 성장이 한창일 경우에는 수술을 한다고 되어 있다. 그리고 50도 이상일 때는 수술이 필요하다고 되어 있다.

또 보조기는 측만증이 더 이상 나빠지지 않도록 예방 또는 억제한다는 점을 분명하게 밝히고 있다. 척추가 30도 휘어져 있을 때 보조기를 착용하여 20도로 줄어져 보인다 해도 기존 상태가 줄어든 것이 아니기 때문에 30도 이상으로 더 이상 휘지 못하게 방지할 목적으로 한다. 즉, 교정하는 효과보다는 허리가 더 이상 휘어지지 않게 예방, 방지하는 목적을 가지고 있다는 점을 밝혀 놓은 것이다.

그렇더라도 가장 큰 문제는 자녀의 측만증이 확인됐을 때 부모가 느끼는 고민이나 고통이 매우 심각하다는 점이다. 아이에 대한 관찰 부족이나 유전적인 것은 아닌지 스스로를 책망까지 한다. 심지어는 자기 비난도 한다. 어떤 엄마는 자신의 탓인 양 울며 우울증을 보이기도 한다.

그러므로 측만증이 이미 확인된 상태라면 각도의 크기 여부를 떠나 원인부터 정확히 이해하고 이를 근거로 자녀에게 맞는 방법이나 수단 등을 통해 더 이상의 진행을 막는 것만이 가장 이상적인 선택이 된다. 더 나빠지지 않도록 진행을 막아주는 것만이 가장 최선의 방법이라는 의미다. 만약 시기를 놓쳐 앞의 여학생처럼 되면 결국 필름 1-2의 A, B와 같이 척추 마디마디에 볼트를 박고 지지대를 이용해 척추를 세우는 수술을 받을 수 밖에 없다.

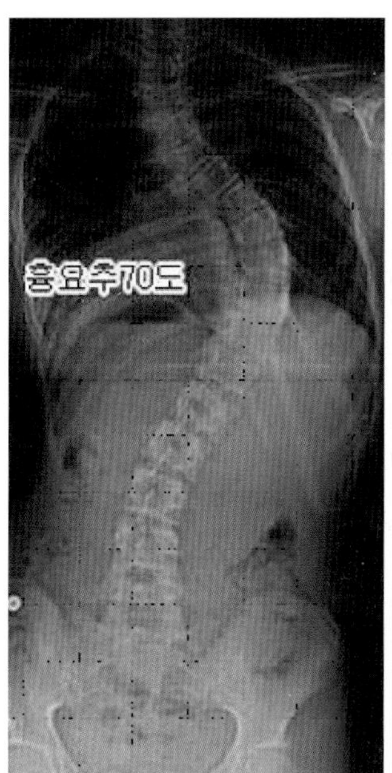

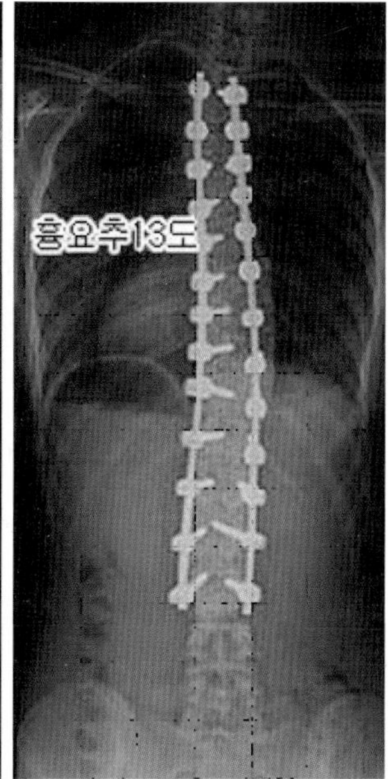

필름 1-2/A

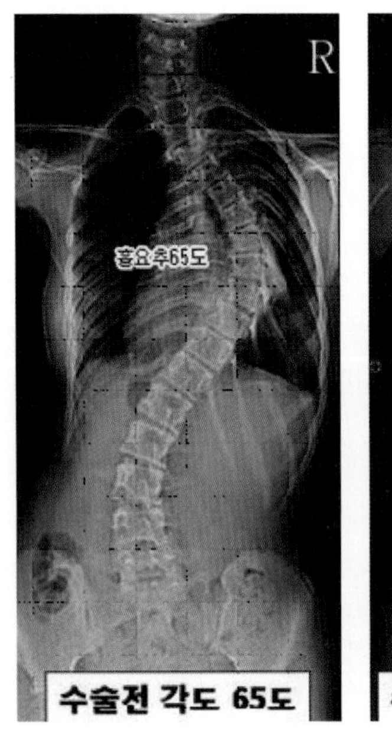

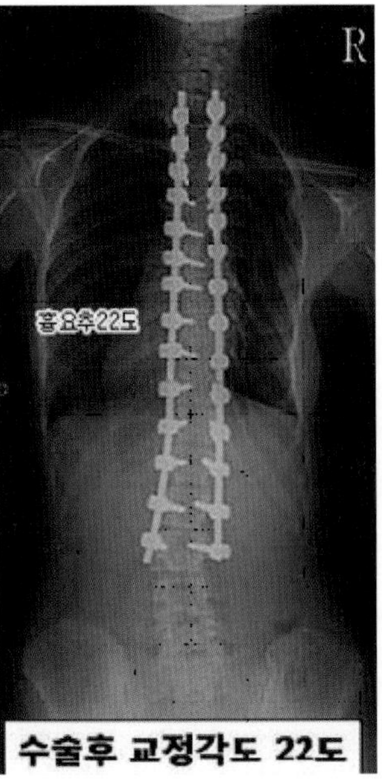

필름 1-2/B

▲ (자료출처- 고려대학교 구로병원 정형외과 척추측만증센터)

수술을 통해 척추가 어느 정도 펴졌다 해도 문제는 남는다. 먼저 그들이 느끼는 지속적인 통증과 등이 바닥에 닿을 때마다 느끼는 이질감은 평생을 함께하며 괴롭히게 될 것이다. 정신적으로 받는 고통 역시 매우 중요하다. 특히 정서적으로 민감한 청소년기의 측만증은 외형적인 변형을 동반하기 때문에 "정신적인 문제를 일으킬 수도 있다"라는 보고도 있다. 따라서 측만증은 사춘기가 시작하기 전에 발견하여 예방하고 진행을 막아야만 된다. 각도가 크지 않은 초기 상태일 때만 운동이든, 보조기든, 여타 방법이든 선택할 수 있는 기회의 폭이 넓기 때문이다.

일단 측만증이 확인되면 전문병원에서 X-ray 촬영을 통해 유전적인 요소가 있는지, 그리고 선천적인 기형은 아닌지, 지금 진행된 상태(코브각/Cobb's Angle-현재 진행된 정도를 판단하는 각도)는 어느 정도인지를 살펴봐야 한다. 그런 다음 의사의 의견을 따르면 되는데 안타깝게도 지켜보자는 경우가 많다. 그러다 돌이킬 수 없는 상태로 악화되면 결국 수술을 권하게 된다. 물론 보조기 착용이나 깔창 등 다른 방법을 권하는 경우도 있다. 하지만 분명한 것은 "관찰하고 지켜보자" 혹은 "기다려 보자"라는 말은 결코 이들을 위한 방법이 될 수 없다는 사실이다.

여기에서 보조기란 사진 1-3과 같은 것으로 측만증의 진행을 억제하는 갑옷과 같은 기구를 말한다. 목적은 앞서 설명했듯 척추의 성장을 허용하면서 측만곡을 교정하고, 성장이 완료될 때까지 진행을 막아주는데 있다. 학술적인 보고로는 유연한 측만증이면서 각도가 20~40도이고 성장이 1년 이상 남아 있는 진행성일 경우에만 효과적인 것으로 되어 있다. 일부에서는 교정에 큰 효과가 없다는 의견도 있다.

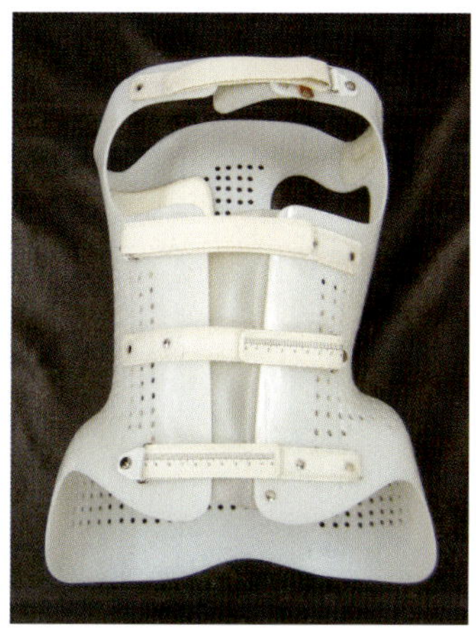

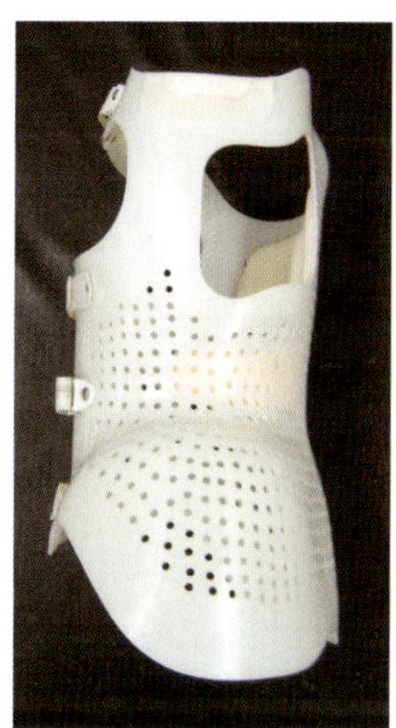

사진 1-3

수술은 필름 1-2의 A와 B에서 볼 수 있듯 척추에 나사를 부착시켜 막대와 같은 것을 이용해 측만곡을 펴주는 치료 방법이다. 다양한 금속 고정물을 사용하여 교정 및 신체의 균형을 얻는 치료 방법이라고 할 수 있다. 그러나 문제는 '수술은 신경학적 손상이 일어날 수 있으며, 성인에게는 합병증의 빈도와 심각성이 증가한다' 고 알려져 있다는 점이다.

깔창은 당장 다리 길이의 차이나 골반의 틀어짐을 개선시키는데 도움은 된다. 하지만 결국에는 길이 차이가 발생된 다리나 틀어진 골반을 그대로 고착화시키는 역할을 하게 된다. 즉, 돌아올 수 있는 가능성을 원천봉쇄한 것과 다를 바가 없다. 그러므로 바른몸운동에서는 극히 드문 뼈 길이의 차이가 확인된 상태가 아니라면 사용을 권하지 않는다. 우선 고관절의 변위를 바르게 개선시켜 다리 길이를 같게 만드는 것만이 정상적인 수순이라고 판단하기 때문이다.

또 흉추측만곡이 요추측만곡보다 중대한 결과가 발생된다는 사실은 잘 알려져 있다. 예를 든다면 흉추의 회전변위가 클 경우 폐를 압박하여 호흡에 장애를 받는 것 등이 여기에 속한다. 그러므로 흉추측만곡의 초기 감소 여부가 매우 중요한 과제라고 할 수 있다. 그러나 이 과제는 매우 어렵고 힘들다. 실제로도 흉추의 측만곡이 필름 1-3과 같은 상태이고 완전히 형성된 경우라면 긍정적인 결과를 얻기가 매우 힘들다고 알려져 있다. 더구나 기능적측만이 동반된 경우라면 더욱더 어렵다는 조사 결과까지 있다.

기능적측만이란 평소 자세가 바르지 않을 때 발생되는 것으로 판단하고 있으며, 기능성측만과 동일한 표현으로 사용된다. 그리고 대부분 흉추부의 측만각이 요추보다 클 때 기능적측만으로 판단한다. 한편 측만은 가장 큰 각이 원인이며 나머지는 그 각에 대한 보상의 성격을 가진다고도 알려져 있다.

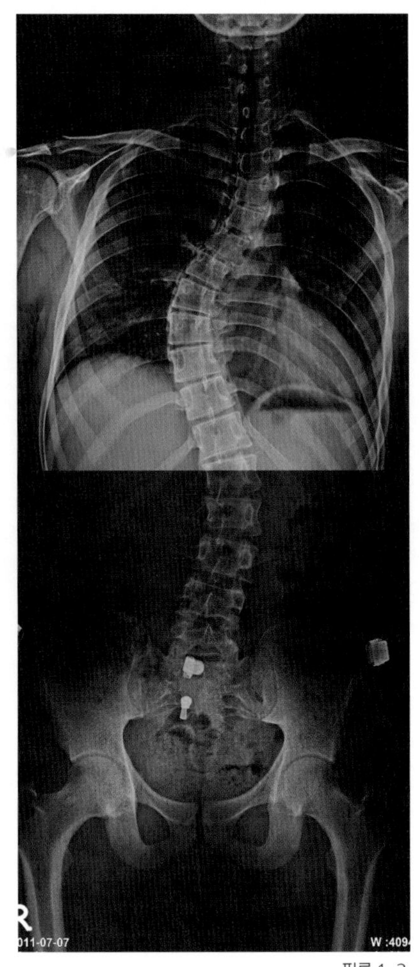

필름 1-3

그렇다면 이들을 위한 최선의 방법은 어떤 것이 있을까? 그것은 오직 하나뿐이다. 이미 나타나 있는 측만각을 줄일 수 있는 방법을 찾아야만 된다. 그리고 최대한 빨리 발견하여 시도해야 된다. 그래야 사진 1-4와 같은 긍정적인 결과를 얻을 수 있다.

지금과 같은 변화는 초등학교 저학년인 이 아이의 아빠가 10장에서 소개하고 있는 [부모가 자녀에게 해줄 수 있는 보조운동]에 따라 두 다리를 매일 아침, 저녁에 돌려주면서 필수운동 등을 병행시켜 1달 만에 얻어낸 결과다. 따라서 초등학교 저학년 미만에 20도 정도라면 누구나 동일한 변화 및 결과를 얻을 수 있을 것으로 생각한다.

달리 해석하면 나이가 어릴 때 초기에 발견하여 대처한 결과라고도 할 수 있다. 그런 만큼 자녀에게 꾸준한 관심을 가지고 살펴보기 바란다. 나이가 어릴수록 측만곡이 진행될 수 있는 근본적인 원인이 쉽게 제거되기 때문이다.

그러나 초등학교 고학년이면서 30도가 넘는 상태라면 상황이 달라진다. 기대했던 변화를 얻기까지 시간과 노력도 더욱 많이 필요하다. 일단 사진 1-5를 보도록 하자. 초등학교 6학년인 여학생이다. 사진 A를 보면 허리에서 척추의 회전변위로 인한 근육의 편재(ⓐ)가 확인된다. 흉추부의 측만곡도 확연하게 보이면서 견갑골의 불균형

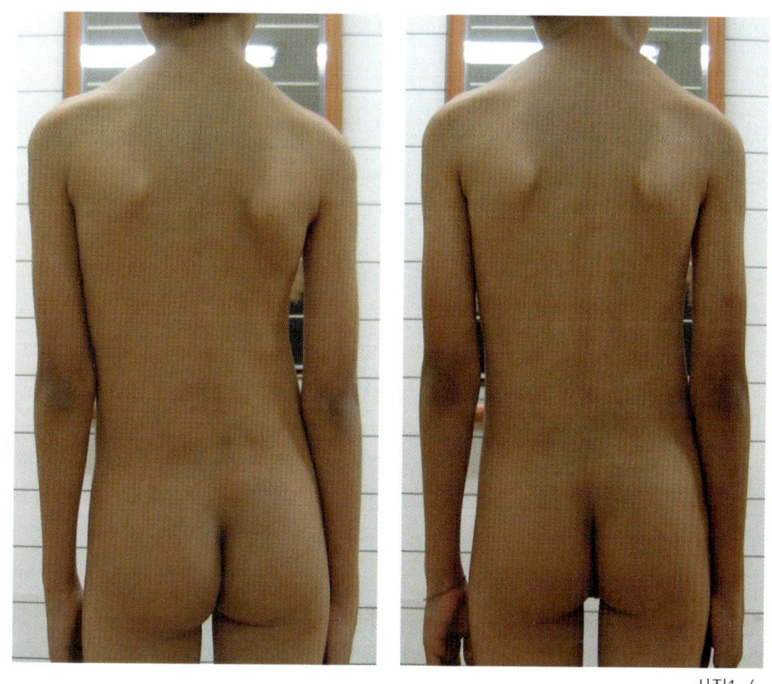

사진1-4

▲ 골반의 틀어짐과 척추의 휨, 견갑골의 높이와 크기 차이, 어깨 높이 등에서 확연한 변화를 보여주고 있다.

ⓑ 역시 무시할 수 없는 상태를 보이고 있다. 그러나 3개월 남짓 꾸준히 바른몸운동을 한 결과 사진 B에서처럼 예전과는 상당히 다른 모습을 보여주고 있다.

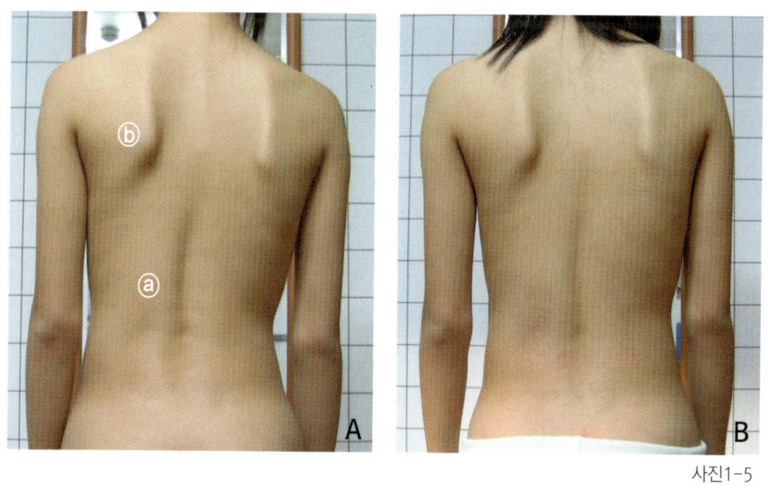

사진1-5

여기에서 문제는 앞서 봤던 저학년 남자아이와는 다른 양상(樣相)을 보인다는 점이다. 먼저 신체 전반의 회복이 매우 더디다는 것이다. 그리고 현재 상태(변형 정도나 진행 단계 등)를 정확하게 알아야만 운동을 통해 나타나는 변화를 가늠할 수 있게 된다. 또 앞으로 나타날 변화까지도 예측할 수 있는 근거가 된다.

다음 역시 초등학교 고학년인 여학생의 사례다. 측만의 특징은 골반의 변형이 무조건 확인된다는 점이다. 그 결과 사진 1-6과 같이 두 발을 나란히 맞추고 서더라도 몸이 틀어지면서 바르게 서지를 못한다. 본인의 의지와는 달리 앞을 바로 본다고 해도 몸이 비스듬하게 틀어진다는 얘기다. 허리의 굴곡 역시 좌우가 다르면서 가슴 크기 또한 차이를 보인다. 그러나 6개월 이상을 꾸준히 노력한 결과 정면을 바라보게 되었다. 또 허리와 가슴에도 그에 따른 변화를 보인다. 따라서 나이가 어리면 어릴수록 몸에 나타나는 변화가 빠르다는 사실을 확인할 수 있다.

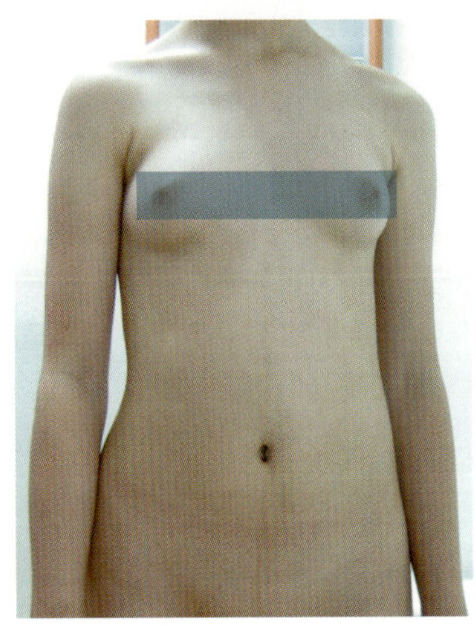
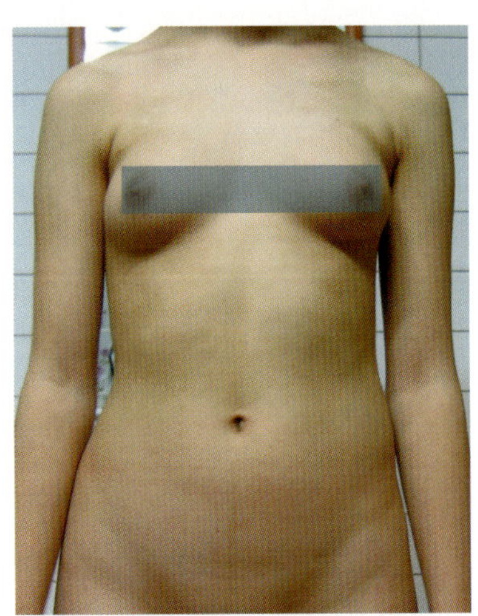

사진 1-6

물론 20대라도 사진 1-7에서처럼 허리 굴곡의 좌우 불균형과 골반에 나타나 있는 뒤틀림의 긍정적인 결과는 얻을 수 있다. 다만 노력과 시간이 많이 필요하다는 점은 피할 수 없다. 더구나 흉추에 발생되어 있는 측만곡은 매우 느린 변화를 보이거나 기대하는 결과조차 확실하게 나타나지 않는다. 흉추에 나타나 있는 측만곡의 개선은 그만큼 어렵다는 뜻이다. 또 기대한 만큼 회복되지 않는 것으로도 조사된다. 그러므로 흉추의 측만곡은 대부분 개선될 수 없다는 결론이 나온다. 따라서 더 진행되는 것을 막는 것만이 최선의 방법이 된다.

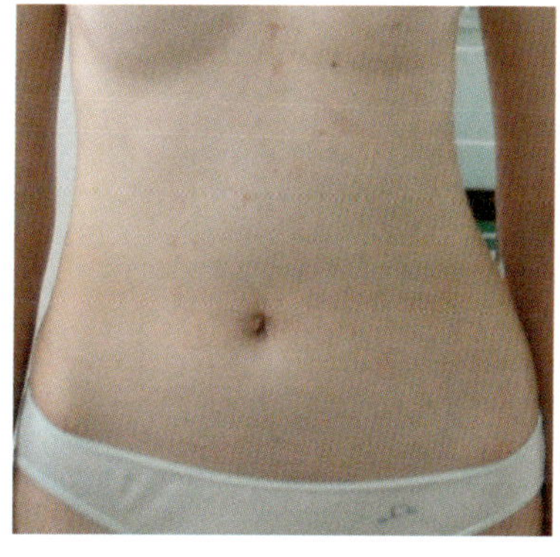
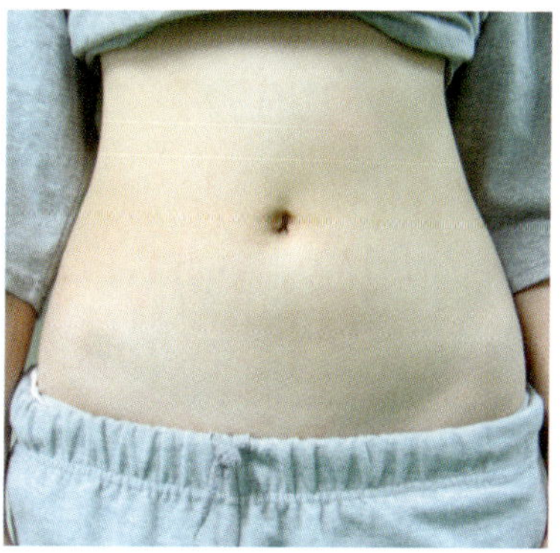

사진 1-7

마지막으로 중학생인 여자 아이를 보도록 하자. 여기에서 사진 1-8과 1-9의 각 A 상태를 균형중추가 실조된 상태라고 표현한다. 측만곡이 커 균형중추가 제대로 작용하지 못하고 비듬하게 틀어진 상태를 바르게 서 있는 것으로 인식하기 때문이다. 그리고 약 6개월 동안의 운동을 통해 각 사진의 B와 같이 회복되었다. 그러나 방문을 중단하여 이후 상황은 알 수 없다.

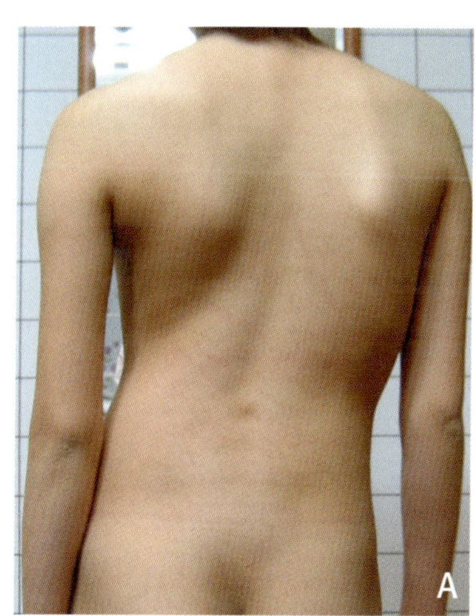

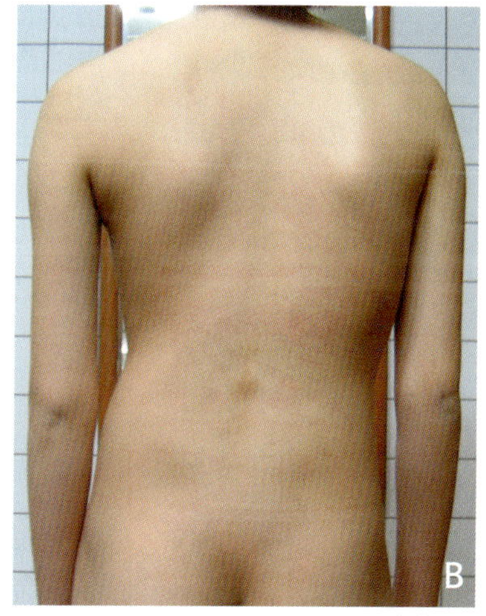

사진 1-8

이렇듯 나이가 어릴수록 긍정적인 변화는 빠르게 나타난다. 그리고 더 진행될 수 있는 기본 조건을 사라지게 한다. 따라서 빠른 발견과 조치는 수술이라는 극단적인 상황까지 진행되는 것을 막을 수 있을 뿐만 아니라 아이의 삶에도 도움이 된다. 더구나 자녀의 벗은 몸을 자유롭게 볼 수 있는 사람은 부모밖에 없다. 그런 까닭에 자녀가

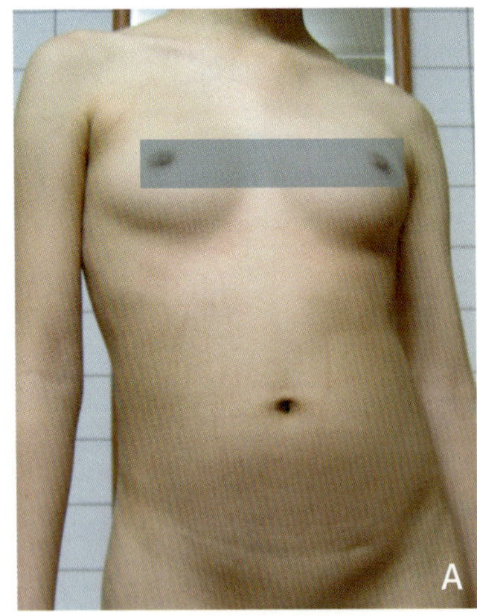

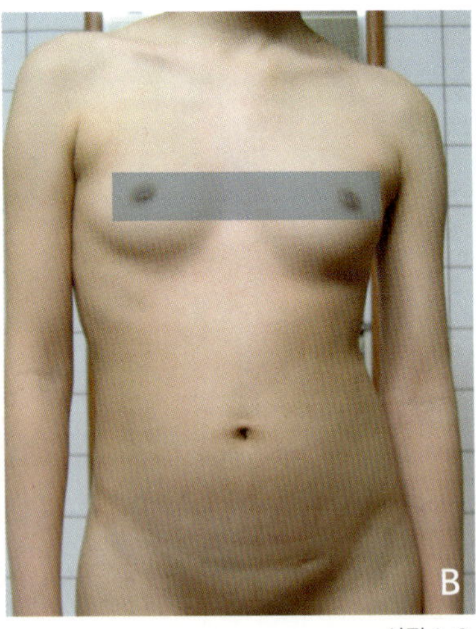

사진 1-9

이상한 행동을 하거나 몸에서 불균형적인 현상이 확인된다면 깊은 관심을 가지고 살펴보라고 권하는 것이다.

다음은 바른몸운동을 통해 긍정적인 변화를 얻었던 아이들의 엄마가 바른몸운동연구회의 홈페이지(www.goodbody.or.kr)에 올렸던 글이다. 어떤 상황과 과정을 겪고 운동을 시작하게 되었는지, 그리고 어떤 결과를 얻었는지 추측할 수 있을 것이다. 결국 아이를 위한 선택은 부모의 몫이다. 여러분의 판단에 도움이 되길 바란다.

정체운동을 접하게 되어서 다행이네요

우선 만만선생님한테 감사 인사를 드립니다.

우리 주영이는 6학년 때 학교에서 척추측만증 검사 시 21도라고 했으나 그때만해도 측만증에 대한 심각성을 깨닫지 못한 채 1년 뒤에 대학병원에서 검사를 해보았습니다. 그런데 31도라고 하면서 아직 성장시기가 5년 정도 남아있으니 앞으로 더 많이 휠 거라고 보조기를 조속히 착용하도록 권하였습니다. (하루 23시간 5년 동안을요... 그렇게 해도 좋아지지는 않고 더 이상 휘어지는 것을 막을 뿐이라고 하더군요) 보조기를 맞출 것을 결정하고는 한창 사춘기에 접어든 딸 주영이를 설득하기 시작했지만, 주영이는 순순히 응하지 않았지요.

본인 역시 많이 괴로워하고 저 또한 걱정이 이만 저만이 아니었지요. 그러던 중 아는 분으로부터 정체운동의 만만선생님을 소개 받았습니다.

그 후 방학기간이라 버스와 전철을 타가며 용인에서 수유리까지 처음에는 주 2회, 얼마 후에는 주1회, 월 1회 등으로 가는 횟수가 드물어졌고 운동 역시도 꾸준히 하긴 하였지만 처음처럼 많이는 하지 못하였습니다.

그러던 중 1년 뒤인 이번 여름방학에 그 전에 사진을 촬영했던 대학병원에서 다시 한번 사진촬영을 하였습니다. 그런데 31도였던 부분이 15도 정도로 줄었더라구요. 안도의 한숨이 저절로 나오는 순간이었습니다.

좀 더 자주 수련원을 찾아 그때 그때의 적절한 운동을 더욱 적극적으로 부지런히 했다면 좀 더 좋은 결과를 얻을 수도 있었을 텐데...

하지만 그것만으로도 너무 감사한 마음이 드는군요.

앞으로 주위에서 측만증 때문에 걱정하는 분이 있으시면 적극적으로 정체운동을 추천하렵니다.

현진이가 척추측만증 30도 받고 한달 운동후..18도 되었네요..^^*

현진이는 지금 12살 5학년 여자아이입니다.

정체운동 한지 45일쯤되구요...10일쯤하니까...턱에서 나는 소리가 덜나는 것 같다고 현진이가 말하더군요...

그리고 한달쯤되니까...일반 사람은 다 있는 요추 위 엉덩이뼈에 양쪽 손가락자국같은게 없었는데..생기더군요...(현진이는 기형처럼 그부분이 두툼하게 올라와있어서 양쪽 손가락자국이 없었어요...)

이렇게 변화되기 시작해서 바로 사진찍으로 갔습니다...한달만에 30도에서 18도 되었네요...

우연히 알게 된 측만증이 무서운 병인줄 몰랐어요..폐렴으로 입원하자 엑스레이에 척추가 많이 휜것 같다고 해도 별 생각없이 퇴원 후에도 병원에 바로 안 갔거든요...근데 소아과샘이 빨리 가보라고 해서 유명한 척추병원, 한의원은 다 다녀봤습니다..

의사들은 보조기 얘기만 하고 더 심하면 수술하자는 말과 별효과 있는 치료가 없다는 말도 꼭 잊지 않고 하더군요... 좋아진다는 의사도 있었지만...물리치료와 보조기를 꼭 해야 한다는 말이더군요...ㅠㅠ

전 정말 그 말을 듣고 하루 종일 울었습니다...울고 또 울고...

그러다 주위에 추나요법도 말하고 침도 애기하지만...

추나 20년 한 분이 솔직히 말씀하시더군요..할 때는 좋아지는데 기침 한번 하고 감기 걸리면 또 획하고 다시 돌아온다고....

그래서 저는 인터넷 찾고 서점에 가고 정말 일주일 동안 눈이 빠지게 찾아보고..또 아는 자제분 아들이 이런 병 걸렸다고 해서 보러 직접가보고 ...그 애는 한의원에서 추나요법을 받고 있더군요...일주일에 2번에서 3번씩....치료비도 만만치 않더군요...그걸 성장 끝날 때까지 받을 수도 없고...

그러다 정말 기도의 힘인지..우연히 정체운동을 알게 됐어요...여기 싸이트만 좋아졌다, 나았다고 체험담을 올렸더군요....

저는 반신반의하면서 책을 사보고 잘 모르면 용기 내어 전화 드리고...

바쁜 와중에도 만만샘이 상담해주시고...걱정해주시더군요...

저는 부산이라 설까지 가는데 애로사항이 넘 많아서...(늦둥이가 지금 3살이거든요...) 걱정을 많이 했는데...요번에 부산 무료강좌 때 잊지 않고 저에게 전화를 해주셨더군요....

전 넘 감동받았습니다.....그래서 8일 날 부산에서 인사드렸구요...현진이에게 상담도 해주시고 ...땀이 송글송글 나는 와중에도 잘못된 동작도 하나하나 가르쳐주시고 ..2시간 반 동안 넘 공부 잘했습니다..

저는 어떤 남자아이가 5학년인데 심해서 수술한 아이 애기도 들었구요...(그럼 성장이 안 되는거 아시나요...?..즉 키가 안 큰다더군요..) 다들 척추측만증이 무서운 병인줄도 모르고 수술하면 쉽게 낫는 병인줄알더라구요...

의사들 말도 이건 완치되는 병도 아니고 병의 원인도 모른다고 하던데...

저는 이 정체운동이 많은 사람들에게 알려져서.. 측만증때문에 고생하는 청소년들에게 꼭 알려주고 싶어요... 어릴수록 효과가 빠른 것 같습니다...

저 현진이에게 추나요법, 물리치료 한번도 안받게 했구요..

운동으로 아니 바른 정체운동으로 많이 좋아졌습니다...계속 시킬꺼고요...예쁘게 키울겁니다...다시 한번 만만선생님께 감사드립니다.

Part 2
척추측만증과 전조 현상

우리 몸에서 확인되는

여러 가지 비대칭적인 현상들은

어떤 형태라도

그에 합당한 원인이 있었기 때문에

나타난 결과다.

Part 2

척추측만증과 전조 현상

이미 알고 있을 것으로 생각하지만 척추측만증이란 어떤 상태를 말하는 것인지 정확히 이해할 필요가 있다. 일단 정상적인 척추는 정면 혹은 뒤에서 봤을 때 그림 2-1과 같이 반듯해야 한다. 어느 한쪽으로 기울거나 휘어지지 않고 반듯한 상태여야 정상적이면서 건강한 척추라는 뜻이다.

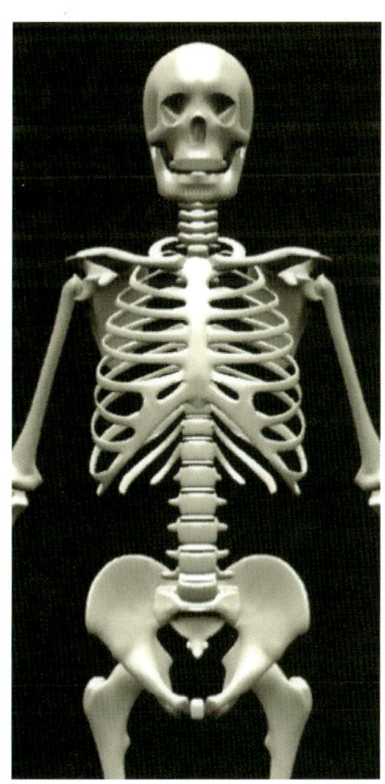

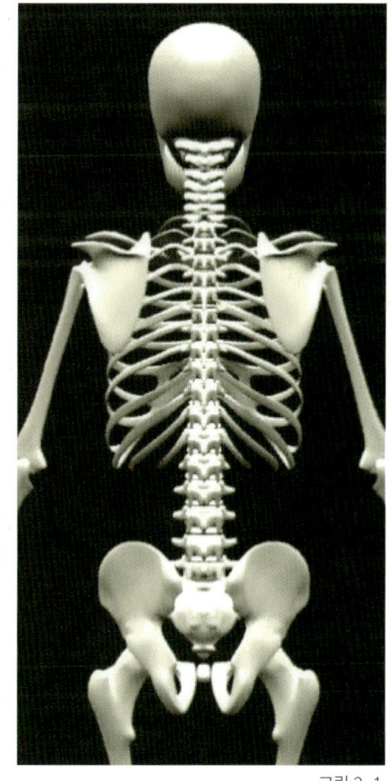

그림 2-1

그러나 척추측만증이 발생된 상태라면 그렇지가 않다. 필름 2-1처럼 옆으로 휘어져 있는 모습을 보이게 된다. 즉, 반듯해야 할 척추가 옆으로 휘어져 있어 척추측만증인 것이다.

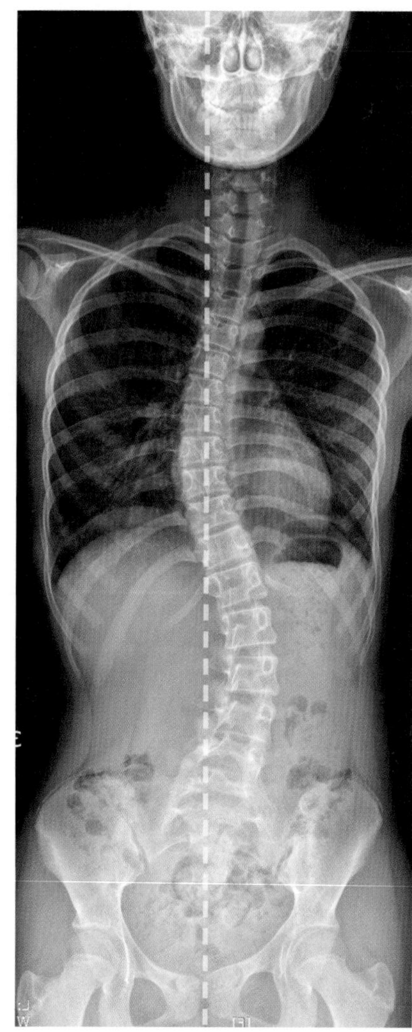

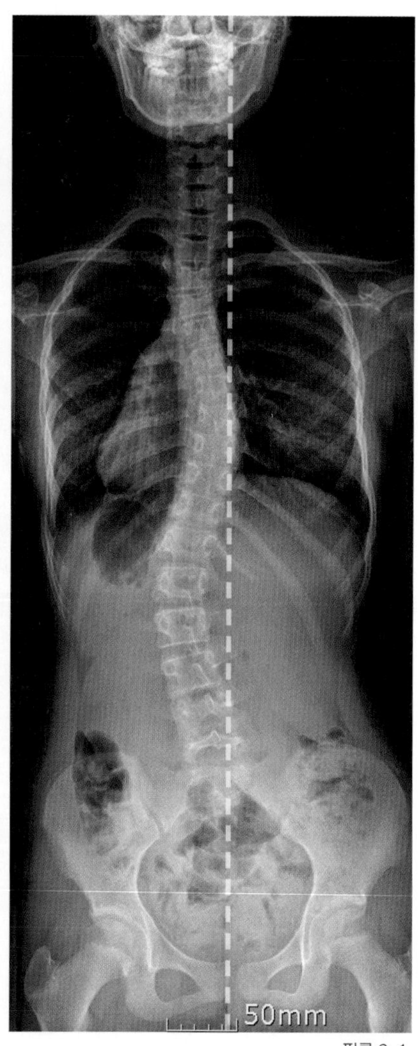

필름 2-1

동시에 몸에는 이와 연관된 여러 가지 현상들을 보이게 된다. 그 중에 가장 대표적인 것을 꼽으라면 몸이 옆으로 휘면서 틀어지거나 좌우가 비대칭적인 모습일 것이다. 먼저 사진 2-1을 보도록 하자. 참고로 이 아이들이 이렇게 되기까지의 원인과 진행 과정은 3장에 자세히 설명해 놓았다.

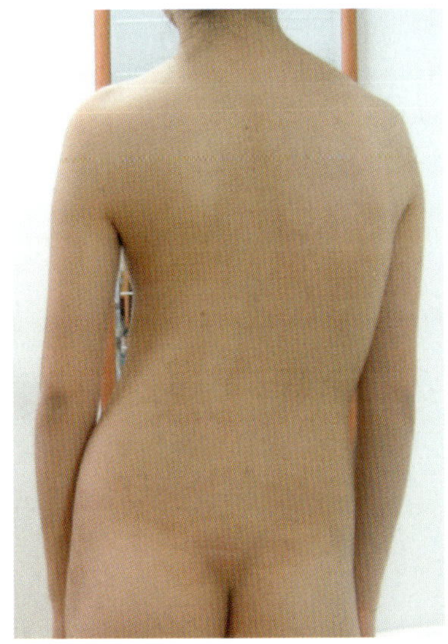

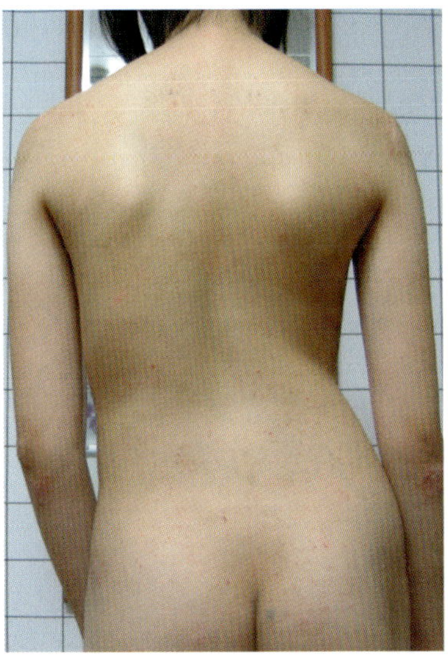

사진 2-1

먼저 이 아이들은 본인의 생각으로는 반듯하게 서 있다고 판단한다. 그러나 보이는 모습은 결코 그렇지가 않다. 본인의 생각과는 달리 몸이 중심에서 벗어나 한쪽으로 치우치면서 틀어진 채로 서 있다. 건물이 골격에 따라 모두가 모습이 다르듯 이 아이들 역시 그 범주에서 벗어나지 않기 때문이다. 결국 이들은 우리 몸의 기둥이자 건물의 골격이라고도 할 수 있는 척추가 바르지 않아 몸이 기울면서 틀어진 것이다. 그러므로 척추측만증이라면 모두가 비슷한 현상을 보일 수 밖에 없다.

또 한 가지는 앞장에서도 밝혔듯 요즘은 자녀들을 직접 목욕시키는 부모가 줄어든 듯하다. 20대 중반에서야 이러한 틀어짐을 확인하고 함께 방문한 엄마가 있을 정도니 이런 추측을 하는 것이다. 따라서 기회가 주어진다면 아이들의 몸을 자세히 살펴보는 것도 부모의 의무라고 생각한다. 문제는 지금과 같은 현상이 결코 하루 아침에 나타나지 않는다는 사실이다. 모든 일이 그렇듯 척추측만증 역시 어떤 조짐이나 전조 현상을 반드시 보인다는 뜻이다. 다만 그런 현상들을 보고도 심각성을 모르고 지나쳤기에 지금과 같은 상태에 이르러서야 허둥지둥하는 것이다.

그렇다면 어떤 조짐이나 전조 현상을 보이는지 알아둘 필요가 있다. 일단 아이들이 겪게 되는 이상 현상이나 행동 등은 앞장에서 자세하게 설명했다. 그러나 몸에서 발견되는 현상들은 직접 봐야만 된다는 제약이 따른다. 하지만 부모는 자녀의 몸을 볼 수 있는 자격을 가진 만큼 다음 사진을 참고해 자세히 살펴보기 바란다.

먼저 사진 2-2는 미취학 아동들의 뒷모습이다. 이 아이들 역시 두발을 나란히 맞추고 반듯하게 서 있는 상태다. 그러나 이 아이들을 자세히 보면 어깨 높이가 서로 다르면서 엉덩이(골반)가 틀어져 있는 것을 확인할 수 있다. 척추 역시 완만한 C자 형태를 보이고 있다. 또 견갑골(날개뼈) 상태가 다르면서 머리가 약간 기울어져 있는 것도 확인된다.

여기에서 문제는 대부분의 부모가 이러한 모습이나 상태가 확인되더라도 대수롭지 않게 생각하고 무시하는 경우가 많다는 점이다. 일부는 심각한 상태까지 발전할 수 있음에도 불구하고 대부분이 그렇다. 그러므로 자녀의 몸에서 이상 현상이나 비대칭적인 몸 상태가 보인다면 깊은 관심을 가지고 지켜볼 필요가 있다. 빠른 발견만이 아이에게 직접적인 도움을 줄 수 있기 때문이다.

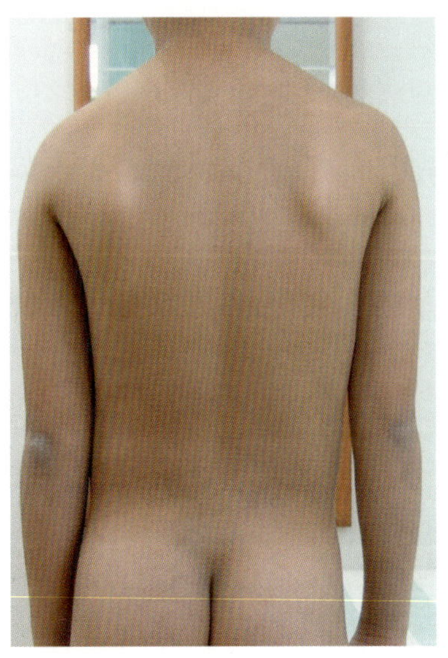
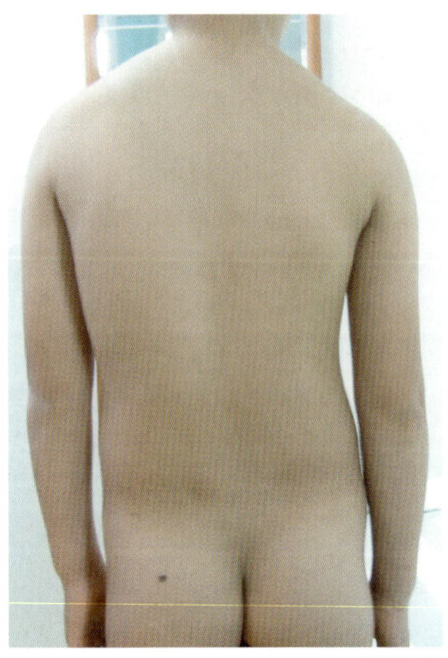

사진 2-2

이러한 상태에서 더욱 나쁘게 진행된 경우가 사진 2-3의 A와 B다. 그리고 필름 2-2의 A`와 B`는 이 아이들의 몸 상태를 각각 촬영한 X-ray 필름이다. 이렇듯 진행된 정도에 따라 아이들의 몸에서는 더욱 비대칭적이면서 불균형적인 현상들을 쉽게 확인할 수 있다. 그러므로 자녀들의 몸을 자주 살펴보는 것은 척추측만증을 빨리 발견하거나 더 나빠지지 않도록 빠른 조치를 할 수 있는 유일한 방법이자 기회가 된다.

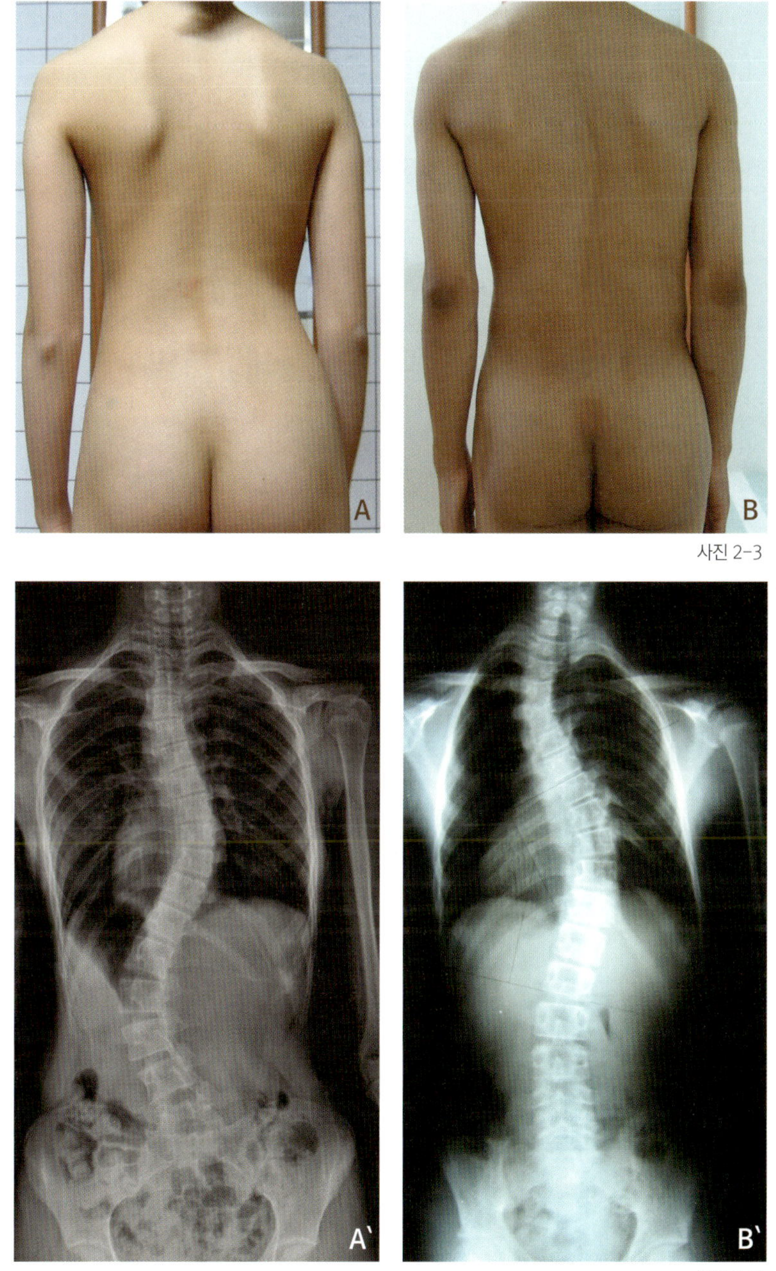

사진 2-3

필름 2-2

▲ 필름 A`는 사진 2-3의 A, 필름 B`는 사진 B의 X-ray 필름이다.

다시 한번 강조하지만 자녀의 몸에서 변화를 가장 먼저 발견할 수 있는 사람은 부모밖에 없다. 더구나 한두 자녀만 있는 가정에서 한 아이라도 측만증이 발생된다면 상당한 어려움을 겪게 된다. 그 아이로 인해 가정의 평안도 깨질 수 있다. 척추측만증이 확인된 순간부터 상당한 비용의 지출뿐만 아니라 지속적인 관심은 물론 집중적인 관리까지 필요해지기 때문이다.

따라서 어느 정도 진행된 경우라면 수술이 필요한 상태까지 나빠지지 않고 성장하는 것을 목표로 삼는 것만이 가장 현실적이면서 최선의 방법이 된다. 그러나 여기에도 문제가 따른다. 일단 만들어 낸 긍정적인 변화를 일정 기간 이상은 반드시 유지해야 된다는 점이다. 그래야만 우리 인체가 가진 항상성 및 보존성이라고 부르는 되돌림 현상의 영향에서 벗어날 수 있다. 특히 청소년들은 성장이 끝날 때까지, 즉 성장기를 완전히 지날 때까지 상당한 노력과 주의를 기울어야만 더 이상 나빠지지 않는다는 현실적인 문제도 있다. 그리고 그 방법은 오로지 꾸준한 운동밖에 없다. 본인 스스로 의지를 가지고 해야 하는 운동밖에 없다는 뜻이다.

그러나 이러한 사실을 알고 있으면서도 이를 지키는 경우는 매우 드물다. 먼저 측만증을 가진 자녀는 자신이 당장 아프거나 불편함을 느끼지 않을 경우 무시하고 지내게 된다. 부모 역시 아이가 통증을 호소하거나 급격하게 나빠지는 변화를 보이지 않으면 대부분 방치하게 된다. 이런 이유로 측만증이 확인되면 보조기 착용을 가급적 서두르도록 권하게 된다. 그나마도 진행을 막을 수 있는 유일한 방법이자 그렇게 알려져 있기 때문이다.

Part 3
척추측만증의 원인

우리가 살아가면서

몸이 아프면

정신과 마음 역시

직접적인 영향을 받을 수 밖에 없다.

동전의 양면과도 같기 때문이다.

Part 3
척추측만증의 원인

1. 바른몸운동의 관점과 원인

바른몸운동은 **'척추측만증의 근본적인 원인이 골반에서 시작된다'** 라는 관점을 가지고 있다. 통상 원인을 알 수 없다고 하여 특발성이라고 부르는 척추측만증의 원인을 골반의 변형에서 시작되는 것으로 보고 있다는 뜻이다. 따라서 바른몸운동의 모든 동작은 골반에 나타나 있는 변형을 우선적으로 회복시키는데 목적을 두고 있다.

관점의 주는 골반에 변형이 발생하면서 골반과 수직으로 연결되어 있는 척추가 직접적인 영향을 받아 척추측만증이 나타나는 것으로 판단한다. 물론 사고나 기타 충격 등으로 인해 발생된 불가피한 상황들도 있다. 그러나 이러한 원인이 아니라면 여기에서 크게 벗어나지 않을 것이라는 시각에는 변함이 없다.

한 송이 꽃을 피우기 위해서는 반드시 씨앗이 있어야만 된다. 그리고 필요한 시간과 과정을 거친 결과가 눈에 보이는 꽃이다. 척추측만증 역시 마찬가지다. 어떤 원인이 발생한 다음 차츰 진행되면서 여러 가지 조건들이 모여 그와 같은 결과로 나타나게 된 것이다. 과연 그런지 지금부터 자세히 알아보도록 하자.

일단 다음 페이지에 있는 필름 3-1은 척추측만증이 이미 발생된 상태를 보여주고 있다. 그렇다면 이와 같이 척추가 휘고 틀어지게 된 근본 원인은 어디에서 찾을 수 있을까? 답은 어렵지 않다. 척추가 수직으로 연결되어 있는 골반에서 찾을 수 있다.

필름을 보면 골반이 바르지 않다는 사실을 쉽게 확인할 수 있다. 그리고 척추 역시 휘어져 있다. 지금과 같은 현상은 그림 3-1에서 보여주고 있듯 골반을 화분으로, 척추를 줄기로 두개골을 꽃으로 생각하면 이해가 쉬울 것이다.

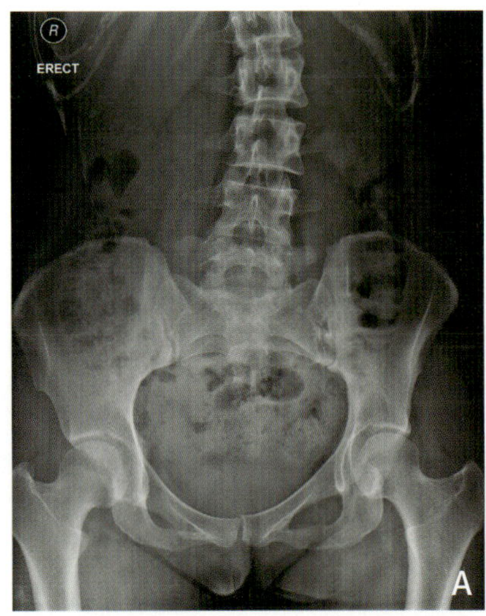

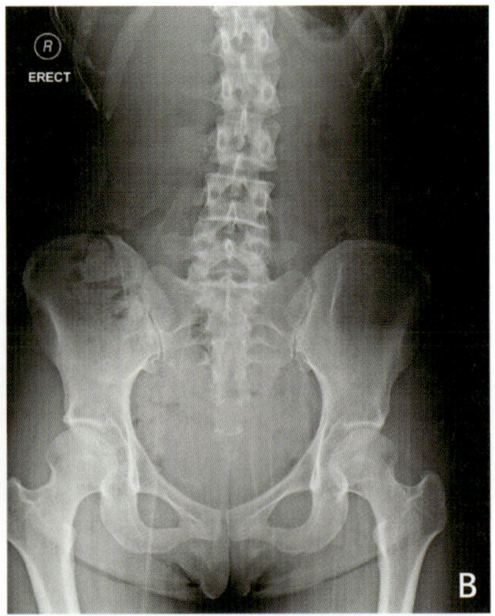

필름 3-1

▲ 서 있는 상태에서 찍은 필름 A는 좌우 골반의 크기가 다르고 B는 높이가 다르면서 수직으로 연결된 척추가 휘어져 있다.

척추는 그림 3-2에서와 같이 골반에 수직으로 연결되어 있다고 했다. 그러므로 척추는 골반의 변화에 따라 연동작용이 일어날 수 밖에 없다. 골반 상태와 직접적인 상

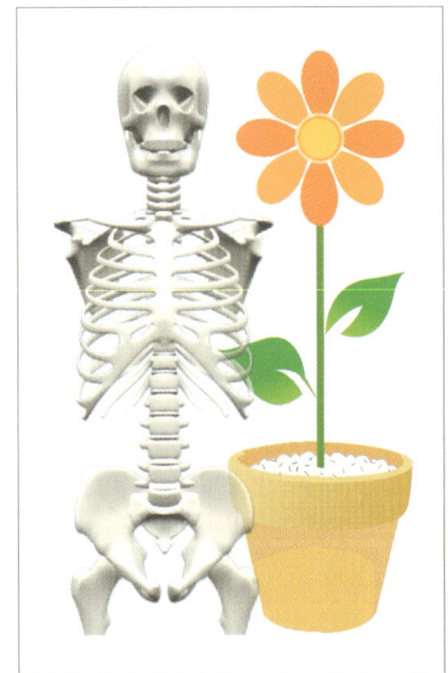

그림 3-1

▲ 그림과 같이 골반을 화분으로 척추를 줄기로 두개골을 꽃으로 비교할 수 있다.

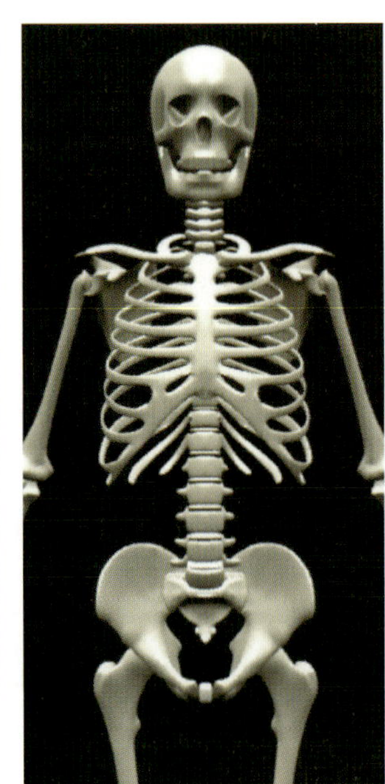

그림 3-2

관관계를 가지고 있기 때문이다. 예컨대 화분이 바로 놓여있지 않으면 그 화분에 심어져 있는 꽃이나 식물 역시 화분 상태에 맞춰 변화를 보이는 것과 같은 이치다. 따라서 측만증이 발생된 상태라면 골반이 바르지 않다는 사실을 어렵지 않게 추측할 수 있고, 실제로도 골반이 틀어져 있는 것을 확인할 수 있다.

이러한 관점은 다음 사진 3-1을 보면 쉽게 확인할 수 있다. 측만증이 이미 나타나 있는 상태라면 X-ray 촬영을 하지 못했더라도 두 발을 나란히 맞추고 서 있는 상태에서 사진처럼 엉덩이와 허리부분을 살펴보면 된다. 골반의 영향을 받은 척추가 기울거나 뒤틀려 있으면서 상체에도 골반과 연관된 현상을 보일 것이기 때문이다. 그리고 필름 3-2는 이러한 사실을 증명해 주고 있다.

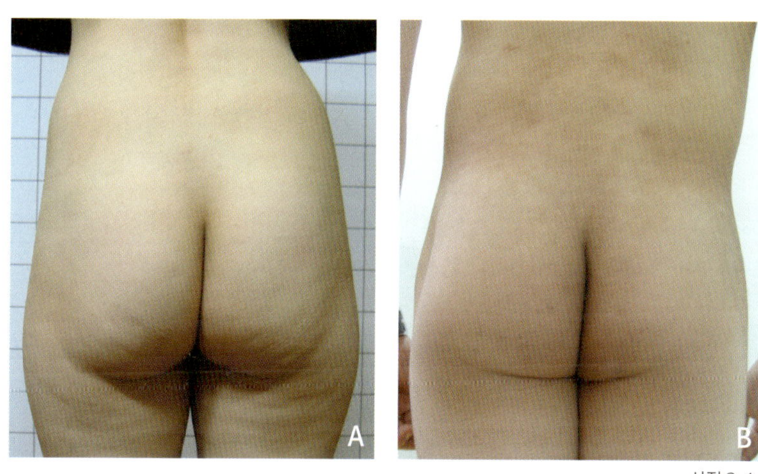

사진 3-1

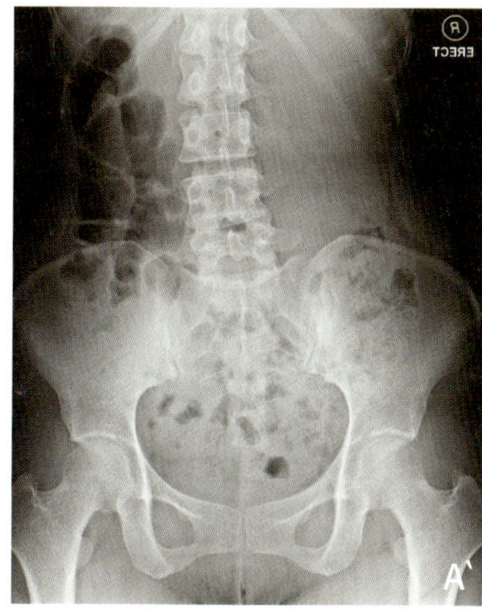

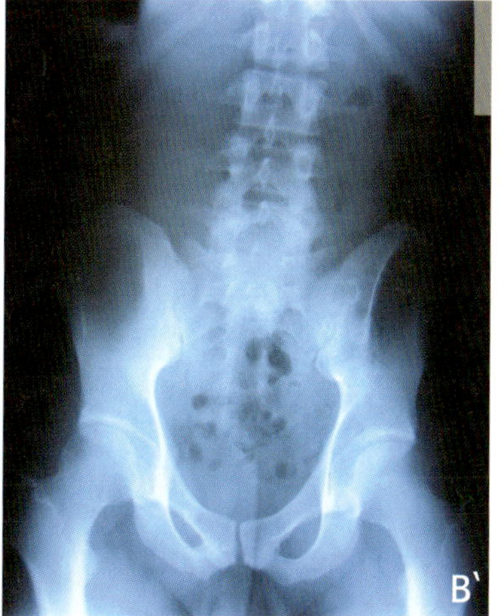

◀ 필름 3-2의 A`는 사진 3-1 A의, 필름 B`는 사진 B의 골반과 요추 상태를 보여주고 있다.

필름 3-2

문제는 이러한 상태가 되기까지 대부분 고관절의 변위로 인해 나타난 두 다리의 길이 차이가, 그리고 그 변위의 영향을 받은 다리 형태가 직접적인 원인으로 작용한다는 사실이다. 상식적으로 생각해 봐도 두 다리의 길이 차이와 다리 상태는 기립상태를 유지하며 생활하는 동안 골반에 직접적인 영향을 미치게 된다. 두 다리는 골반을 받히고 있는 기둥과 같은 역할을 하고 있음으로 당연한 결과다. 따라서 현재 골반을 받히고 있는 다리는 골반뿐만 아니라 척추와도 밀접한 상관관계를 가진다. 그 끝에 있는 두개골 역시 이 범위에서 벗어나지 않는다.

물론 이와 같은 관점과 해석은 당연히 현대의학과 다를 수 있다. 가장 큰 이유는 현대의학은 측만증을 앓고 있는 사람이나 부모라면 모두가 알고 있듯 현재 나타나 있는 측만곡(코브각)의 상태나 가감에만 중점을 두고 있기 때문이다. 그러나 바른몸운동에서는 근본적인 원인을 얘기하고 있다. 그러므로 다를 수 있다고 하는 것이다. 그렇다면 두 다리가 어떤 역할과 기능을 하고 있기에 골반에 직접적인 영향을 주게 되는 것인지를 먼저 알아야만 된다.

우리는 그림 3-3과 필름 3-3에서와 같이 두 다리와 골반을 연결하고 있는 관절을 고관절, 엉덩이관절 혹은 힙 조인트 등으로 부른다.

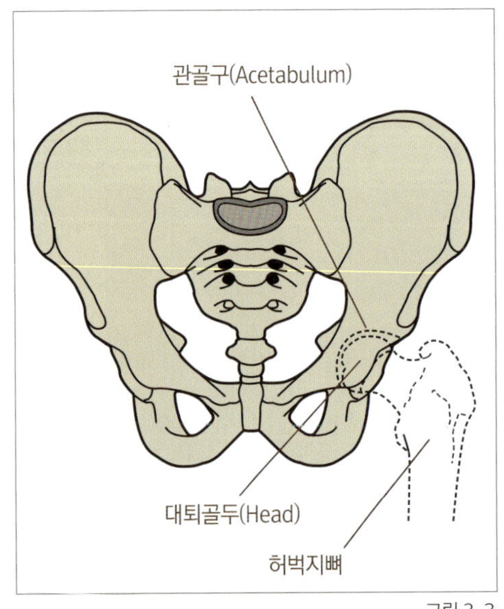

그림 3-3

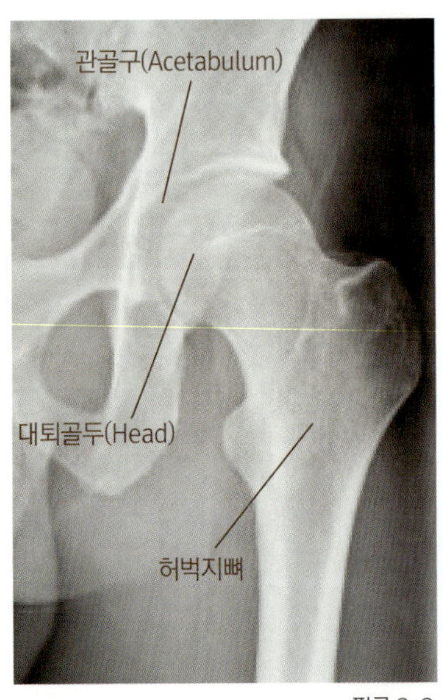

필름 3-3

▲ 그림과 필름은 고관절의 구조와 연결상태를 보여주고 있다.

이와 같은 구조로 연결되어 있는 고관절에 부정적인 변화가 발생하면 우리 몸에는 신체 전반에 연동된 변화가 함께 나타나기 시작한다. 화분을 받히고 있는 기둥의 연결부분에 이상이 발생하여 두 기둥의 길이가 달라지거나 기둥 자체의 모양이 바뀜으로써 화분이 불안정한 상태가 되고, 그 화분에 심어져 있는 꽃 역시 그와 연관된 변화가 나타나는 것과 같은 이치라고 생각하면 이해가 될 것이다.

지금과 같은 원리는 다음 그림들을 하나하나 보면서 확인해 보도록 하겠다. 여기에서 표현하는 부정적인 변화란 허벅지 뼈의 상단부인 대퇴골두와 골반이 연결되어 있는 고관절의 상태가 바뀐 상황을 말한다. 그리고 정상적인 위치보다 신체 앞쪽으로 변화가 발생된 상태면 전방변위, 뒤쪽으로 발생된 상태면 후방변위라고 표현한다. 이때 나타나 있는 대표적인 현상은 현재 다리 형태를 보여주는 무릎에서 찾을 수 있다.

먼저 전방변위에 대해 살펴보도록 하겠다. 전방변위란 대퇴골두가 정상적인 위치보다 앞쪽으로 이동된 상태를 말한다고 했다. 그림으로 보면 두 다리가 바른 그림 3-4의 상태가 다음 페이지에 있는 그림 3-5, 3-6과 같은 과정을 거쳐 변한 상황을 말하는 것이다.

그림 3-4는 고관절과 두 다리가 바른 상태를 보여주고 있다.

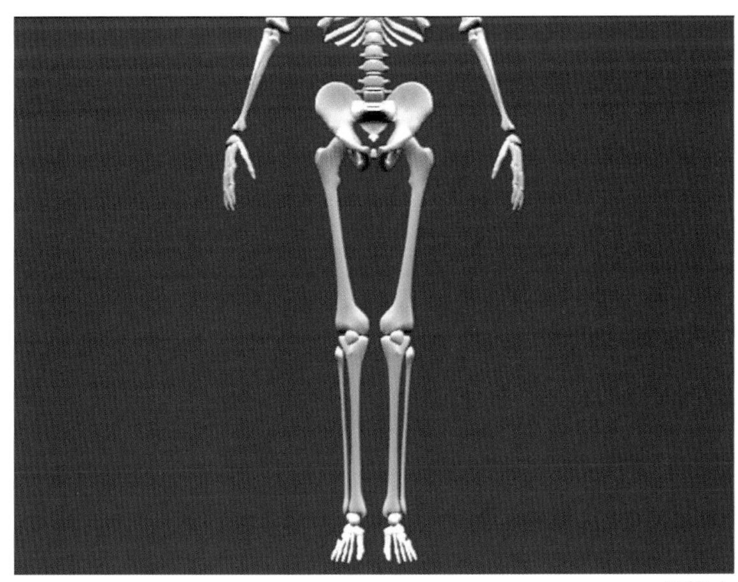

그림 3-4

그러나 고관절에 전방변위가 발생하게 되면 그 영향을 받은 무릎 사이는 그림 3-5 처럼 차츰 벌어지게 된다.

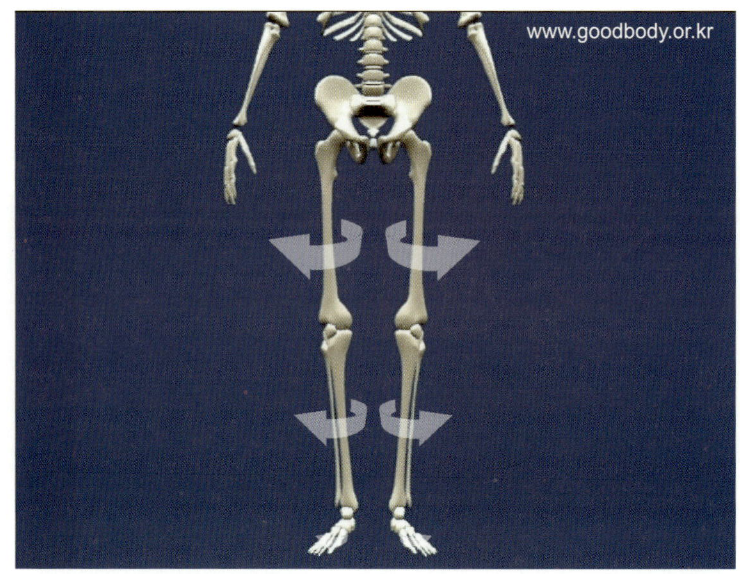

그림 3-5

그리고 이 고관절의 전방변위가 고착되면 그림 3-6처럼 무릎 사이가 벌어진 상태를 유지하게 된다. 이런 다리 상태를 우리는 O형 다리, 혹은 O자 다리라고 부른다.

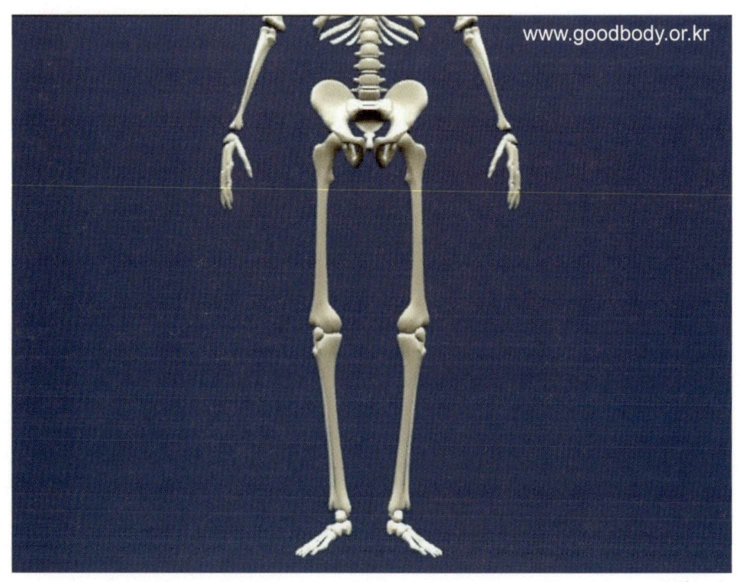

그림 3-6

반대로 후방변위란 앞서 설명한 전방변위와는 달리 대퇴골두가 정상적인 위치보다 뒤쪽으로 이동된 상태를 말한다. 그림 3-8과 3-9를 보면 쉽게 이해할 수 있을 것이다. 먼저 그림 3-7은 고관절과 두 다리가 바른 상태를 보여주고 있다.

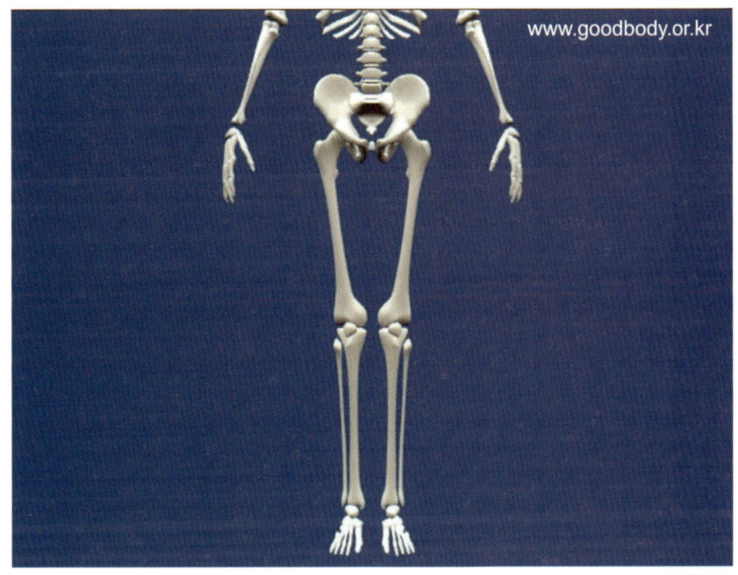

그림 3-7

이 상태에서 고관절에 후방변위가 발생하게 되면 그 영향을 받은 무릎 사이는 그림 3-8처럼 차츰 좁아지게 된다. 더욱 심해지면 무릎이 서로 포개진 상태까지 된다.

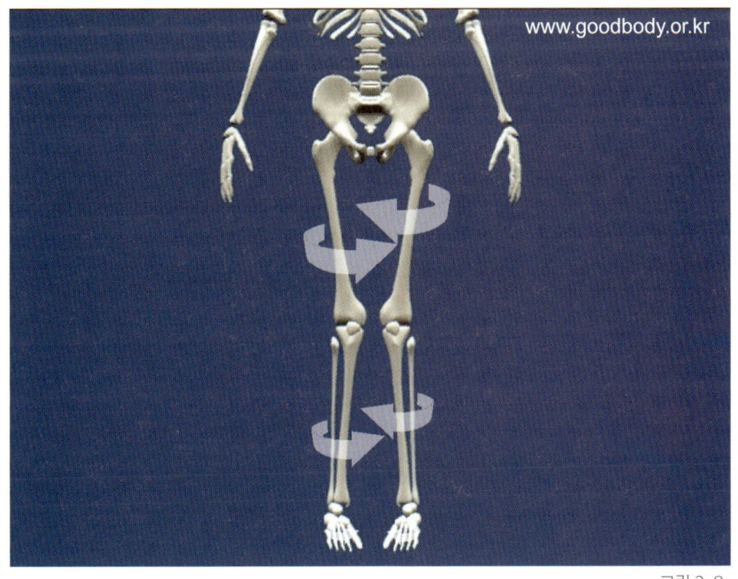

그림 3-8

이러한 과정을 거쳐 고관절의 후방변위가 고착되면 그림 3-9처럼 무릎 사이가 가깝게 붙은 상태를 유지하게 된다. 이런 다리 상태를 우리는 X형 다리, X자 다리라고 부른다. X형 다리는 상태가 심할 경우 발끝부분을 안쪽으로 모아 걷는 안짱다리로 걷거나, 무릎 사이가 부딪혀 보행에 장애를 받기도 한다.

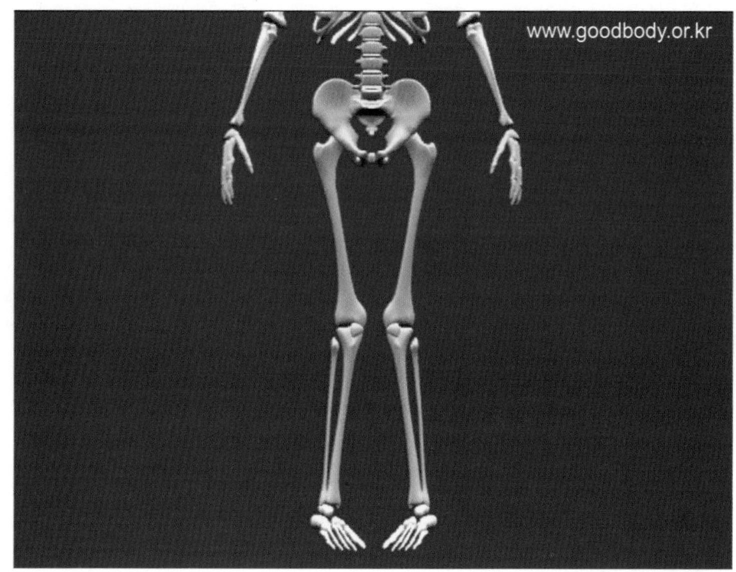

그림 3-9

이러한 고관절의 변위는 다리에만 영향을 주는 것이 아니다. 신체 전반에도 직접적인 영향을 주게 된다. 두 다리란 이미 설명했듯 골반을 받히고 있는 기둥과 같은 역할을 하고 있기 때문이다. 예를 들면 화분을 받히고 있는 두 기둥의 상태가 바뀜으로써 화분뿐만 아니라, 그 화분에 심어져 있는 줄기와 꽃 역시 이와 연관된 변화가 나타나는 것과 같은 이치인 것이다. 따라서 다리 상태나 조건이 바뀌게 되면 골반과 수직으로 연결되어 있는 상체 역시 직접적인 영향을 받을 수 밖에 없다. 그 과정과 결과를 자세히 살펴보도록 하겠다.

먼저 전방변위가 나타난 상태라면 신체 전반에는 그림 3-11은 물론 3-12와 같은 역학적인 변화가 나타난다. 인체가 기본적으로 가지고 있는 넘어지지 않으려는 항중력작용에 의한 보상이 자연스럽게 나타난 결과라고 할 수 있다.

그림 3-10은 두 다리와 신체 전반이 이상적인 상태를 보여주고 있다.

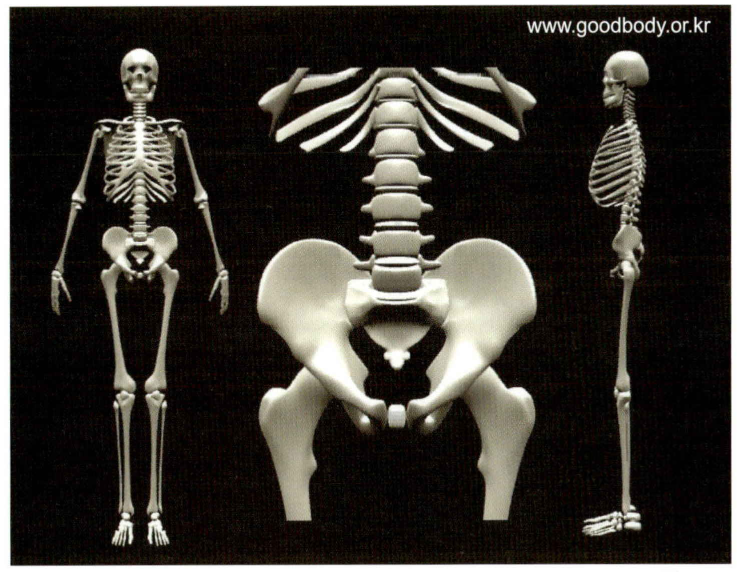

그림 3-10

이러한 상태에서 전방변위(A)가 발생하면 그림 3-11에서와 같이 무릎 사이가 차츰 벌어지면서 그 영향을 받은 치골부분(B)이 전방으로 돌출하게 된다. 동시에 허리부분은 후만(C)이 발생하면서 머리를 앞으로 숙여(D) 몸의 중심을 잡게 되고 넘어지지 않으려는 본능적인 움직임인 항중력작용이 일어나기 시작한다.

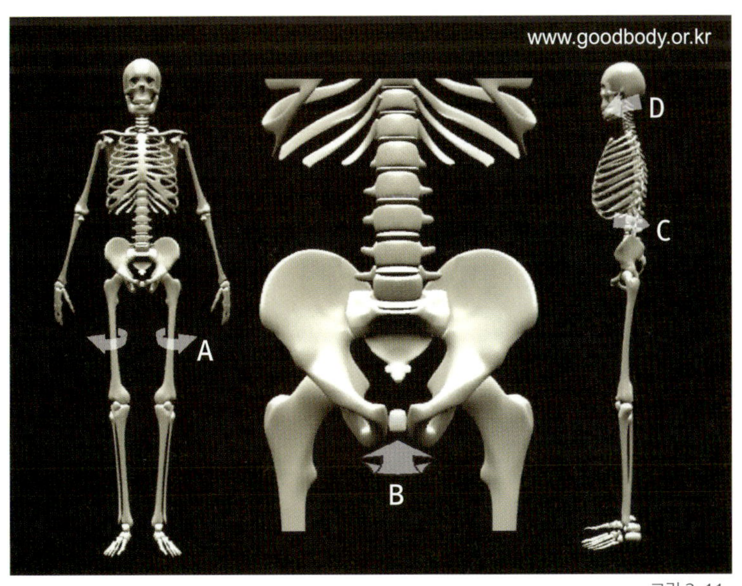

그림 3-11

◀ 더욱 진행되면 엉덩이가 쳐지면서 치골부분이 돌출되고 등은 자연스럽게 굽게 된다. 넘어지지 않으려는 항중력작용에 의한 보상에 의해 이러한 현상이 나타나는 것이다.

이 상태가 고착화되면 그림 3-12처럼 고릴라 목과 같이 머리를 앞으로 숙인 자세를 유지하게 되고 엉덩이는 쳐진 모습을 보이게 된다.

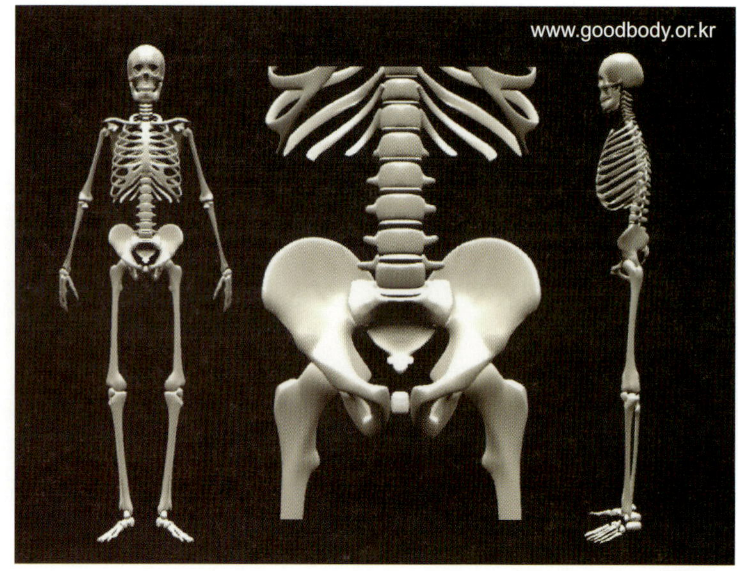

그림 3-12

반대인 후방변위를 살펴보면 그림 3-14, 3-15와 같다. 마찬가지로 넘어지지 않으려는 항중력작용의 결과로 신체 전반의 변형이 골반 상태와 연동되어 진행된다. 일단 그림 3-13은 두 다리와 상체가 이상적인 상태를 보여주고 있다.

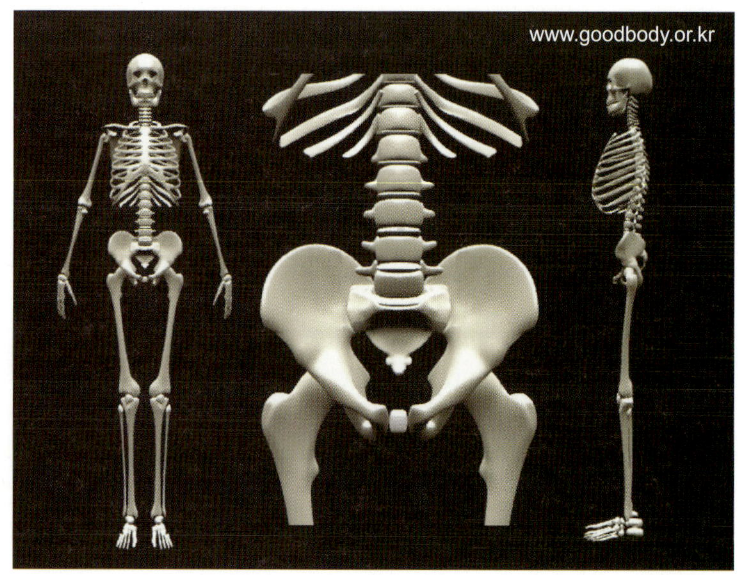

그림 3-13

이러한 상태에서 후방변위(A)가 발생하면 그림 3-14에서처럼 무릎 사이가 차츰 붙게 되고 그 영향을 받은 치골부분(B)은 뒤로 밀리게 된다. 동시에 허리부분은 과전만(C)이 발생하면서 머리는 구인목(일자목)과 같이 세워(D) 몸의 중심을 잡게 된다.

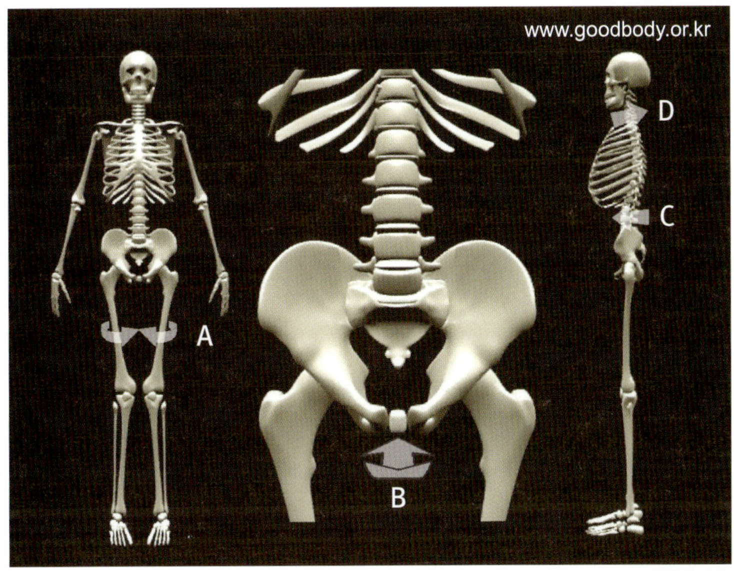

◀ 더욱 진행되면 엉덩이가 오리 궁둥이처럼 돌출되면서 목을 과도하게 세우게 된다. 본능적으로 넘어지지 않으려는 항중력작용의 결과인 것이다.

그림 3-14

이 상태가 고착화되면 그림 3-15와 같이 엉덩이가 돌출되고 허리는 과전만인 상태를 유지하게 된다. 한편으로는 상체가 흔들리며 걷거나 자주 넘어진다.

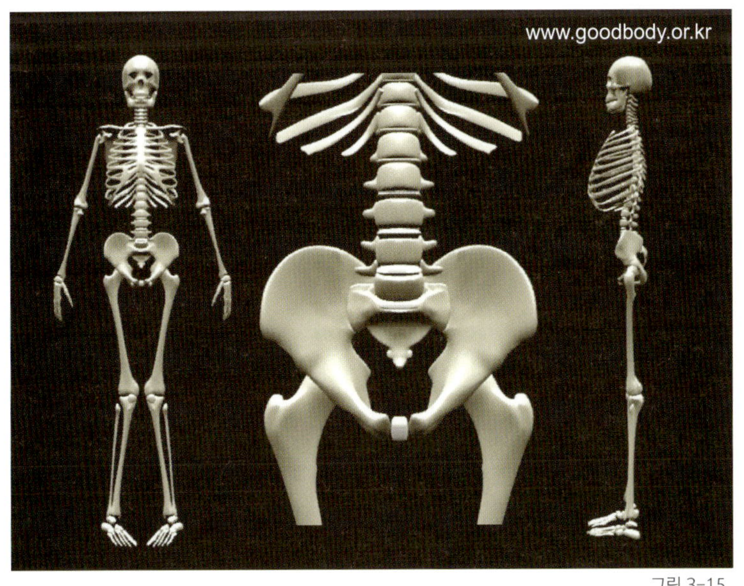

◀ 이러한 체형에서 반장슬(무릎이 뒤로 과도하게 휜 상태)과 같은 다리의 변형이 많이 발견된다. 역학적인 작용에 의한 결과라고 할 수 있다.

그림 3-15

이렇듯 상체는 고관절의 변위 및 다리 상태와 연동된 변화가 반드시 나타나게 된다. 그리고 지금과 같은 변화는 두 발을 나란히 맞추고 반듯하게 서서 지금까지 설명한 그림들과 같이 무릎 사이를 벌리거나 붙여보면 곧바로 확인할 수 있다. 스스로가 간단한 동작을 통해 동일한 변화를 체험해 볼 수 있다는 얘기다.

그러므로 다음과 같은 사실을 어렵지 않게 수긍할 수 있을 것이다. 먼저 무릎 사이가 거의 붙은 X형 형태의 다리를 가진 사람이라면 대부분 전형적인 서양 사람들과 같이 엉덩이가 약간 돌출된 상태를 보인다. 동시에 요추부분은 정상적인 만곡(허리가 활 모양으로 휜 곡선)보다 약간이라도 과전만(정상적인 휨보다 더 휘어진 상태)인 구조를 보이게 된다. 또 목(경추)은 일자목과 같은 정상적인 만곡이 훼손된 상태를 보이는 경우가 많다.

반대로 무릎 사이가 벌어진 사람이라면 치골부분이 자연스럽게 돌출되면서 넘어지지 않으려는 우리 몸의 항중력작용에 의해 고릴라 목과 같이 상체를 숙이거나 내민 상태가 된다. 상체를 숙여야만 넘어지지 않고 기립상태를 유지할 수 있기 때문이다. 실제로도 무릎 사이가 벌어진 O형 다리인 사람들을 살펴보면 대부분 고릴라 목과 같이 머리를 어느 정도 앞으로 내밀거나 숙인 모습을 보인다. 자신도 모르는 사이 그와 같은 몸 상태가 형성되는 것이다.

여기까지 이해했다면 다리 상태와 골반, 상체와의 직접적인 상관관계에 대해서도 충분히 이해했을 것이다. 그렇다면 고관절의 변위가 골반에 어떤 영향을 주고 또, 척추에는 어떤 영향을 주는지 좀더 자세히 알아보도록 하자.

2. 골반의 변형과 척추측만증

척추측만증이란 척추가 옆으로 휜 상태, 즉 측면으로 휘어져 있는 상태를 말한다는 것은 모두가 이미 알고 있는 사실이다. 그렇다면 어떤 원인으로 인해 반듯했던 척추가 기울기 시작했는지 알아볼 필요가 있다. 골반에 수직으로 연결되어 있는 척추에 어떤 일이 생겨 기울게 되었는지를 먼저 알아보자는 뜻이다.

일단 사진 3-2를 보도록 하자. 오른쪽 골반이 밀려 올라가 있으면서 왼쪽에 비해 높다. 한편 척추는 일단 왼쪽으로 기운 다음 다시 오른쪽으로 완만하게 휜 상태를 보이고 있다. 이 여성을 촬영한 X-ray 필름 3-4를 봐도 같은 현상이 확인된다.

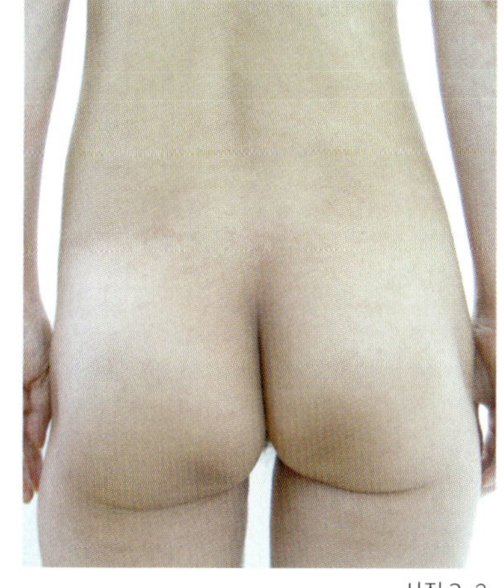
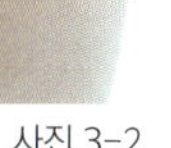

사진 3-2

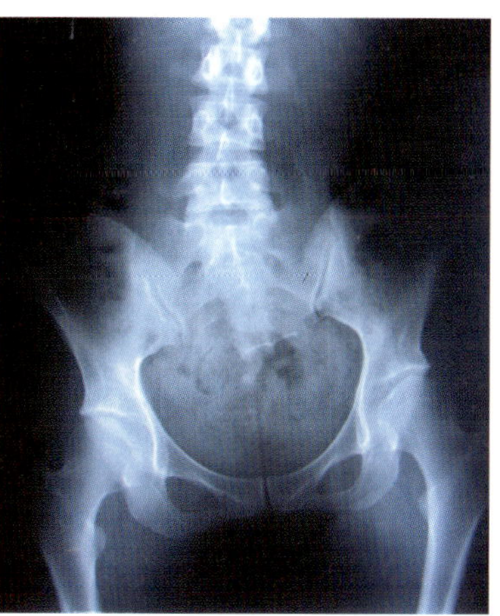

필름 3-4

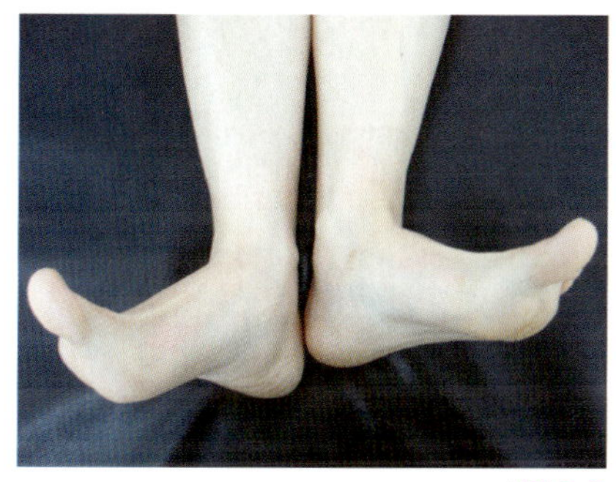

사진 3-3

이러한 골반 상태를 보이고 있는 이 여성의 다리 길이를 비교해 봤더니 사진 3-3에서와 같이 오른쪽 다리가 상당히 길었다.

지금과 같은 차이가 확인된다고 해서 이 여성의 다리뼈 길이가 서로 다른 것은 아니다. 좌우 다리뼈 길이는 분명히 같다. 물론 극히 일부이긴 하지만 뼈 길이 자체가 다른 사람들도 있기는 하다. 하지만 매우 드물다. 다리뼈 길이가 서로 다른 경우는 현대의학에서도 50만분의 1정도의 확률이라고 한다. 그럼에도 불구하고 지금과 같이 차이가 나는 이유는 무엇일까?

바른몸운동의 관점은 이와 같은 다리 길이의 차이와 골반의 변화가 고관절의 변위에 의해 나타나는 것으로 판단한다. 즉, 두 다리를 구성하고 있는 다리뼈의 길이가 같음에도 불구하고 차이가 나면서 골반이 밀려 올라가는 원인이 뼈 길이 자체가 달라서가 아니라 고관절의 변위에서 시작되는 것으로 보고 있다는 것이다.

그렇다면 어떤 원인과 과정을 통해 이와 같은 차이가 나게 되는지 정확히 이해할 필요가 있다. 그러기 위해서는 다음 페이지의 그림들을 자세히 살펴보도록 하자. 진행 과정이 어렵다고 생각되면 앞서 한 설명을 다시 자세히 읽어보도록 하라.

먼저 고관절에서 대퇴골두의 위치가 신체의 앞 방향으로 이동되는 현상을 전방변위라고 했다. 이런 경우 다리 길이는 뼈 자체의 길이와는 상관없이 상대적으로 길어지게 된다. 예컨대 그림 3-16과 같은 정상적인 상태에서 그림 3-17에서와 같이 한쪽 다리의 대퇴골두의 위치가 바뀌면 그 영향으로 다리 길이에 변화가 생긴다는 뜻이다. 그리고 그 상태가 어느 정도 유지되면 결국 그림 3-18에서처럼 그대로 고착되고 만다. 이를 구분해 보면 다음과 같다.

먼저 그림 3-16은 두 다리가 바른 상태를 보여주고 있다.

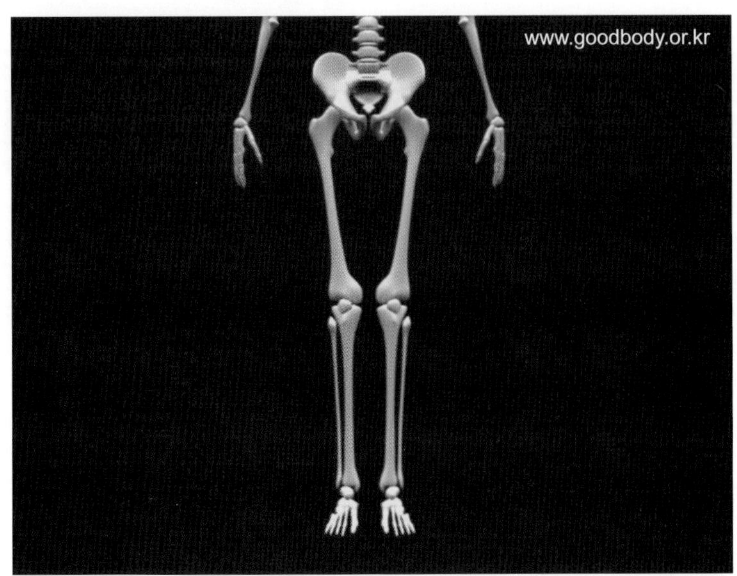

그림 3-16

▶ 왼쪽 다리에 전방변위(A)가 나타나기 시작한다. 동시에 골반은 B와 같이 차츰 밀려 올라간다. 고관절의 위치가 변함에 따라 밀려 올라가는 것이다.

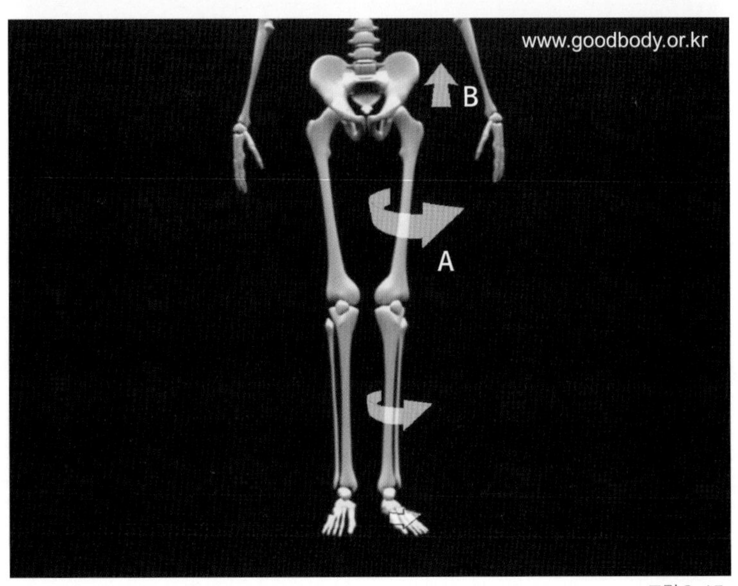

그림 3-17

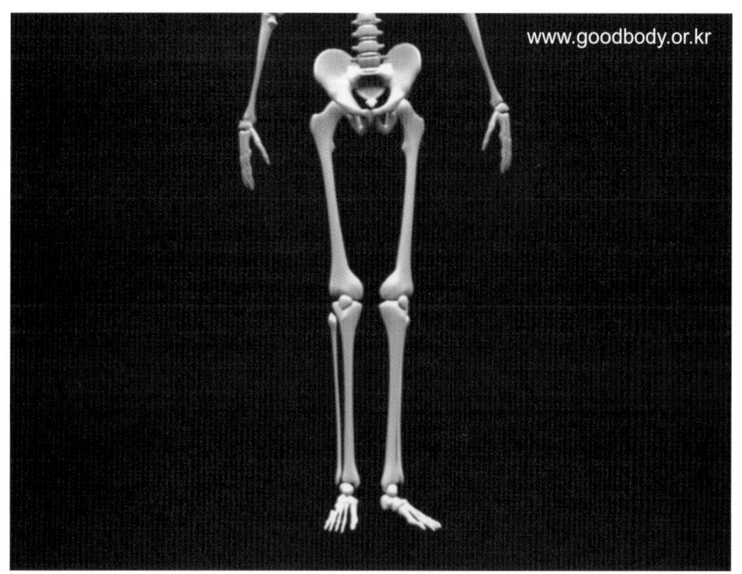

그림 3-18

◀ 전방변위의 결과로 왼쪽 다리가 길어진 상태를 유지하거나 고착된다.

반대인 후방변위 역시 마찬가지 변화를 가져온다. 그림에서 볼 수 있듯 후방변위가 발생하면 그 다리는 상대적으로 짧아진다는 뜻이다. 먼저 그림 3-19는 두 다리가 바른 상태를 보여주고 있다.

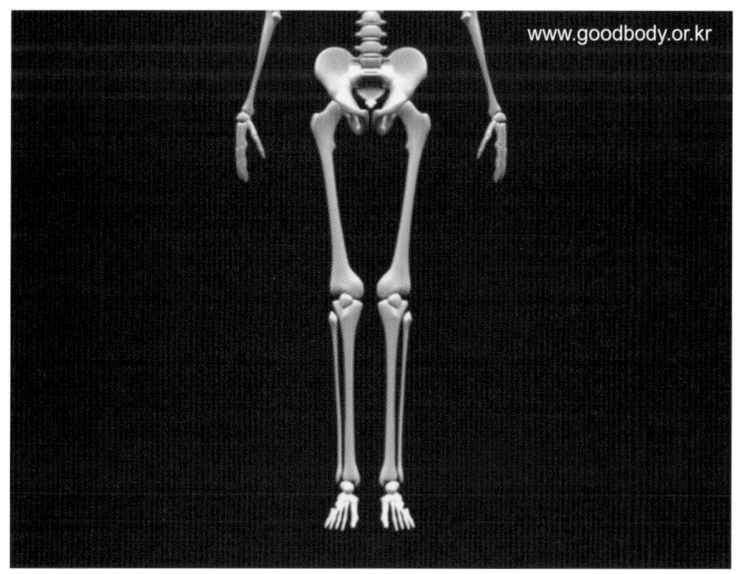

그림 3-19

▶ 오른쪽 다리에 후방변위(A)가 나타나기 시작한다. 동시에 골반은 B와 같이 차츰 내려간다. 고관절의 위치가 변함에 따라 내려가는 것이다.

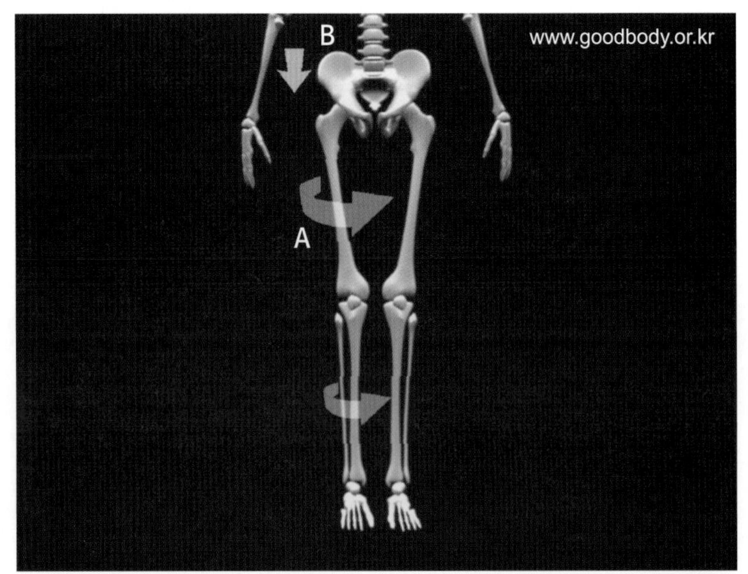

그림 3-20

▶ 후방변위의 결과로 오른쪽 다리가 짧아져 왼쪽 다리가 길어진 상태를 유지되거나 고착된다

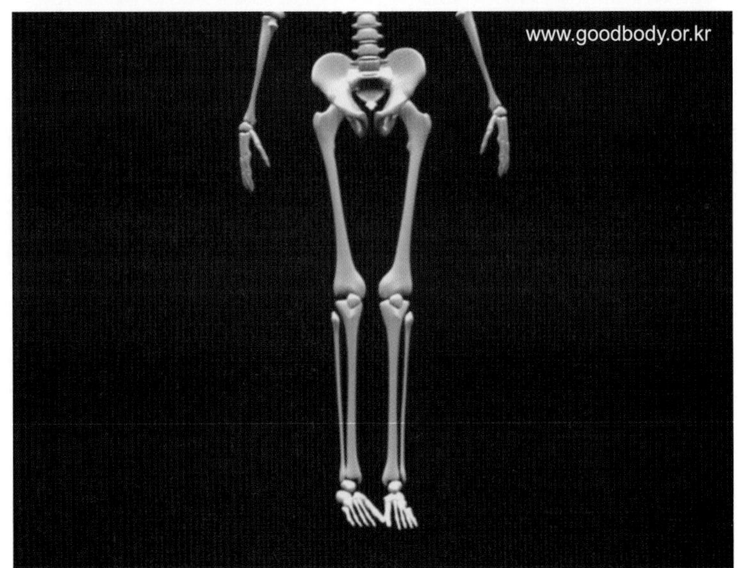

그림 3-21

지금과 같은 변화와 다리 길이의 차이는 누구라도 쉽게 확인할 수 있다. 일단 두 다리를 나란히 뻗고 앉아 두 발을 가볍게 붙이고 그림과 같이 발끝을 어느 한쪽 방향으로 돌려보면 곧바로 확인할 수 있기 때문이다. 다리뼈가 같음에도 불구하고 고관절의 위치가 변함에 따라 길이에 차이가 나타나는 것이다.

이 상태가 그대로 유지되거나 고착화되면 길이가 서로 달라진 두 다리가 받히고 있는 골반 역시 그 영향을 직접적으로 받게 된다. 즉, 골반을 받히고 있는 두 다리의 영향을 피할 수 없다는 뜻이다. 그 결과 어느 한쪽 골반이 높은 상태를 유지하게 되고 결국 골반과 수직으로 연결되어 있는 척추 역시 그에 따른 연동 및 보상작용이 나타나기 시작한다. 앞에서 사례로 본 사진 3-2와 필름 3-4(49페이지)가 그 증거다.

이 과정은 다음 그림들을 보면 이해가 쉬울 것이다. 먼저 그림 3-22는 정상적인 골반 상태를 보여주고 있다. 그러나 그림 3-23과 같이 어느 한쪽 다리가 길어지면(그림은 왼쪽 다리) 골반은 당연히 밀려 올라가게 된다. 동시에 척추는 그림 3-23, 3-24와

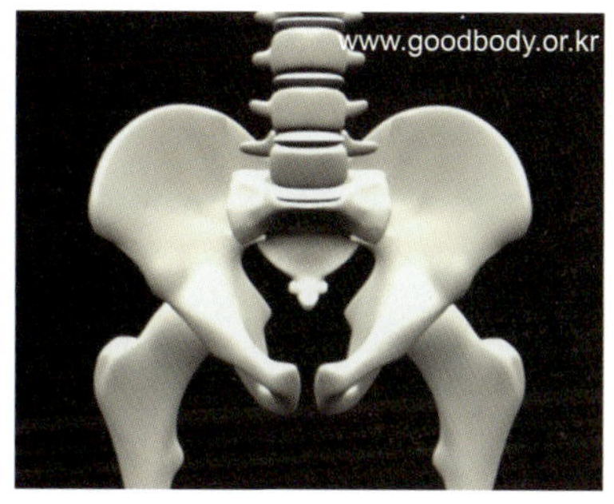

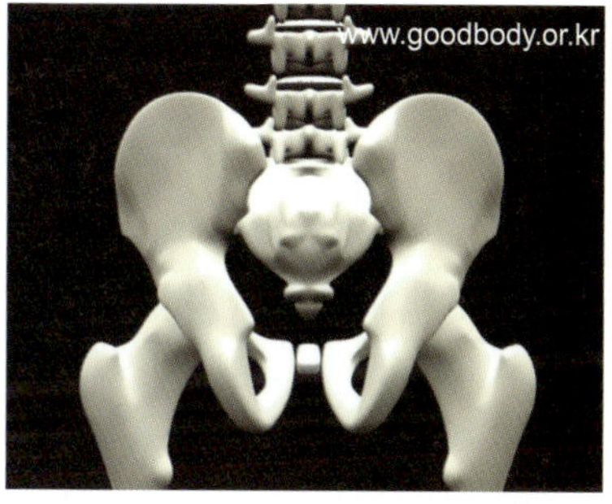

◀ 골반이 바른 상태를 보여주고 있다.

그림 3-22

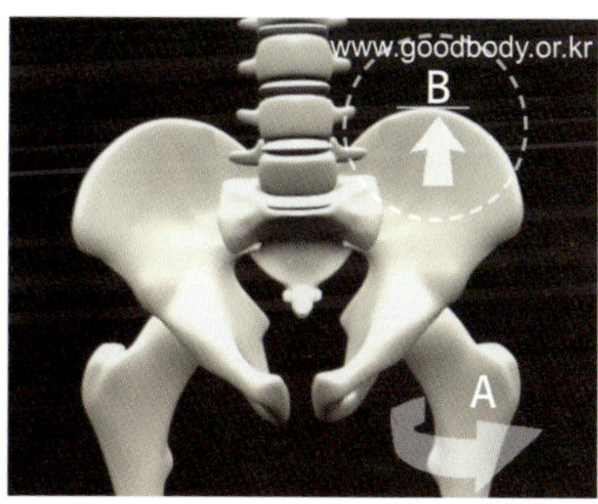

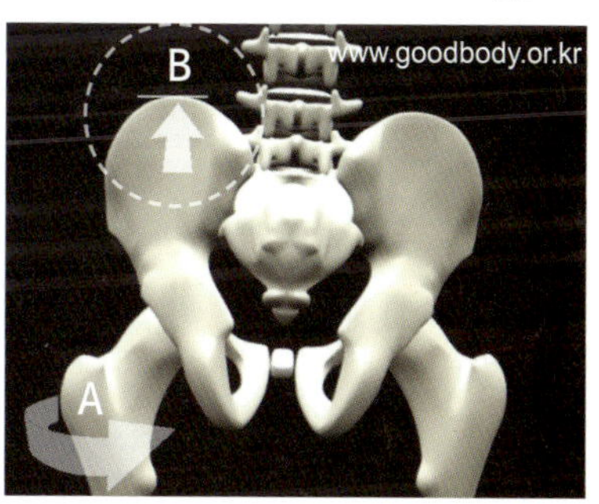

◀ 왼쪽 고관절의 전방변위로 인해 다리가 차츰 길어지면서 왼쪽 골반이 밀려 올라가고 있다.

그림 3-23

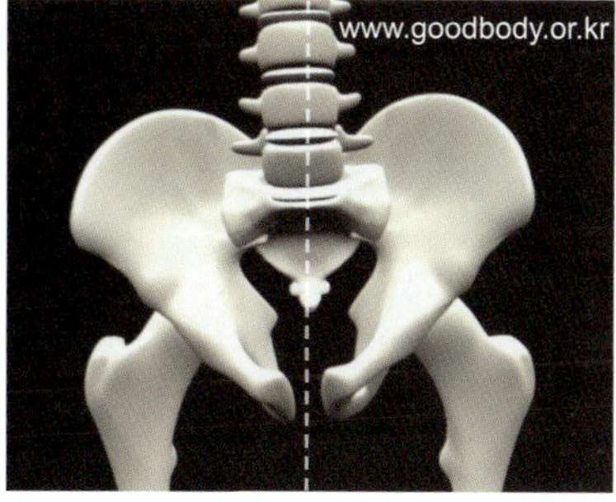

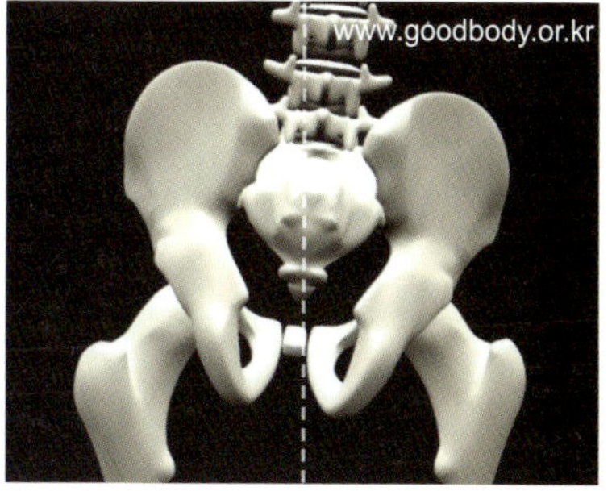

◀ 왼쪽 골반이 밀려 올라간 상태가 그대로 유지된다. 동시에 척추의 기울기도 고착된다.

그림 3-24

같은 연동된 변화가 나타나 차츰 기울기 시작한다. 즉, 골반의 높이 차이로 인해 척추가 서서히 기울어지는 것이다.

이 과정을 몸 전체로 확대해 보면 다음과 같다. 먼저 그림 3-25는 정상적인 골격구조를 보여주는 그림이다. 이 상태에서 그림 3-26과 같이 한쪽 다리가 길어지면 골반의 영향을 받은 상체는 다리가 짧은 쪽으로 먼저 기울게 된다. 그러다 차츰 그 정도가

▶ 바르고 균형적인 상태를 보여주고 있다.

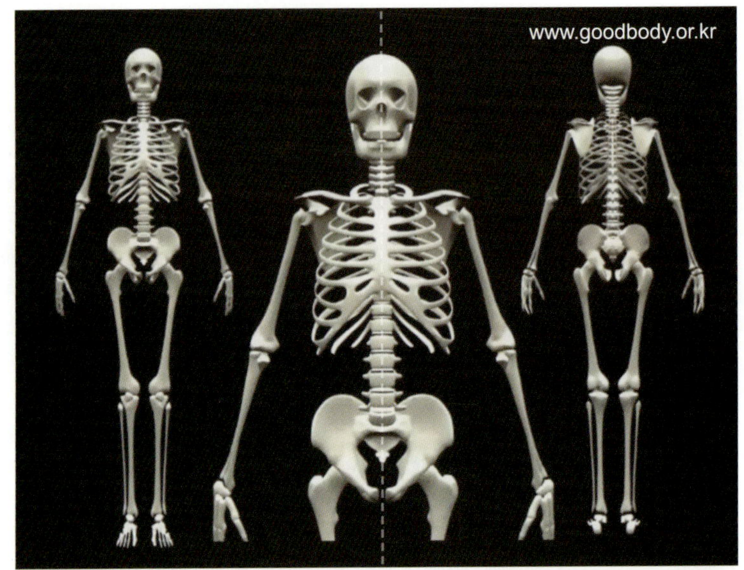

그림 3-25

▶ 길어진 다리로 인해 상체가 짧은 다리 쪽으로 기운다.

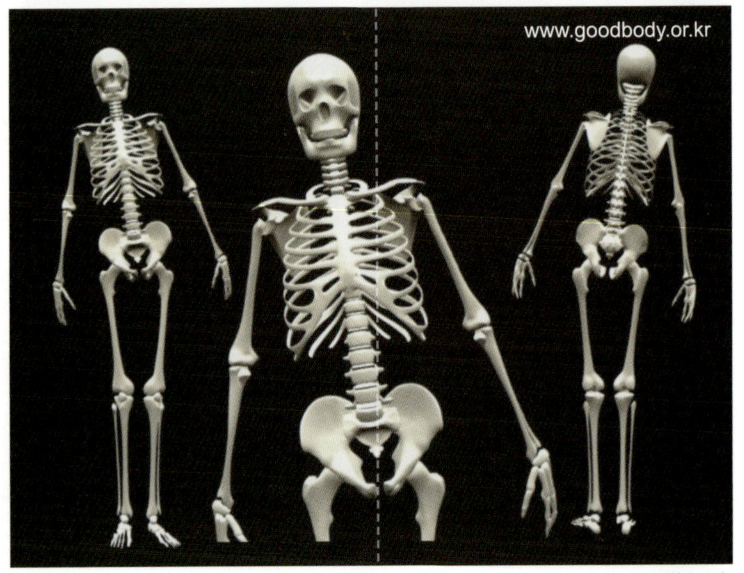

그림 3-26

심해지면서 항중력작용이 일어나는 시기가 되면 넘어지지 않으려는 보상작용으로 인해 그림 3-27과 같이 긴 다리 쪽으로 상체를 틀게 된다.

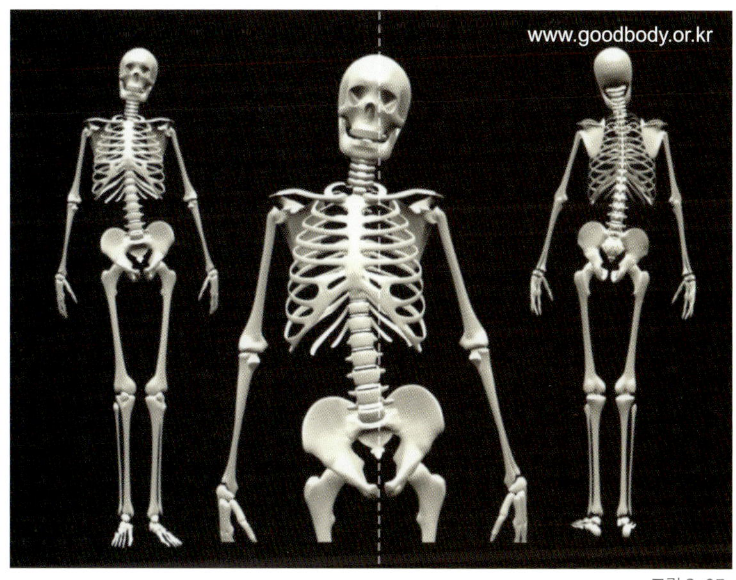

◀ 넘어지지 않으려는 보상작용에 의해 척추가 휘어진 채로 기립상태를 유지한다.

그림 3-27

즉, 자신도 모르게 상체를 틀어 기립상태를 유지하는 것이다. 그리고 이러한 몸의 변화를 우리 인체가 가진 생체생리작용 중 하나인 평형중추의 작용이라고도 부른다.

이러한 상태가 고착화된 몸의 실체는 다음과 같다. 먼저 사진 3-4를 보도록 하자. 사

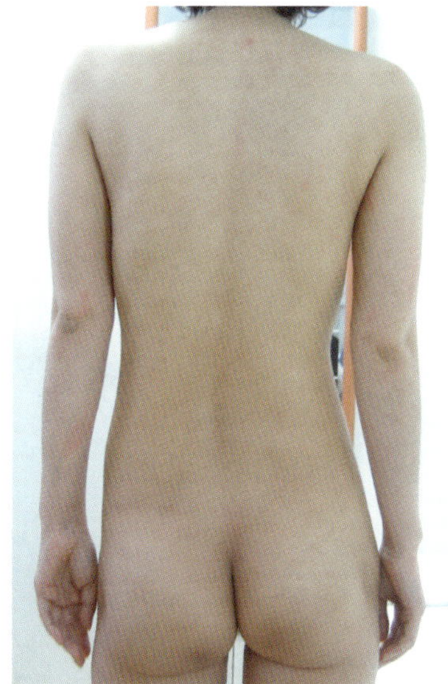

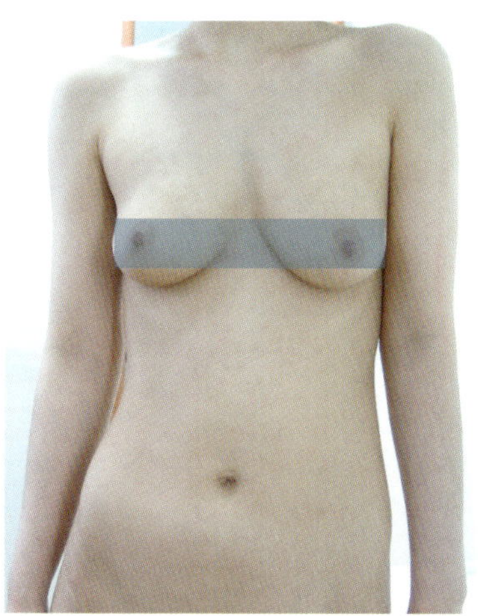

사진 3-4

진 3-4는 앞서 설명했던 사진 3-2(49페이지)의 상체를 보여 주고 있다. 이렇듯 다리 길이의 차이에 의한 골반의 변화는 상체 전반에 직접적인 영향을 주게 된다.

다른 사례지만 사진 3-5는 오른쪽 다리가 길었던 고등학교에 재학 중인 남학생이다. 이러한 상태에서 처음 만났을 때는 허리와 어깨 통증, 팔 저림, 편두통, 이명, 입을 벌리고 닫을 때 턱관절에서의 소리, 만성피로 등 여러 가지 이상을 겪고 있었다. 특히 학생으로서 가장 중요한 공부에 집중할 수가 없다는 하소연은 안타까운 마음이 저절로 들게 했다.

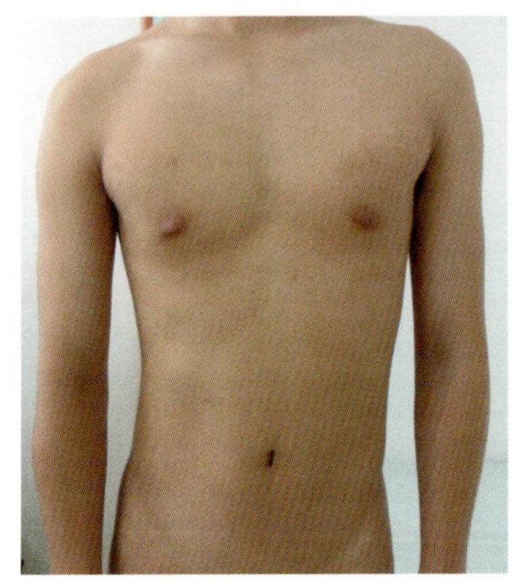
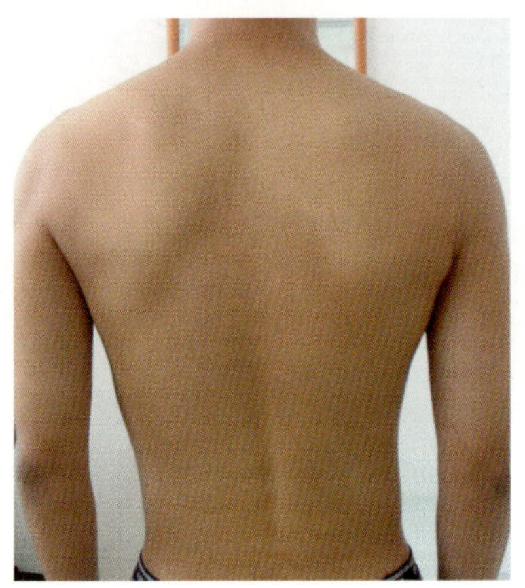

사진 3-5

그러나 바른몸운동을 통해 다리 길이의 차이를 같게 한 결과, 사진 3-6의 A`와 같이 완전하지는 않지만 긍정적인 변화를 만들어 냈다. 그리고 평소 겪고 있던 현상들이 대부분 사라졌다고 했다.

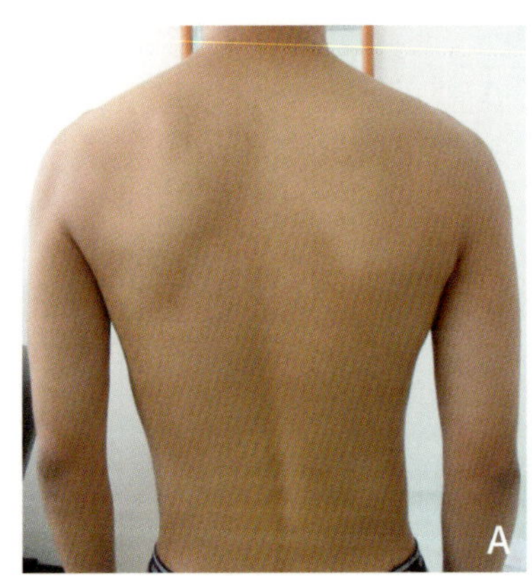

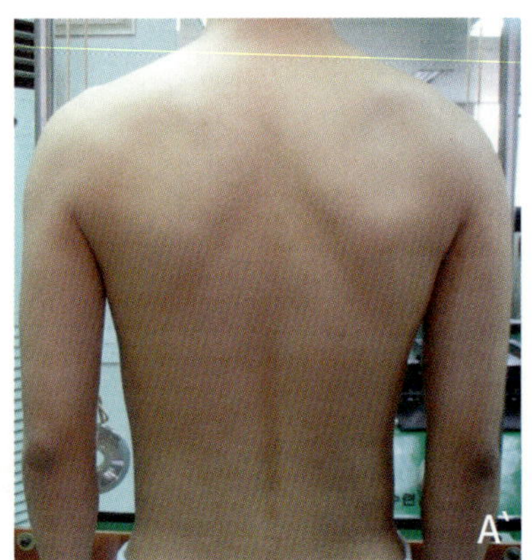

사진 3-6

지금과 같은 변화는 본인 스스로 다리 상태와 길이 차이에 기준한 바른몸운동을 통해 만들어 냈다. 그러므로 이 학생 정도의 초기 측만증이라면 본인 스스로 진행을 막을 수 있다는 사실을 증명해 준다. 뿐만 아니라 본인을 괴롭혔던 일부 근골격계의 이상도 스스로 이겨낼 수 있다는 사실도 함께 알려 준다.

그러나 이 상태에서 어느 한계에 다다르면 한쪽 골반이 틀어지기 시작한다. 한쪽 골반이 밀려 올라가 있는 상태에서 고관절의 변위와 상체의 영향을 받아 비스듬한 상태가 시작된다는 것이다. 동시에 골반의 영향을 받은 요추에도 회전현상이 함께 나타나기 시작한다. 측만곡을 증가시키는 추체의 회전변위가 진행된다는 뜻이다. 그 과정은 그림 3-29, 3-30에서 자세히 볼 수 있다.

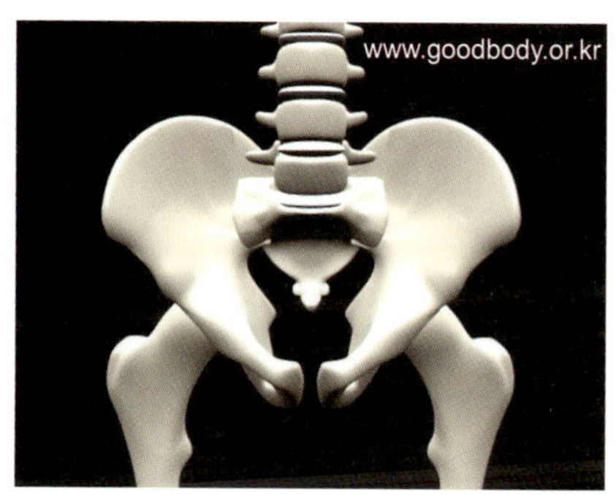

그림 3-28

먼저 정상적인 골반 상태를 보여주고 있다.

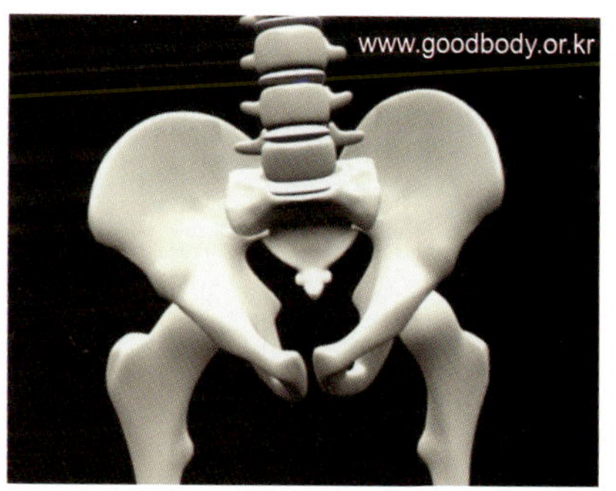

그림 3-29

전방변위로 인해 길어진 다리가 골반을 서서히 들어 올리기 시작한다. 이 상태를 몸 전체로 본다면 다음 페이지에 있는 그림 3-33과 같을 것이다.

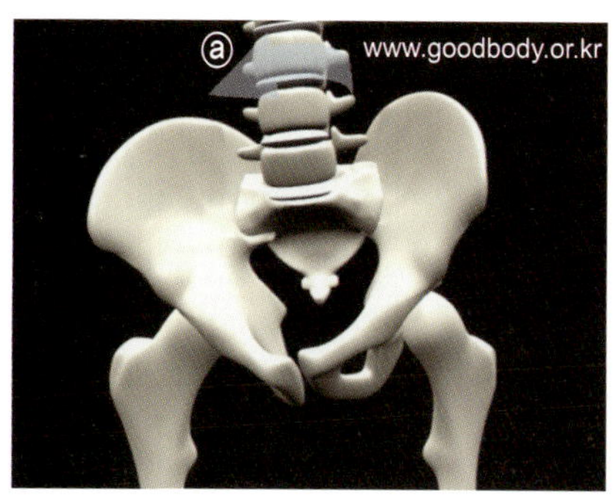

그림 3-30

정도가 더욱 진행됨에 따라 골반이 뒤틀리면서 전방으로 돌출되고 척추에는 골반의 영향으로 회전현상(ⓐ)이 함께 나타나기 시작한다. 상체 역시 구조적 상관관계에 의해 이 영향을 받기 시작한다.

이 과정을 몸 전체로 확대해 보면 다음과 같다. 앞 페이지의 그림 3-30에서와 같이 골반이 뒤틀리면서(대부분 긴 다리 쪽) 전방으로 차츰 돌출되면 구조적으로 상체는 그림 3-31에서처럼 당연히 뒤로 넘어질 수 밖에 없는 조건이 갖춰지게 된다.

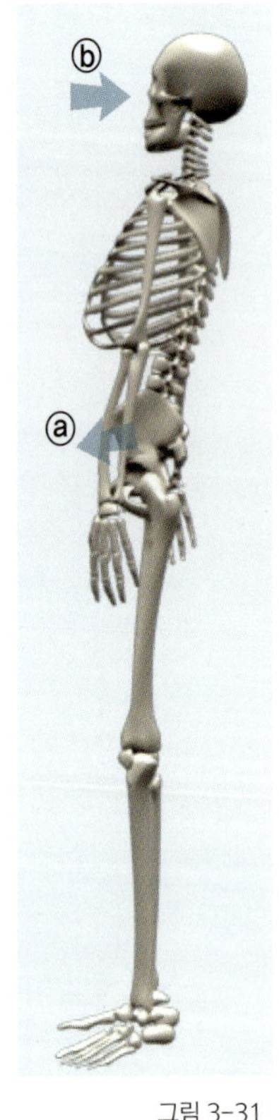

◀ 앞 페이지의 그림 3-30에서와 같이 골반이 뒤틀리면서 전방으로 돌출(ⓐ)되면 상체는 뒤로 젖혀질 수 밖에 없는 상태(ⓑ)가 되고 만다.

그림 3-31

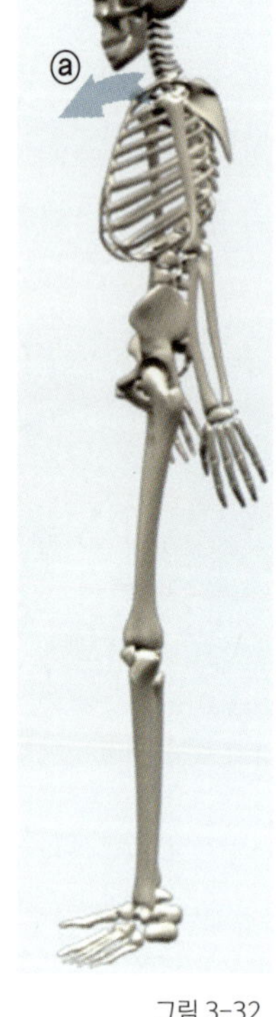

▶ 넘어지지 않으려는 보상작용에 의해 ⓐ와 같이 상체를 앞으로 틀면서 숙여 기립상태를 유지한다.

그림 3-32

이러한 상태가 되면 우리 몸은 그림 3-32와 같이 상체를 앞으로 틀어 정면을 바로 보려는 균형중추가 작용하기 시작한다. 동시에 항중력작용에 의해 넘어지지 않으려는 보상작용도 함께 일어난다.

이와 같은 작용은 본인이 의식하지 못하는 사이 본능적으로 진행된다. 즉, 몸이 자신도 모르게 기립상태를 유지하고자 반응하는 것이다. 따라서 그림 3-31과 같은 중간 단계의 몸 상태를 유지하는 경우는 매우 희박하다고 할 수 있다.

지금과 같은 현상은 척추를 전체적으로 회전시켜 결국 측만이 더욱 진행될 수 있는 기본적인 조건이자 원인이라고 할 수 있는 추체(척추의 각 뼈마디)의 회전변위를 발생시키게 된다. 추체의 회전변위는 골반이 틀어지면서 요추의 정렬이 무너졌을 때 나타난다고 밝혀져 있다. 추간판 바로 위의 추체는 바로 밑의 추체에 대해 추간판 공간이 좁아진 쪽으로 회전하는 것으로 확인되기 때문이다.

더구나 서 있는 상태에서 틀어진 골반 위에 수직으로 연결되어 있는 요추의 마디마디에 상체의 부정적인 무게와 중력까지 가해지면 추체는 주위에 있는 근육, 건, 인대와 함께 낮아진 쪽으로 회전이 더욱 가속된다. 그 결과 배꼽이 어느 한쪽으로 치우치면서 허리의 좌우 굴곡이 달라지고 만다. 이러한 요추의 변화는 결국 바로 위에 있는 흉추뿐만 아니라 경추에까지 구조적인 불안정을 유발 혹은 증가시키게 된다. 따라서 척추측만증이 발생된 사람들의 절대 다수가 불안정하고 비틀어진 몸 상태를 보이게 되는 것이다.

여기에 대한 진행 과정을 전체적으로 살펴보면 다음과 같다. 먼저 그림 3-33을 보도록 하자. 그림 3-33은 앞의 그림 3-27 및 3-29와 같이 왼쪽 다리가 길어진 상태를 보여주고 있다.

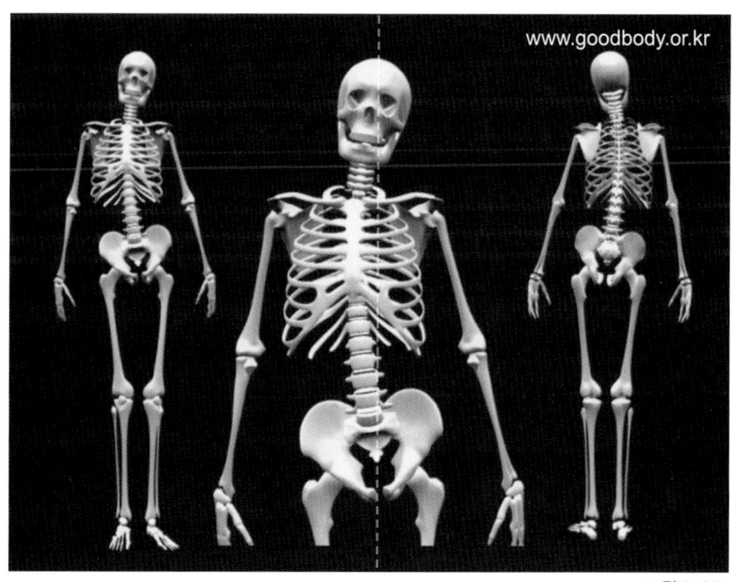

그림 3-33

이 상태에서 왼쪽 골반이 틀어지면서 전방으로 돌출되기 시작하면 상체는 그 영향으로 인해 앞의 그림 3-31과 같이, 그리고 다음 페이지에 있는 그림 3-34에서처럼 뒤로 넘어질 수 밖에 없는 상황에 놓이게 된다. 한편 어느 순간부터 골반의 영향을 받은 짧은 다리의 발에도 전방변위가 발생하면서 차츰 벌어지게 된다. 각도가 작아지면서 바닥 가까이 붙기 시작한다는 것이다.

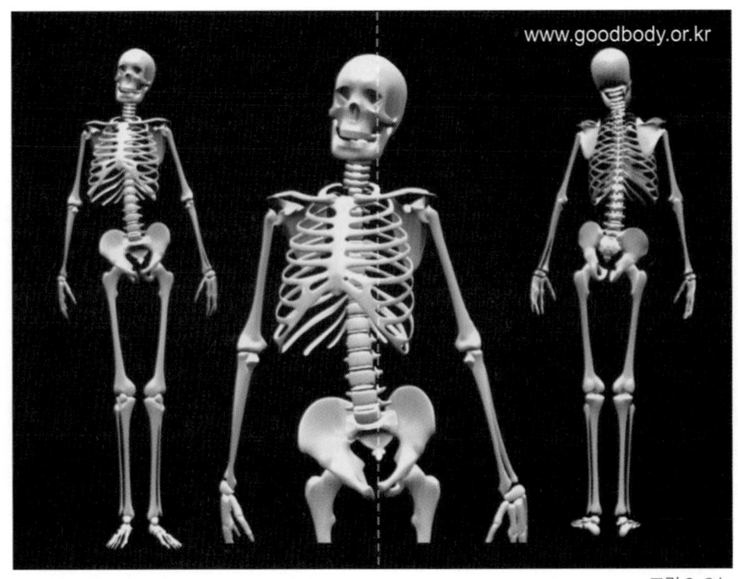

그림 3-34

이러한 상태가 되면 우리 몸은 앞의 그림 3-32에서와 같이 상체를 앞으로 숙여 기립상태를 유지하게 된다. 자신도 모르게 균형중추가 작용하여 앞을 바로 보려는 보

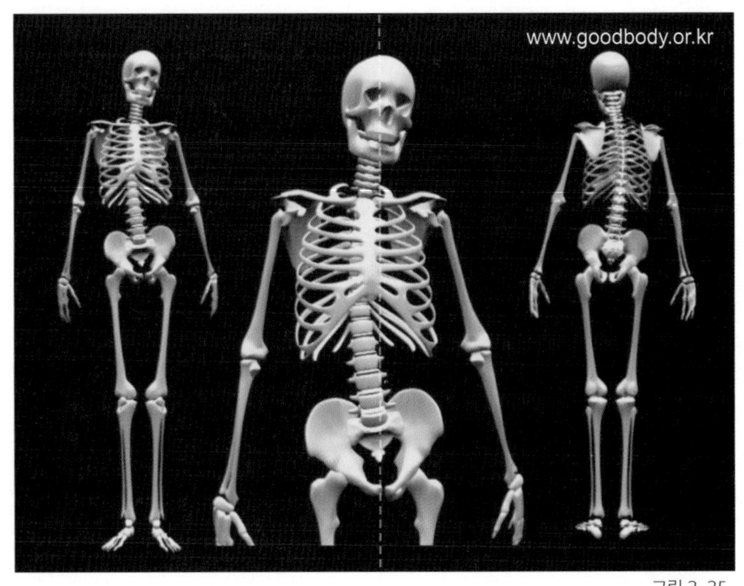

그림 3-35

상작용이 함께 일어난 결과다. 즉, 그림 3-35에서처럼 넘어지지 않고 앞을 똑바로 보기 위해 상체를 튼다는 얘기다.

이 상태에서 더욱 진행되어 어느 한계를 넘어서게 되면 몸이 반듯하게 서지 못하고 중심에서 벗어난 상태를 바른 것으로 인지하는 균형중추의 실조 현상까지 나타나게 되고 결국 그림 3-36과 같은 심각한 상태까지 진행되고 만다.

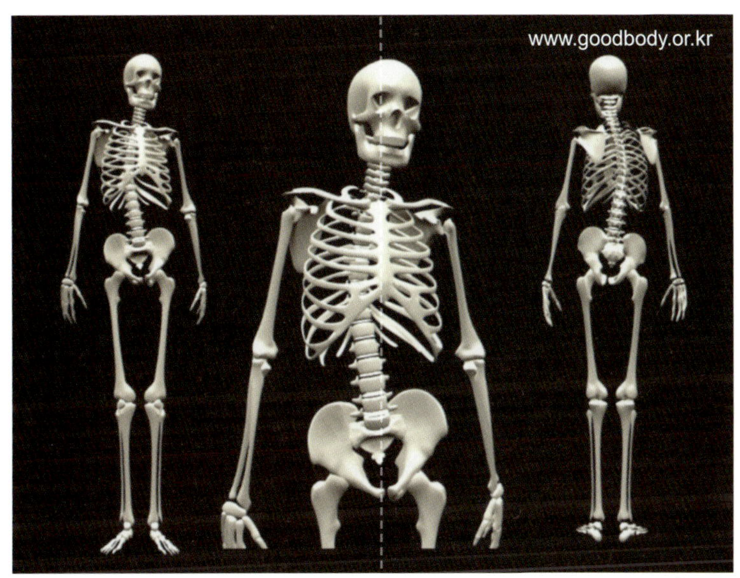

그림 3-36

이때 척추에 발생된 측만곡이 전체적으로 완만하면 다음 페이지에 있는 사진 3-7과 같은 모습을 보이고, 어느 한 부분에 집중되면 사진 3-8과 필름 3-5와 같은 상태를 보이게 된다. 그리고 허리의 굴곡은 대부분 원인이 시작된 왼쪽이 상대적으로 깊다. 골반의 영향을 받은 요추가 짧은 다리 쪽으로 기울어서 나타난 결과이자 현상이기 때문이다.

TIP!

척추측만증과 골반은 직접적인 상관관계가 있습니다. 측만곡이 크면 클수록 골반의 변형 또한 큰 것으로 조사되기 때문입니다. 그러므로 척추측만증을 이겨내기 위해서는 자신의 골반이 틀어지게 된 원인을 확실하게 이해하고 현재 상태를 정확히 아는 것이 매우 중요합니다.

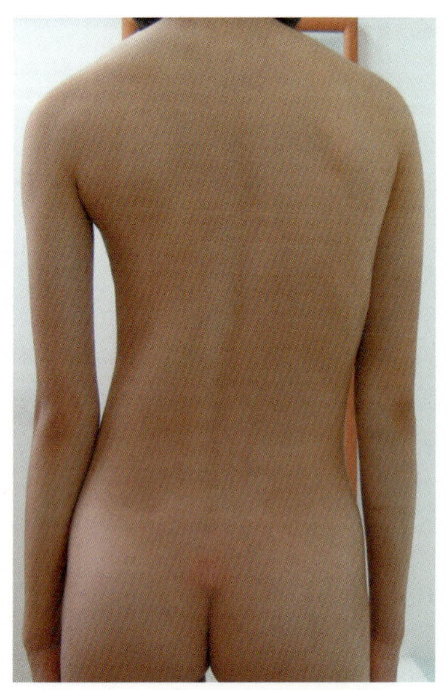

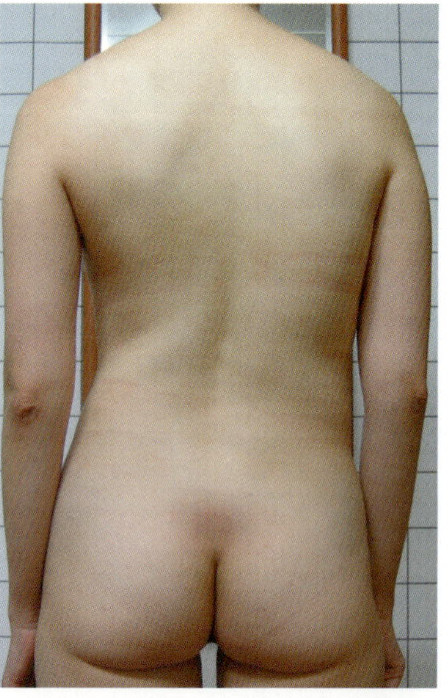

사진 3-7

▲ 척추 전체가 완만하게 휜 C자 형태의 측만증을 보여주고 있다.

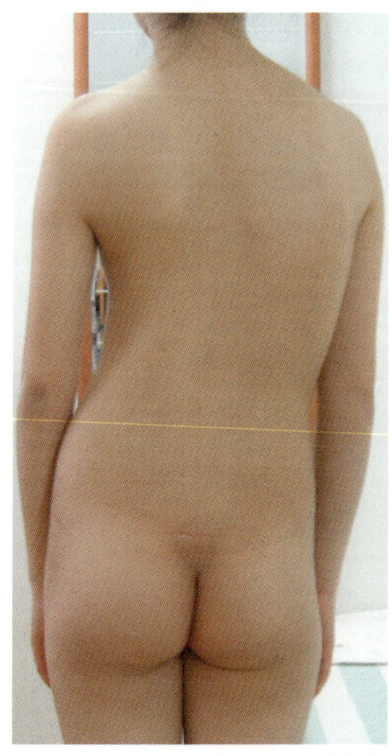

사진 3-8

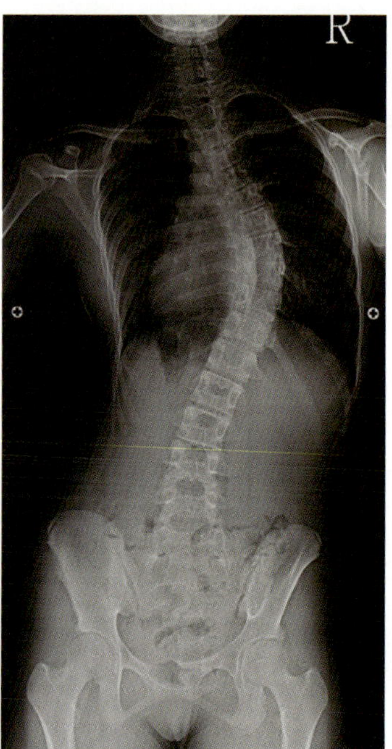

필름 3-5

▲ 측만곡이 한 부분에 집중된 심각한 C자 형태의 측만증을 보여주고 있다.

이러한 척추 상태가 확인되면 현대의학에서는 C자형 혹은 C타입 척추측만증으로 진단하며, 바른몸운동에서는 CC타입 척추측만증으로 분류한다. 또 한 가지 우리 인체는 익숙하거나 편한 자세를 자연스럽게 취하게 된다. 그리고 이를 습관이라고 표현한다. 어떤 행위를 오랫동안 되풀이하는 과정에서 저절로 익혀진 행동 방식을 습관이라고 부르기 때문이다.

이러한 습관은 현재 발생되어 있는 측만 상태에 따라 편한 자세를 반복적으로 취하게 하고, 그 편한 자세는 결국 측만곡이 더욱 진행되는 원인이 되기도 한다. 예컨대 아이들이 책상에 엎드려 잘 때 항상 같은 방향으로 상체를 틀게 되면 이 또한 원인이 된다는 뜻이다. 편함과 익숙함이 현재 상태를 더 악화시키는 것이다. 그리고 이러한 원인이 확인되면 일부에서는 이를 가리켜 기능성척추측만증이라고 부른다.

그렇다면 대부분에게서 발견되는 S자형 측만곡은 어떤 과정을 거쳐 나타나는 것일까? 먼저 다음 그림 3-37을 보도록 하자. 그림 3-37은 앞서 설명했던 그림 3-33과 같이 왼쪽 다리가 길어진 상태를 보여주고 있다. 더불어 일반적인 CC타입의 경우 다음 페이지에 있는 그림 3-38과 같은 상태를 보인다고 설명했다.

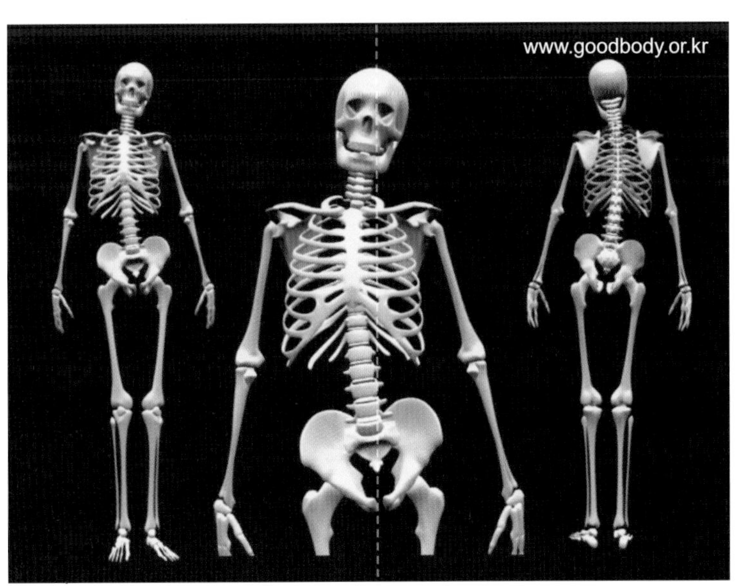

그림 3-37

▲ 왼쪽 다리가 길어진 상태에서 기립상태를 유지하고 있다.

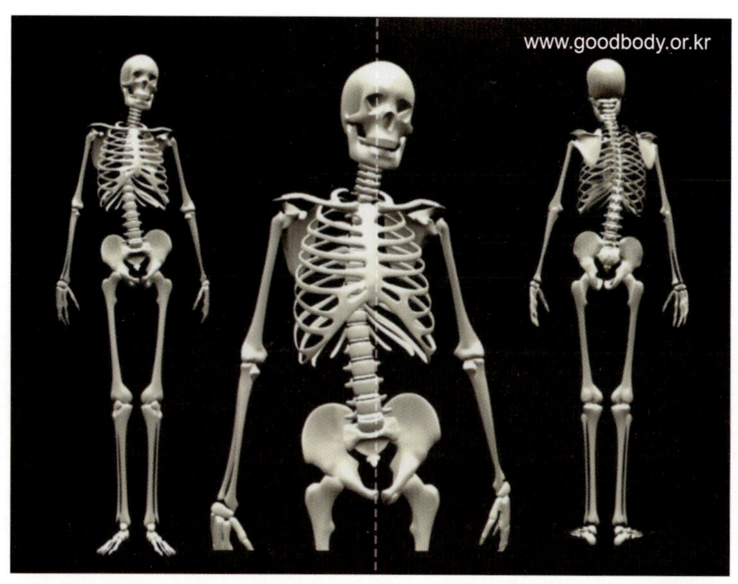

그림 3-38

▲ C자 형태의 다소 심각한 측만증이 나타나 있다.

그러나 우리 몸은 지금과 같은 균형중추의 실조 현상까지 나타나면 그림 3-40에서처럼 나름 균형을 잡기 위한 균형중추의 작용이 다시 시작된다. 정면을 바로 보기 위한 수단으로 몸을 반대 방향으로 틀어 상체에 다른 변화를 만들어 내는 것이다. 이

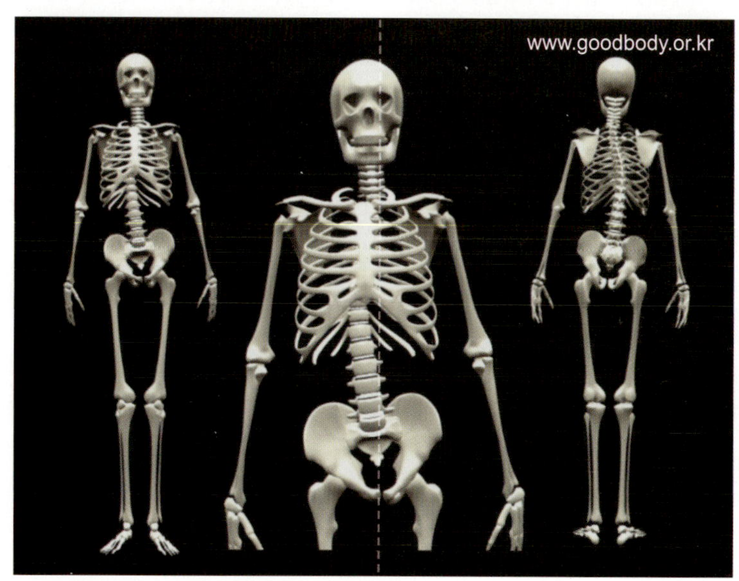

그림 3-39

▲ 정면을 바로 보기 위해 상체를 틀기 시작한다.

과정에서 흉추와 경추에도 제2의 변형이 자연스럽게 생성되기 시작한다.

그리고 흉추를 중심으로 상체의 보상작용이 더욱 진행된다. 그 결과 그림 3-40에서와 같은 새로운 측만곡이 만들어지고 결국, 척추 전체에는 요추부분의 휨과 이우러져 S자 형태의 측만곡이 형성되고 만다. 이러한 측만곡이 고착화된 상태를 바른몸 운동의 관점에서는 CS타입으로 분류한다. 이 과정에서 일부는 보상작용에 의해 C자 형태의 측만증보다 상대적으로 반듯한 몸 상태를 보이기도 한다. 물론 외관상 보기에만 그렇다.

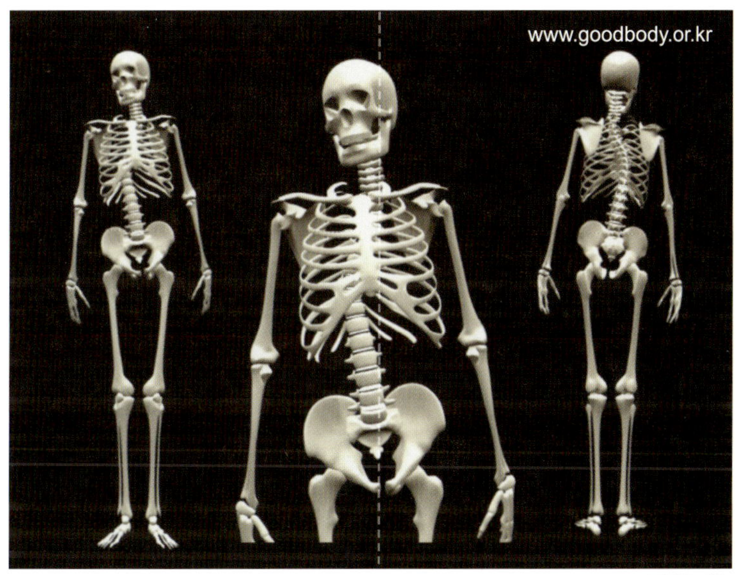

그림 3-40

▲ 제 2의 보상으로 인해 S자 형태의 측만곡이 형성된 모습을 보이고 있다.

여기까지 진행된 측만곡은 다음 페이지에 있는 사진 3-8이나 3-9와 같은 몸 상태를 보이게 된다. 여기에서 그림 3-40의 부분 그림과 함께 있는 사진 3-9의 A와 B를 비교해 보면 척추에 측만곡이 나타나기 시작하여 진행된 과정과 결과까지를 이해하는 데 많은 도움이 될 것으로 생각한다.

TIP!

골반은 우리 몸의 중심에 위치하며 상반신과 하반신을 연결하는 매우 중요한 역할을 합니다. 그러므로 골반이 더 이상 틀어지지 않도록 의식하고 주의하는 것은 척추측만증의 진행을 막을 뿐만 아니라 개선에도 많은 도움이 됩니다.

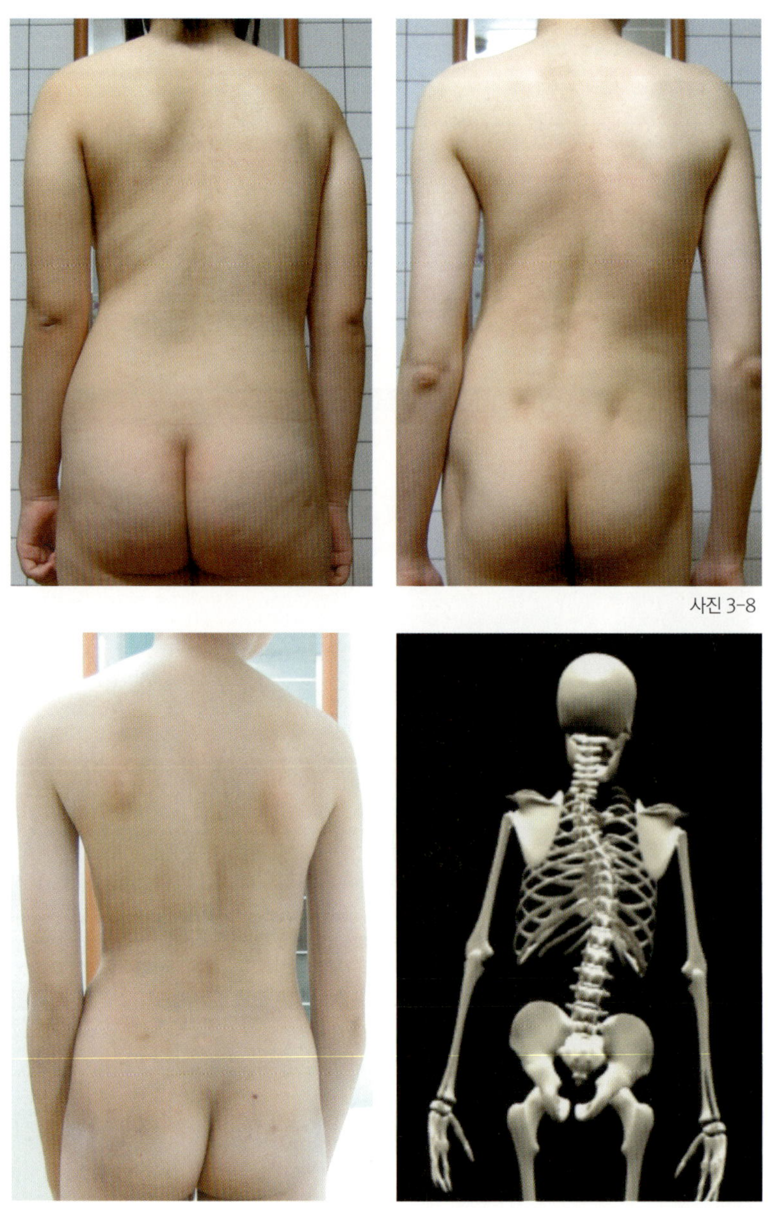

사진 3-8

사진 3-9/A

여기까지 사례로 든 아이들의 몸 상태는 반드시 기억해 둘 필요가 있다. 지금까지 설명한 CS타입은 왼쪽 다리가 길어지면서 골반을 밀어 올려 요추가 다리가 짧은 오른쪽으로 기울기 때문이다. 따라서 같은 측만증이라도 왼쪽 허리의 굴곡이 상대적으로 더 깊은 특징을 보인다.

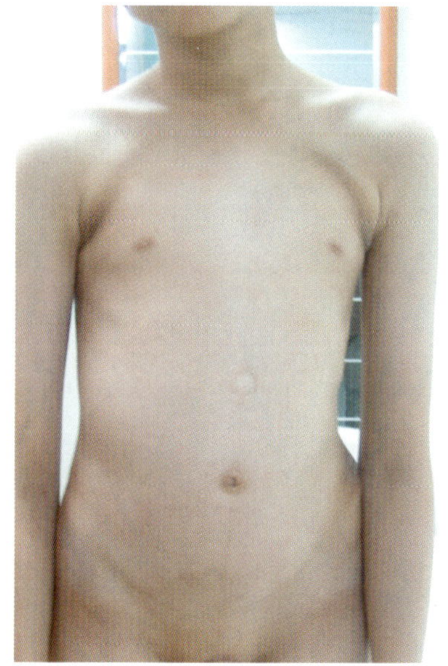
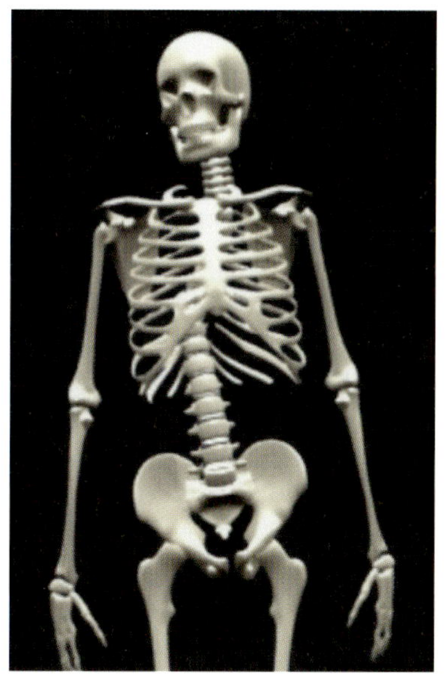

사진 3-9/B

그러나 지금부터 설명하는 SS타입은 반대 현상이 나타난다. 지금 상태보다 더욱 진행되면서 생성되는 S자 형태의 SS타입은 오른쪽 허리의 굴곡이 더 크다는 뜻이다. 그러므로 개개인에게서 확인되는 허리의 굴곡 형태는 현재 상태를 판단하는데 있어 매우 중요한 기준이 된다. 그리고 긍정적인 결과가 나타나기까지 직접적인 상관관계도 가지고 있다. 골이 깊으면 그 골을 채우는데 더 많은 시간과 노력이 필요한 것과 같은 이치다.

먼저 SS타입은 CS타입과는 달리 반대쪽인 오른쪽 골반이 차츰 높아지는 다른 차원의 진행 과정을 거치게 된다. 그 과정을 자세히 살펴보도록 하겠다.

TIP!

건강한 삶을 위해서는 골반이 바르게 유지되어야 합니다. 우리 몸의 토대가 되는 골반이 바른 상태를 유지하지 못하면 골반과 수직으로 연결되어 있는 척추는 당연히 그 영향을 받을 수밖에 없습니다. 그 결과 척추측만증과 같은 척추의 심각한 변형이 나타나는 것입니다. 그러나 원인 및 진행 과정, 몸에서 확인되는 현상들을 정확하게 안다면 더 이상 나빠지지 않을 기본적인 조건을 갖추는 것과 같습니다.

그림 3-41은 앞에서 설명했던 그림 3-37과 비슷한 단계로 왼쪽 다리가 길어진 채 기립상태를 유지하고 있다.

▶ 왼쪽 다리가 길어진 상태에서 상체를 휘어 기립상태를 유지하고 있다.

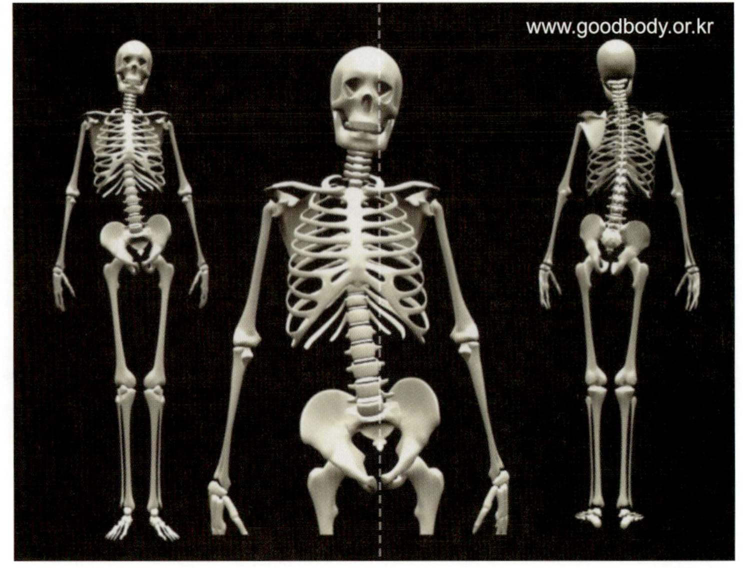

그림 3-41

이 상태에서 어느 단계까지는 3단계 변형과 비슷한 과정 및 현상을 보이며 진행된다. 그러나 골반의 뒤틀림이 더욱 증가하면 오른쪽 고관절에도 영향을 주게 되고 오

▶ 오른쪽 다리가 차츰 길어지면서 골반과 요추에도 연관된 변화가 나타나기 시작한다.

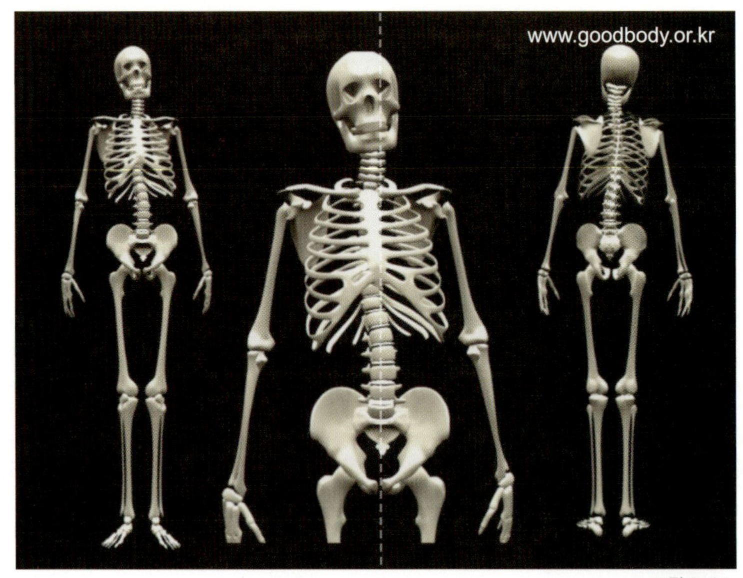

그림 3-42

른쪽 발이 차츰 벌어지면서 다리가 길어지게 된다. 즉, 짧은 다리 쪽 고관절에도 변위가 함께 발생하여 진행되는 것이다. 또 일부는 골반이 뒤틀리면서 골반이 밀려 내려가 길어지기도 한다.

그 결과 그림 3-42에서처럼 왼쪽 골반이 상대적으로 차츰 낮아져 좌우 높이가 비슷해 진다. 동시에 짧은 다리 쪽으로 기울어져 있던 요추에도 제 2의 변화가 나타나기 시작한다. 기울기가 줄거나 반대로 휘기 시작한다는 것이다.

이 상태가 더욱 진행되면 오른쪽 골반이 서서히 높아지면서 척추에는 그림 3-43과 같이 이와 연동된 측만곡이 점차적으로 증가하게 된다.

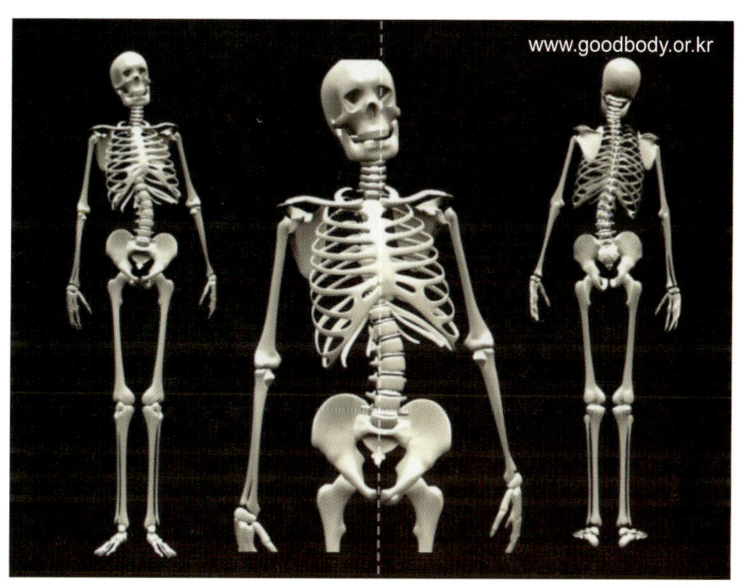

그림 3-43

▲ 오른쪽 허리의 굴곡이 차츰 깊어지면서 척추에 S자 형태의 측만곡이 형성되기 시작한다.

여기에서 더욱 진행되면 다음 페이지에 있는 그림 3-44와 같이 오른쪽 허리의 굴곡이 확연해지면서 머리가 기울고 경추(사경. 일자목, 역 C자목 등의 만곡의 훼손)와 얼굴에도 이와 연관된 현상들을 쉽게 확인할 수 있게 된다. 예컨대 머리가 한쪽으로 기울거나 눈이나 귀 높이 차이, 턱의 부조화와 같은 얼굴의 비대칭, 허리의 굴곡 차이나 뒤틀린 골반(엉덩이), 그리고 신체 중심에서 벗어나 바르게 서지 못하는 균형중추의 실조 현상 등등 몸 곳곳에서 불균형적인 현상들이 쉽게 발견된다는 애기다.

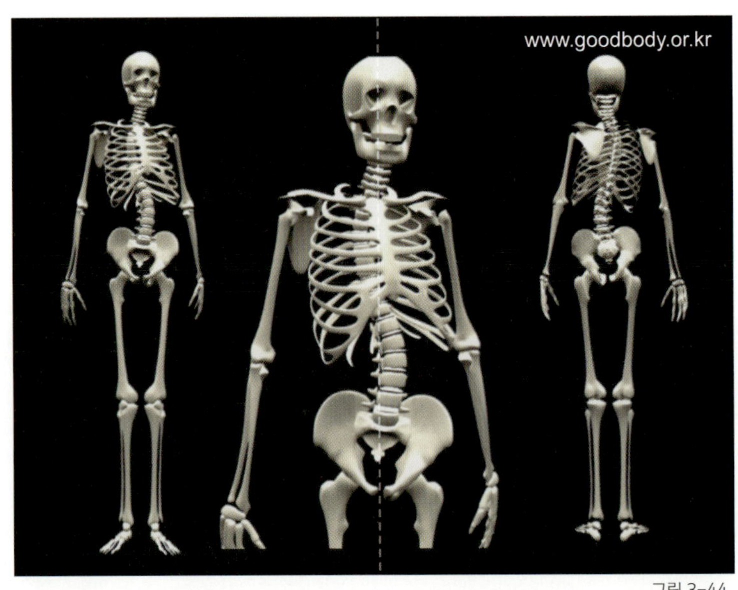

그림 3-44

▲ 확연한 S자 형태의 측만곡이 형성되어 고착화된 상태를 보여준다.

바른몸운동의 관점에서는 지금과 같이 진행된 상태를 SS타입으로 구분한다. 이때는 대부분 사진 3-10과 같은 몸 상태를 보인다. 따라서 본인이 이미 인지하고 있거나 자녀에게 관심을 가진 부모라면 모두가 걱정하고 있는 시기라고 할 수 있다. 참고

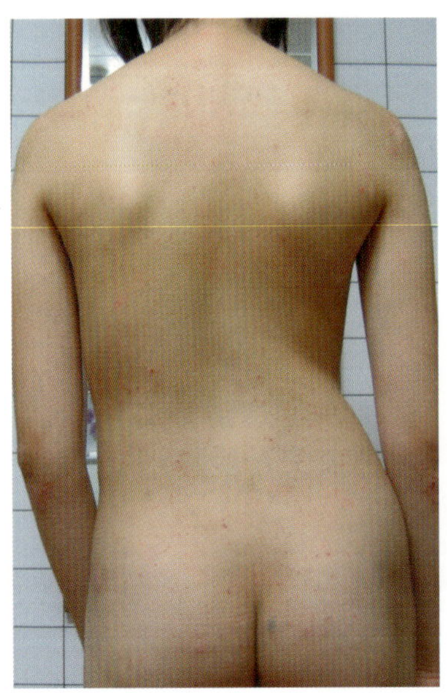

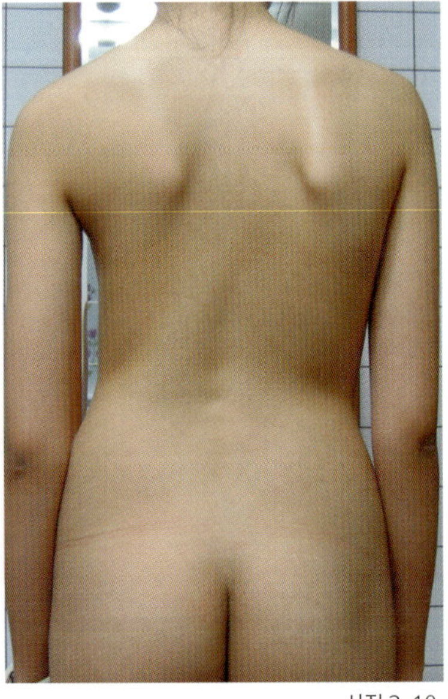

사진 3-10

로 그림 3-45는 이들의 골격이 구조적으로 어떤 상태인지를 보여주고 있다.

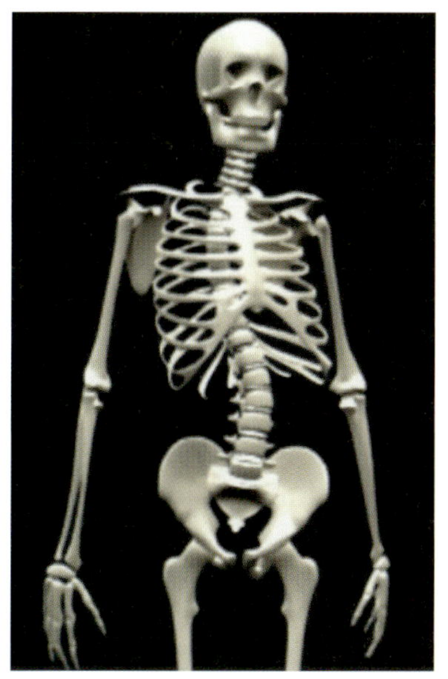
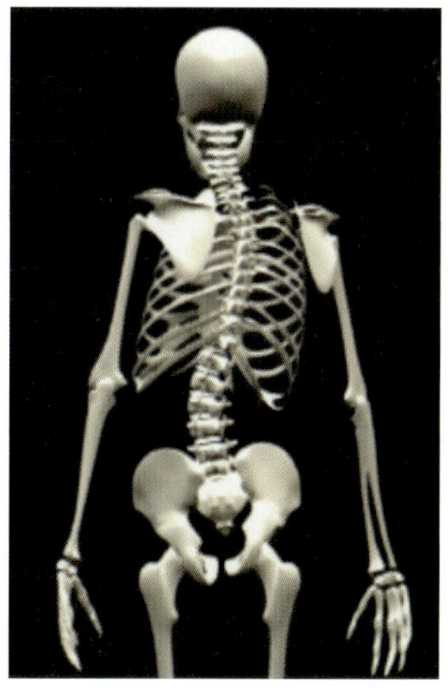

그림 3-45

그리고 사진 3-11과 필름 3-6은 앞에서 이미 사례로 들었지만 이러한 측만곡이 더욱 진행되었을 때의 모습과 척추 상태를 보여준다.

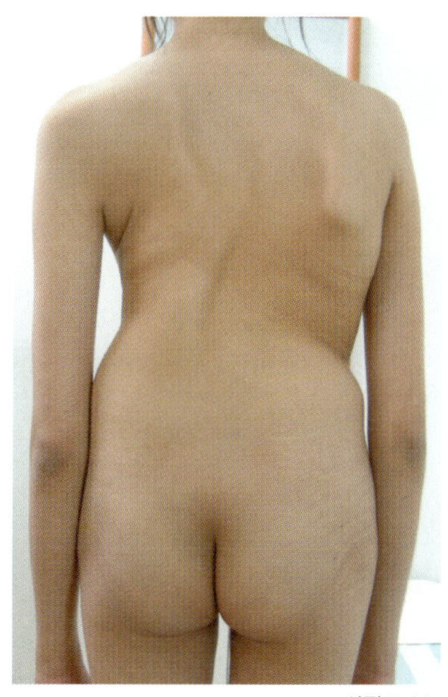
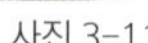

사진 3-11

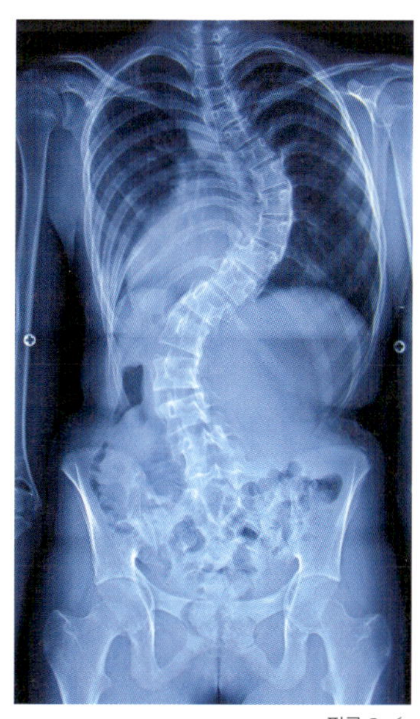

필름 3-6

이와 같이 왼쪽 다리가 길었음에도 불구하고 반대편인 오른쪽 골반이 올라가게 되는 원인은 크게 두 가지로 구분된다. 뒤틀린 골반의 영향으로 인해 다리 길이가 달라진 경우와 외부적인 요인에 의해서 골반 자체의 뒤틀림이 증가하거나 발생된 경우다.

물론 원인이 다르다고 해서 결과가 달라지는 것은 아니다. SS타입은 요추가 반대 방향인 왼쪽으로 기운다는 사실에는 변함이 없다는 뜻이다. CC타입이나 CS타입과는 달리 오른쪽 허리의 굴곡이 크고 왼쪽은 상대적으로 편편한 상태가 된다는 사실에는 변함이 없기 때문이다. 이런 상태라면 회복에도 많은 어려움이 따른다. 변형 정도가 큰 만큼 더욱 많은 시간과 노력이 필요하다는 얘기다.

그렇다면 척추측만증은 고관절의 변위로 인한 다리 길이의 차이와 골반의 뒤틀림만으로 발생하는 것일까? 결코 그렇지 않다. 매우 드물지만 다음과 같은 원인에 의해서도 발생한다. 이들 역시 골격계의 구조적인 문제가 원인임으로 간단하게 설명하겠다.

3. 척추측만증의 기타 원인

먼저 필름 3-7의 B, C와 같이 다리뼈 자체의 길이가 서로 다르게 성장한 경우다. 여기에서 필름 A는 필름 B의 결과다. 이와 같은 뼈의 길이 차이는 필연적으로 골반의 틀어짐을 발생시키고 결국 척추를 휘게 한다. 그러므로 필름 C역시 그 범주를 벗어나지 못할 것이라는 사실은 어렵지 않게 추측할 수 있을 것이다.

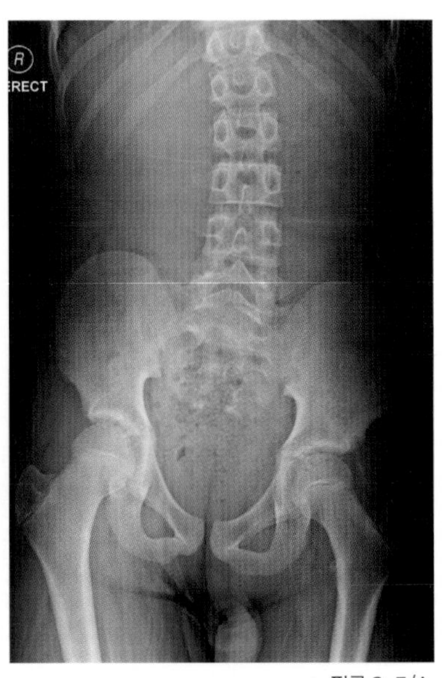

필름 3-7/A

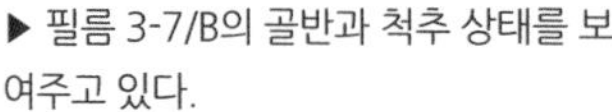
▶ 필름 3-7/B의 골반과 척추 상태를 보여주고 있다.

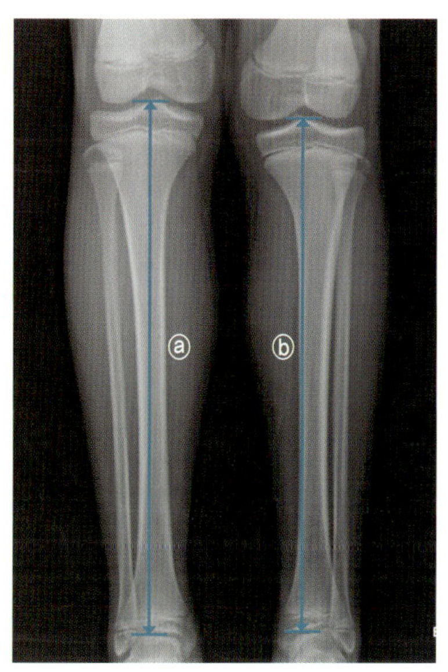

필름 3-7/B

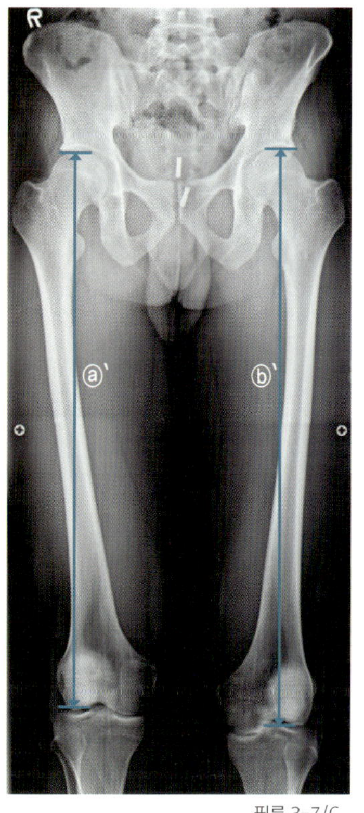

필름 3-7/C

▲ 경골 및 비골(정강이 및 종아리뼈 ⓐⓑ)과 대퇴골(허벅지뼈 ⓐ`ⓑ`)의 길이가 서로 다르다.

물론 사고로 인한 경우도 있다. 다음 필름 3-8을 보면 사고로 인해 뼈 길이가 달라진 사례다. 허벅지뼈(사진 A)나 정강이뼈(사진 B)가 부러지는 사고를 당한 후 붙는 과

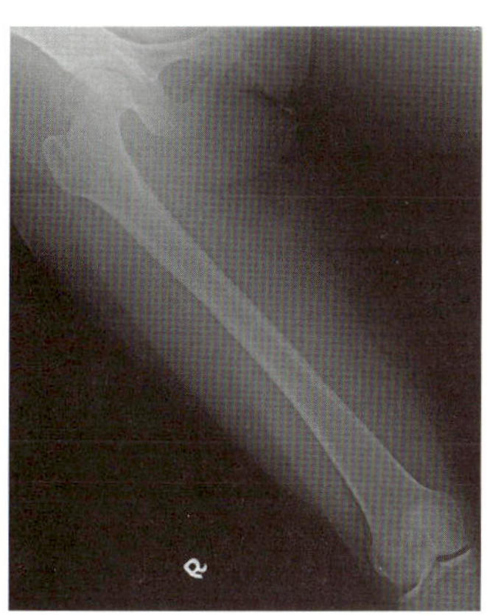

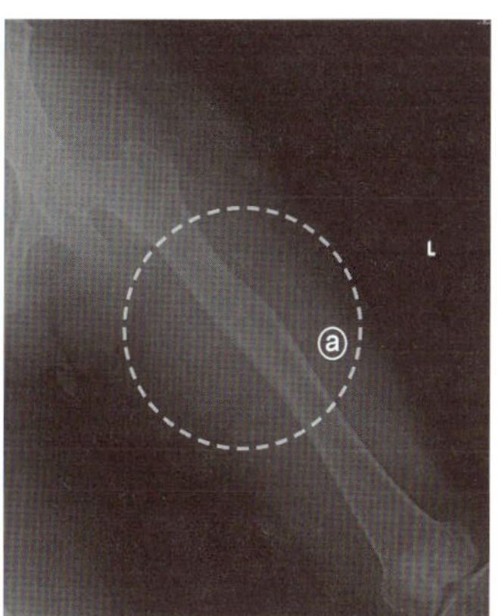

필름 3-85/A

◀ 사고로 인한 대퇴의 정상적이지 못한 접합상태(ⓐ)를 보여주고 있다. 그 결과 허벅지뼈의 좌우 길이가 다르다.

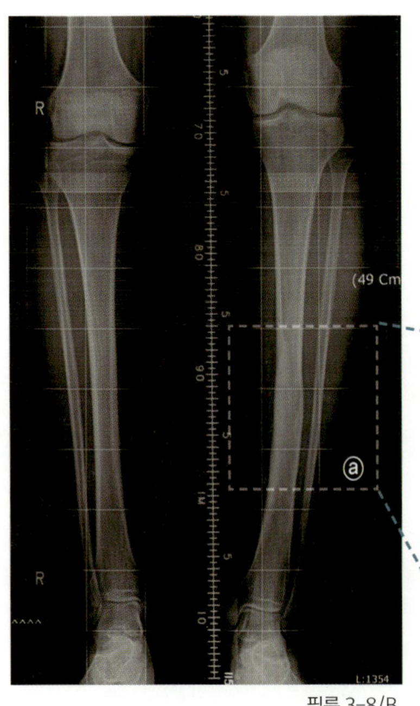

정이나 성장하면서 길이가 서로 달라진 것이다. 이런 상태라면 척추에 직접적인 영향을 줄 수 밖에 없다. 따라서 동일한 결과는 피할 수 없다.

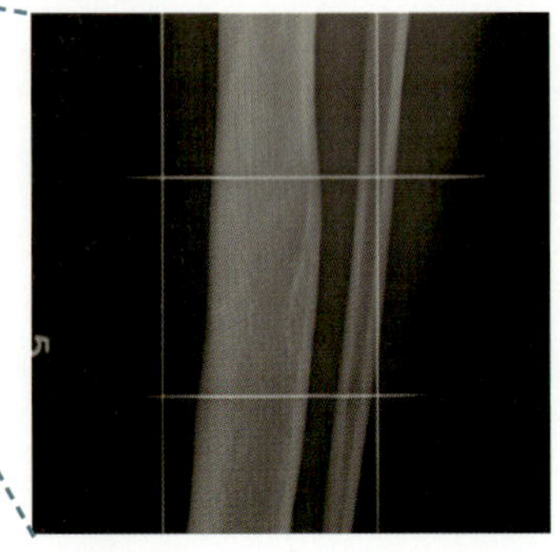

필름 3-8/B

◀ ⓐ부분을 확대한 것으로 경골의 정상적이지 못한 접합상태를 보여주고 있다. 그 결과 경골과 비골(정강이뼈와 종아리뼈)의 좌우 길이가 다르다.

다른 원인으로는 필름 3-9에서처럼 척추 마디(필름 A)나 대퇴골두의 기형(필름 B), 고관절에 발생된 괴사(필름 C) 등이 있다. 이러한 것들 역시 척추측만증을 발생시키는 원인이 된다. 사진 B와 C의 요추 상태를 보면 쉽게 확인할 수 있을 것이다.

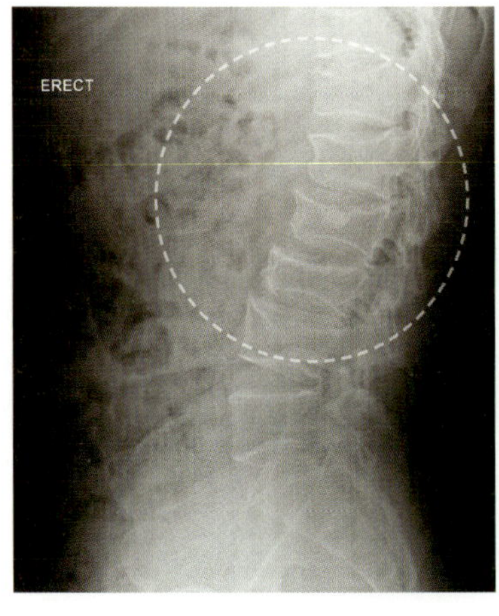

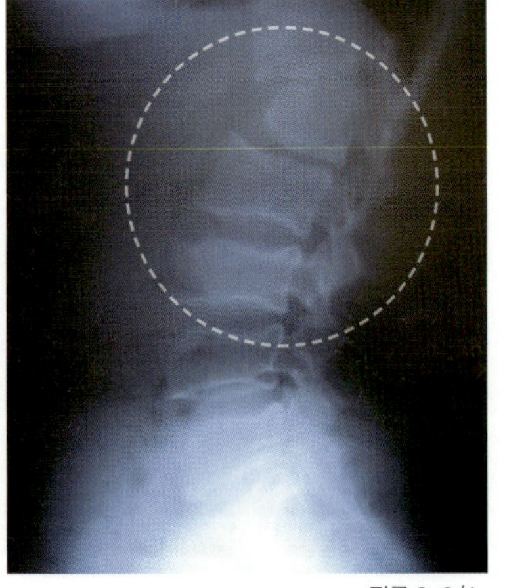

필름 3-9/A

▲ 요추 마디마디에서 기형이 확인된다.

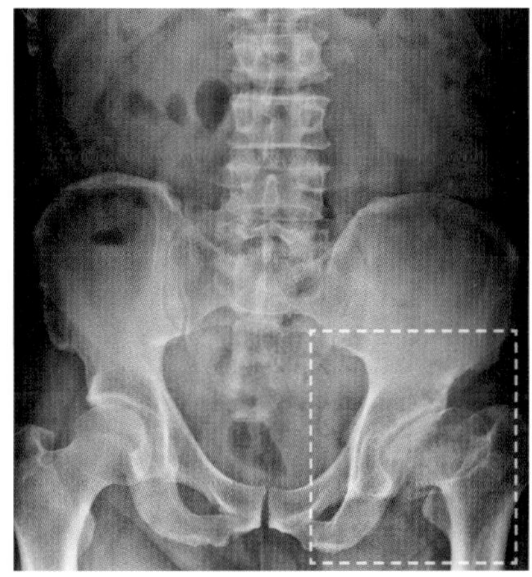

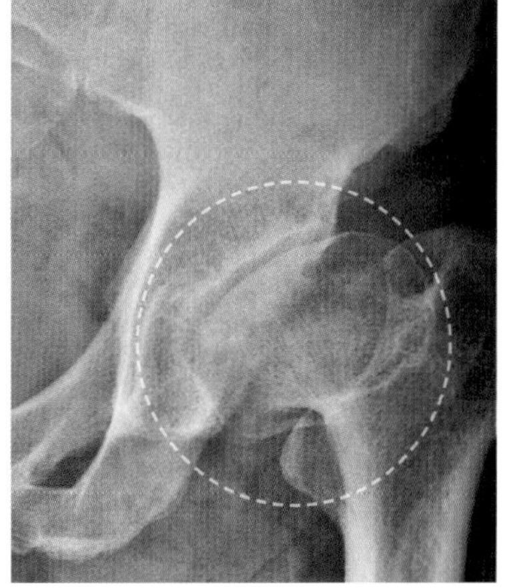

필름 3-9/B

▲ 대퇴골두의 기형으로 인한 골반의 뒤틀림과 척추의 완만한 측만곡이 확인된다.

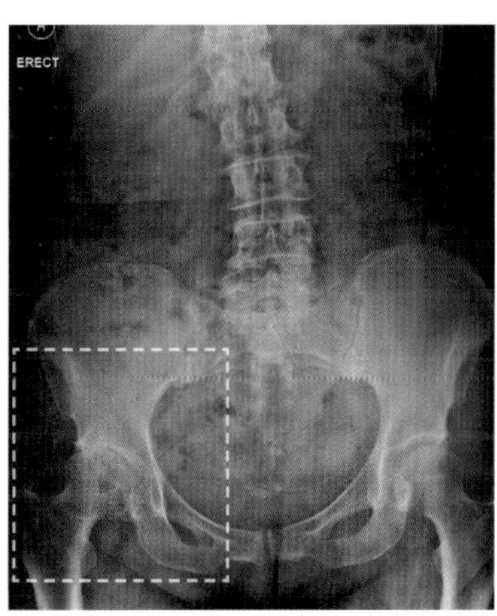

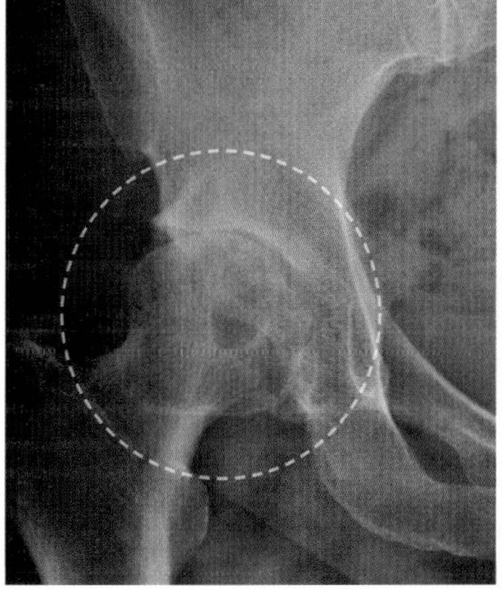

필름 3-9/C

▲ 무혈싱괴사로 인한 골반의 뒤틀림과 척추의 측민곡이 확인된다.

마지막으로 지금까지 설명한 것과는 다른 비구조성측만증에 대해서도 간단히 알아보도록 하겠다. 비구조성측만증이란 대부분 우리 몸이 주어진 상황에 적응하며 자신도 모르게 통증을 최소화하기 위한 본능의 결과라고 할 수 있다. 예컨대 허리에 통증이 심하다면 그 통증을 줄일 수 있는 자세를 자신도 모르게 갖추게 되고 그 자세가 고착된 상태를 말한다. 그러므로 본능적으로 통증을 줄이기 위한 자세를 갖춘 결과로 나타난 측만이란 뜻이 된다. 따라서 이를 통증회피성 자세라고 달리 부르기도 한다.

이들은 대부분 사진 3-11에서와 같은 몸 상태를 보인다. 그러므로 특발성과는 확연히 구분된다. 더구나 원인을 제거하면 곧바로 회복되는 특징을 가지고 있다고 앞에서 설명했다.

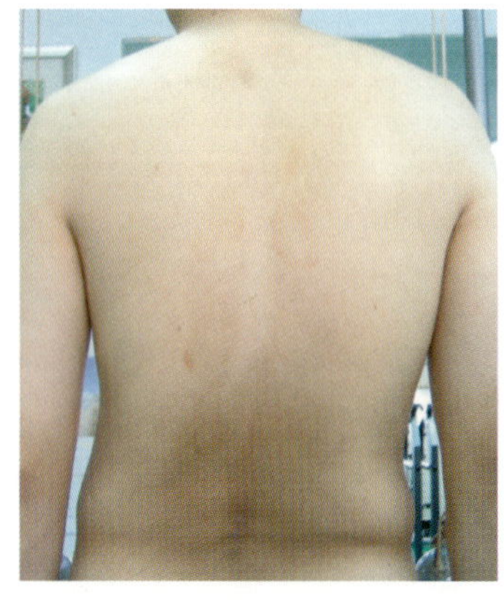
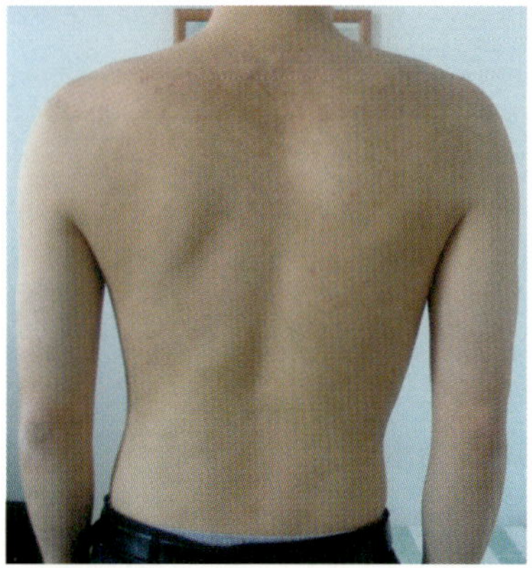

사진 3-11

▲ 통증회피성 자세로 인한 비구조성측만증을 보이고 있다.

이 비구조성측만 역시 정도가 심해지면 사진 3-12와 같이 심각한 상태까지 진행된다. 그렇더라도 원인이 제거되면 곧바로 회복된다는 사실에는 변함이 없다.

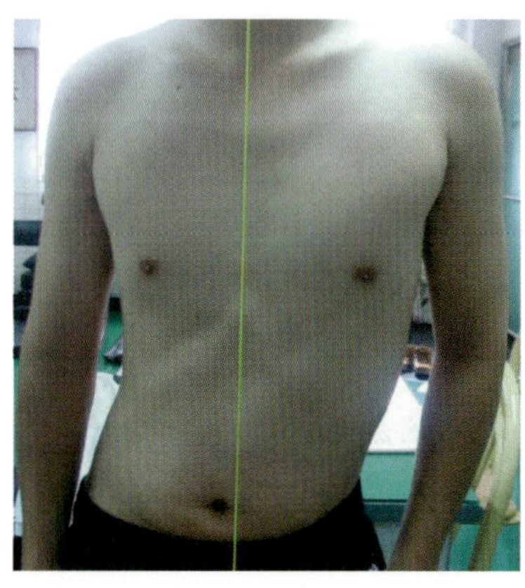
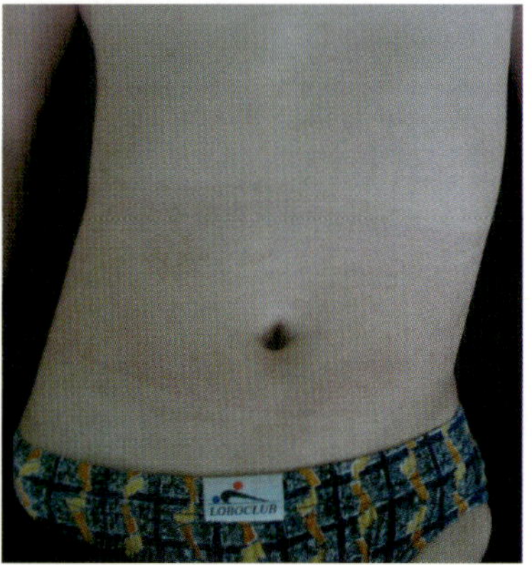

사진 3-12

그렇다면 지금과 같은 척추측만증이 발생했을 경우 우리 몸에는 어떤 현상들이 나타나는지 자세히 알아둘 필요가 있다. 척추측만증은 빠른 발견만이 가장 최선의 방법이자 기회가 되기 때문이다.

Part 4
우리 몸에서 확인되는 현상

찌그러진 그릇에

담긴 물이 얼면

찌그러진 모양일 수 밖에 없다.

우리 몸도

마음과 정신을 담고 있는

그릇으로

그 영향을 받을 수밖에 없다.

Part 4

우리 몸에서 확인되는 현상

척추측만증이 발생된 상태라면 몸 여기저기에는 여러 형태의 불균형들이 쉽게 확인된다. 그 이유는 앞서 설명했던 바와 같이 우리 몸의 중심이자 척추를 받히고 있는 골반이 뒤틀리면서, 이 골반과 수직으로 연결되어 있는 척추는 물론 하체에도 이와 연관된 틀어짐과 변화를 만들어 내기 때문이다. 따라서 머리끝부터 발끝까지 여러 형태의 불균형적인 현상들을 확인할 수 있다. 이 중에 대표적인 것들을 자세히 알아보도록 하겠다.

1. 등에서 확인되는 불균형

먼저 사진 4-1은 앞에서 설명했던 두 발을 나란히 맞추고 서서 상체를 앞으로 숙인 자세에서 등을 살펴보는 **[전방굴곡검사**/15페이지 참조] 방법에 따라 확인한 등 상태이다. 엉덩이 부분의 좌우 높이 차이와 척추의 휨이 두드러지게 나타난다. 이러한 현상은 골반의 뒤틀림과 척추의 회전변위에 의한 결과라고 했다. 그러므로 비슷하거

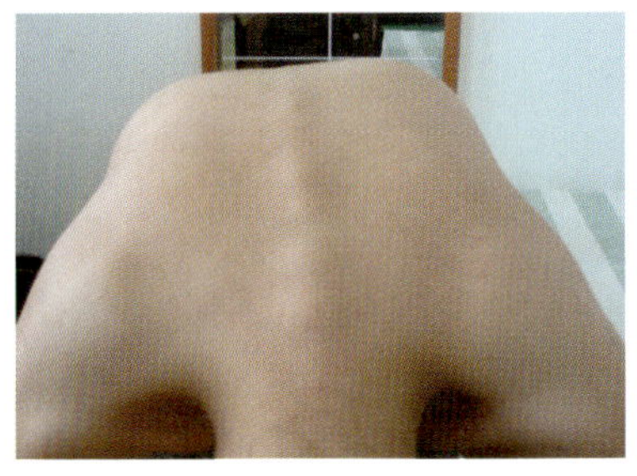

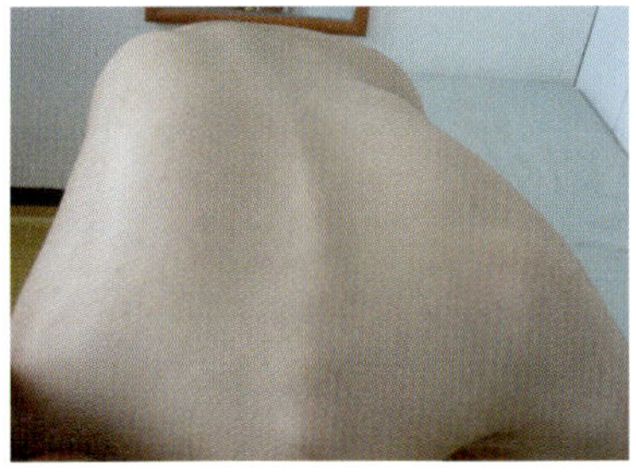

사진 4-1

나 같은 현상이 확인되면 일단 척추측만증이 발생된 것으로 판단하고 어떤 상태인지 X-ray촬영 등을 해봐야만 된다.

전방굴곡검사는 누구나 쉽게 할 수 있는 가장 기본적인 검사 방법이다. 따라서 아이들의 행동이 조금이라도 이상하다거나 몸이 바르지 않고 약간 틀어졌다는 생각을 가진 부모라면 가끔은 해 볼 필요가 있다. 크게 어렵지도 않거니와 자녀라면 쉽게 확인할 수 있기 때문이다.

더 나은 방법으로는 사진 4-2와 같이 옷을 벗기고 뒤에서 살펴보는 방법이 있다. 척추측만증이 이미 발생된 상태라면 사진에서처럼 어깨 높이부터 시작하여 견갑골의 돌출과 크기 차이, 허리 굴곡의 비대칭 등이 확실하게 보인다. 이런 상태라면 어렵지 않게 척추측만증임을 알 수 있다. 그러나 이를 모르고 지나치는 부모가 적지 않다. 안타까운 일이다.

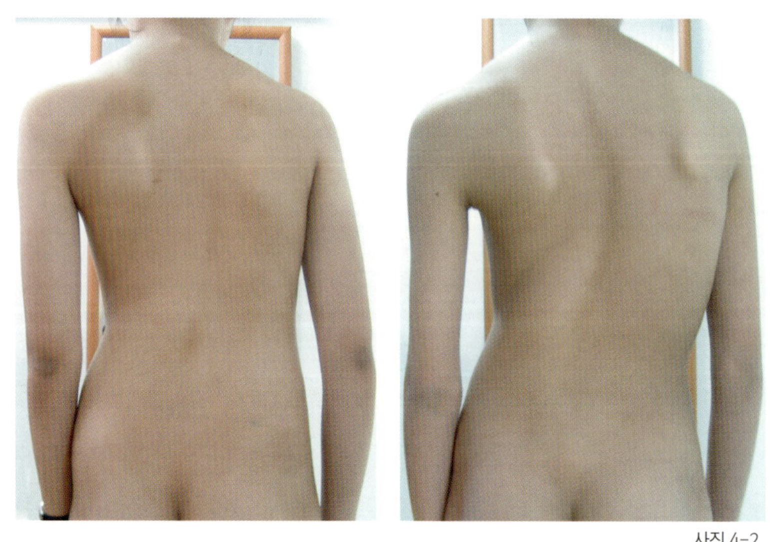

사진 4-2

앞모습도 가능하면 확인하는 것이 좋다. 측만증의 진행이 큰 상태일수록 불균형이 확실하게 나타나기 때문이다. 예를 들면 가슴 크기와 높이가 다르거나 쇄골이나 늑골, 그리고 허리 굴곡의 좌우 차이나 배꼽의 치우침 등이 확실하게 보인다는 것이다. 더구나 부모라면 반드시 확인해야 할 필요가 있다. 사랑하는 자녀의 미래를 생각한다면 그래야만 된다.

2. 허리 굴곡의 차이

척추측만증은 척추가 옆으로 기운 상태를 말한다고 했다. 그러므로 대부분 요추가 골반의 뒤틀림과 연동하여 어느 한쪽 방향으로 기울게 된다. 이때 기운 방향에 따라 허리 굴곡에 차이를 보인다. 그 상태가 사진 4-3이다. 따라서 허리 굴곡에서 좌우 차이가 확인된다면 이미 척추측만증이 상당히 진행된 상태라는 것을 의미한다.

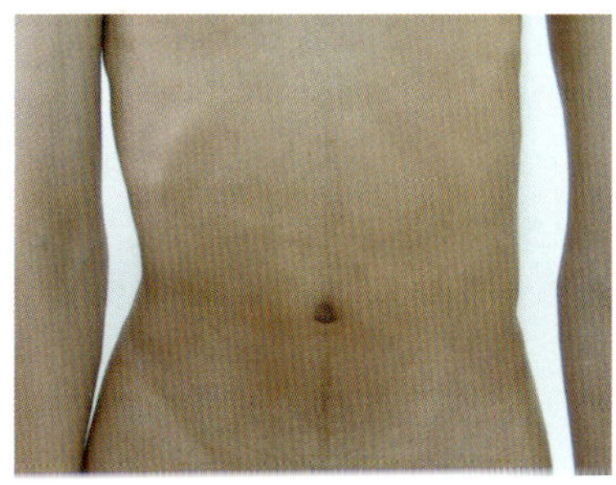
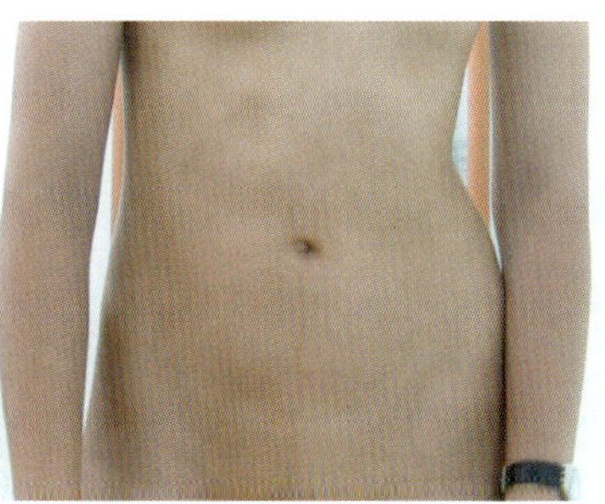

사진 4-3

3. 발 크기의 차이

척추측만증의 원인이 되는 골반의 뒤틀림은 발에까지 직접적인 영향을 미친다. 골반이 뒤틀리면서 서혜부(사타구니)를 지나가는 신경을 압박한 결과, 발 크기가 서로 달라지기 때문이다. 그러므로 발 크기를 서로 비교해 볼 필요가 있다. 이때 좌우 발 크기가 다르다면 골반이 바르지 않은 상태라고 생각해도 무리가 없다.

더구나 그 차이가 크면 클수록 골반의 뒤틀림 역시 크다고 할 수 있다. 골반에 발생되어 있는 뒤틀림의 정도가 크면 클수록 차이 역시 커지기 때문이다. 물론 보상작용에 의해 이 차이가 크게 나지 않는 사람도 있다. 하지만 그런 경우는 많지 않다. 즉, 매우 드물다는 뜻이다. 그러므로 달랐던 **'발 크기가 비슷해 지거나 같아졌다'** 는 것은 곧 **'골반의 뒤틀림이 회복되고 있다'** 혹은 **'회복된 증거'** 라는 사실을 기억해 둘 필요가 있다.

발 크기를 확인하는 방법에는 크게 두 가지가 있다. 먼저 다음 페이지에 있는 사진 4-4와 같은 자세로 편하게 앉아 발바닥끼리 서로 맞붙여 비교해 보도록 한다.

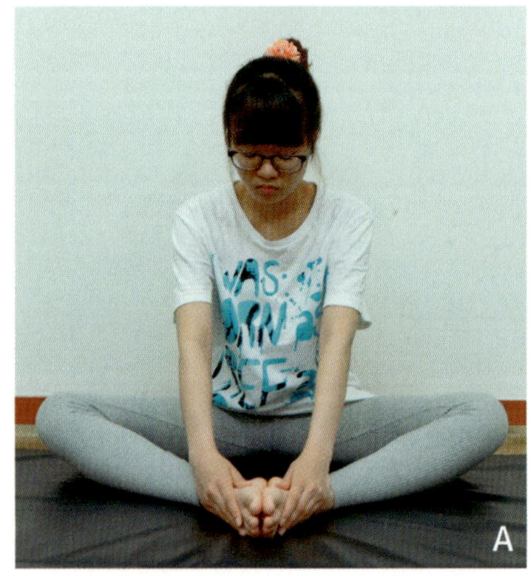

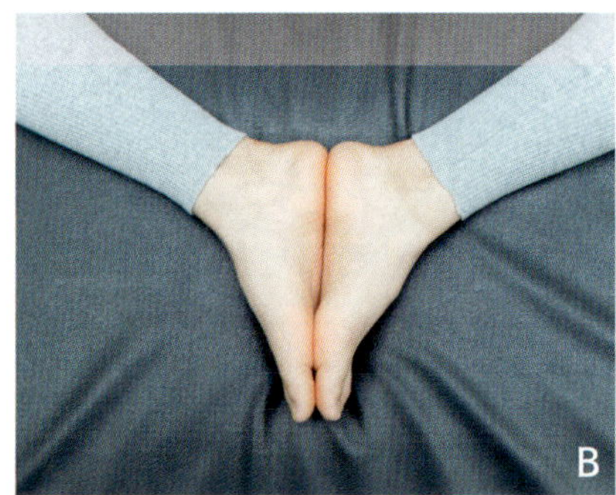

사진 4-4

▲ 사진 A와 같이 편안한 자세로 앉아 무릎을 벌린 다음 사진 B와 같이 뒤꿈치를 나란히 맞추고 발 크기 차이를 비교해 본다.

두 번째는 그 상태에서 그대로 무릎을 세운 다음 사진 4-5와 같은 자세에서 두 발을 나란히 붙이고 크기 차이를 서로 비교해 보도록 한다. 발 크기를 비교할 때는 반드시 뒤꿈치를 나란히 맞춘 상태에서 비교해야만 정확한 방법이라고 할 수 있다.

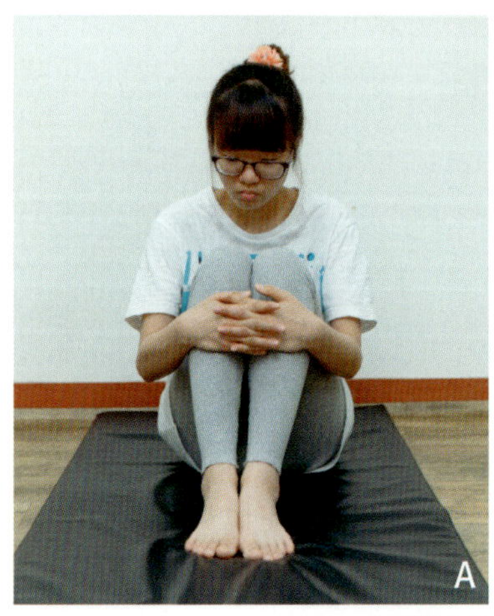

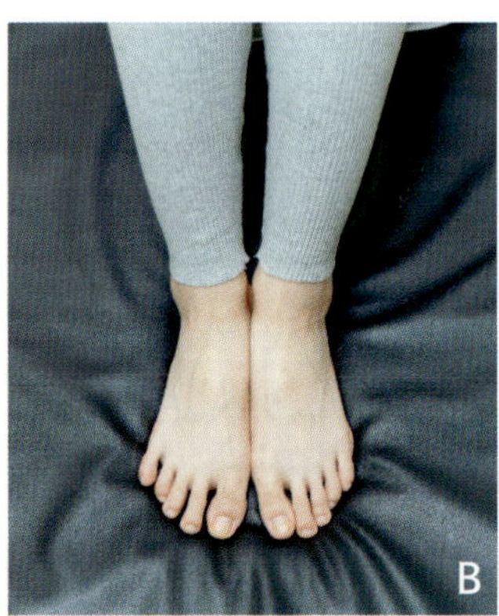

사진 4-5

▲ 사진 A와 같이 뒤꿈치를 나란히 맞춘 상태에서 무릎을 세우고 사진 B처럼 발 크기 차이를 비교해 본다.

이렇듯 두 가지 자세에서 발을 서로 비교해 봤을 때 사진 4-6에서와 같은 차이가 확인된다면 골반이 이미 틀어져 있는 상태라고 생각해도 틀림이 없다.

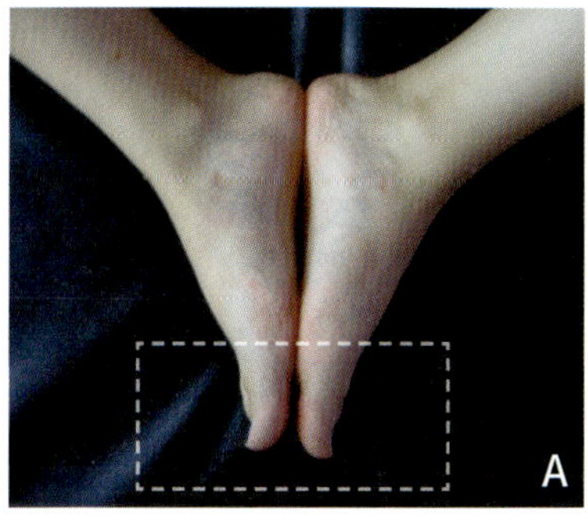

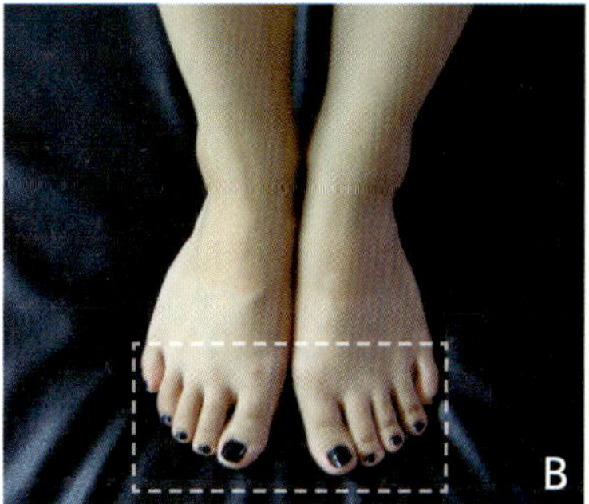

사진 4-6

▲ 두 발의 크기가 서로 다르면서 차이를 보이고 있다.

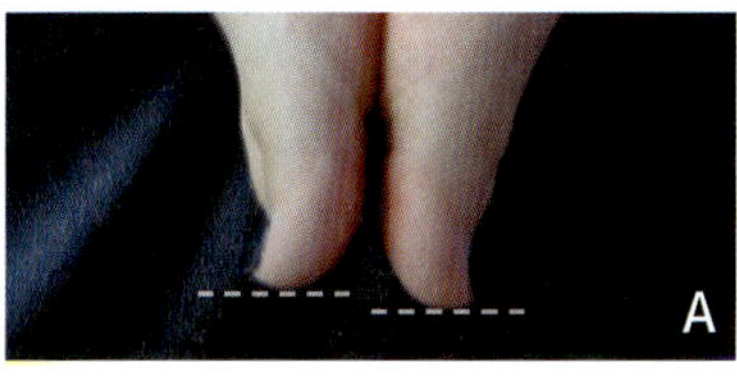

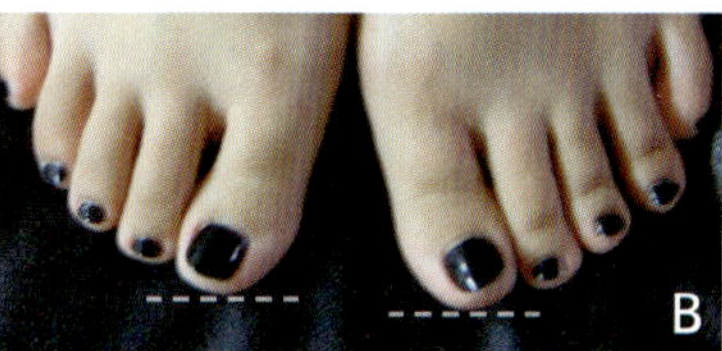

사진 4-7

▲ 사진 A는 사진 4-6 A의 점선부분을, 사진 B 는 사진 B의 점선부분을 확대한 것이다.

지금과 같은 발 크기의 차이는 골반이 바르지 않는 사람이라면 어느 누구라도 예외 없이 확인된다. 그러므로 척추측만증의 발생 유무를 떠나 발 크기가 서로 다르다면 골반이 바르지 않다고 판단해도 틀림이 없다.

다른 각도에서 봐도 이와 같은 차이는 확연하게 나타난다. 사진 4-8은 편하게 누

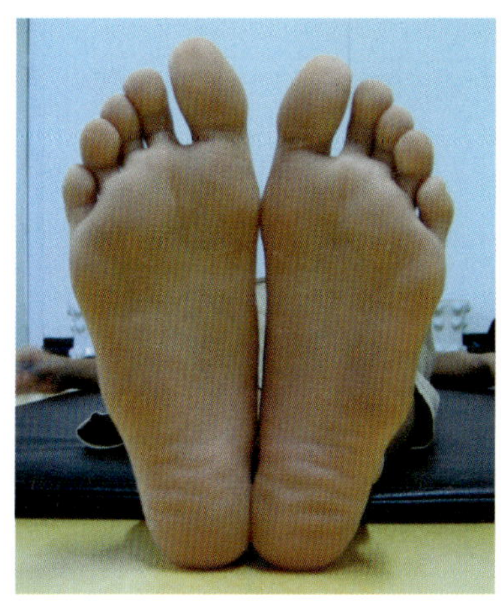
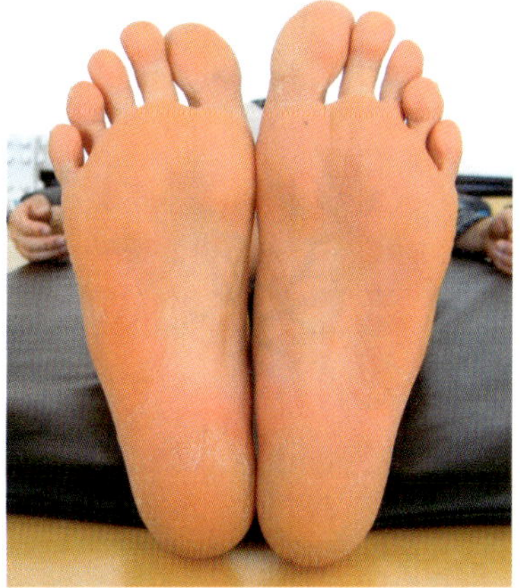

사진 4-8

▲ 반듯하게 누워 있는 상태에서 두 발의 힘을 빼고 나란히 붙여 비교해 본 것이다.

워 있는 상태에서 발을 서로 나란히 붙여 비교해 본 것이다. 크기 차이를 쉽게 확인할 수 있다.

측만증이 발생해 있는 다른 사람들 역시 사진 4-9와 같은 차이를 보인다. 이렇듯 발 크기 차이는 척추측만증이 발생되어 있는 상태라면 공통적으로 나타나고 확인된다.

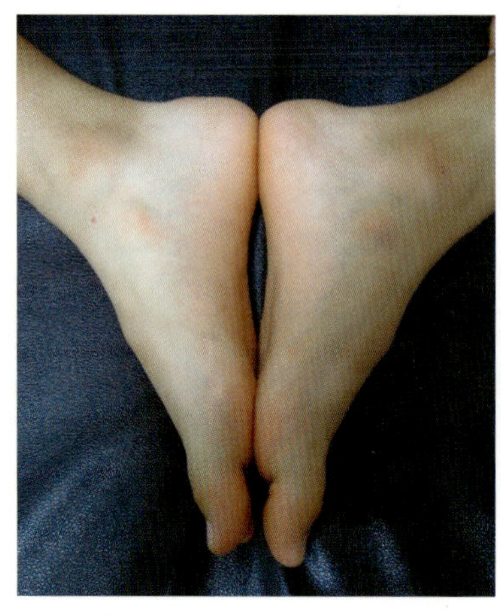
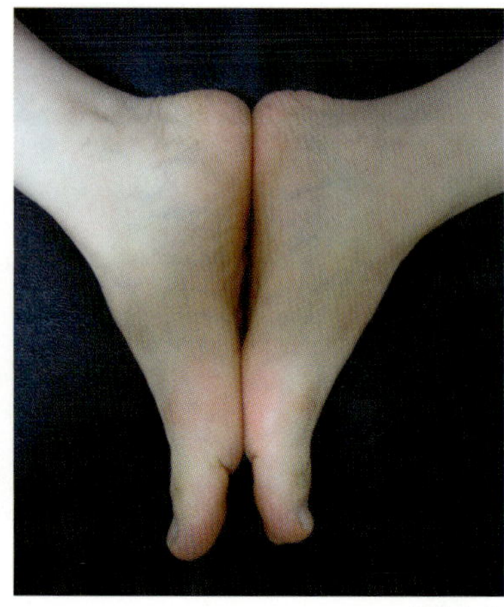

사진 4-9

참고로 발 크기를 비교하는 자세에 따라 차이가 달라지는 사람들이 있다. 사진 4-4에서처럼 무릎을 벌리고 발을 서로 비교해 봤을 때는 왼쪽 발이 컸지만, 사진 4-5와 같은 자세에서는 오른쪽 발이 더 큰 경우도 있다는 얘기다. 이러한 현상은 자세에 따라 골반 상태가 변함으로써 나타난다. 골반의 변형 정도가 크거나 불안정한 상태라면 자세에 따라 압박 부위가 달라져 나타나는 것이다. 그러므로 이러한 현상이 확인된다면 당연히 긍정적인 결과를 얻기까지 더욱 많은 시간과 노력이 필요하게 된다.

4. 누워서 무릎을 세웠을 때 바르지 않은 몸 상태

척추측만증은 누워있는 상태에서도 연관된 현상을 보인다. 사진 4-10에서 볼 수 있듯 본인의 의지로는 반듯하게 누워있다고 생각하지만, 실제로는 어깨 높이가 다르면서 상체나 머리가 어느 한쪽 방향으로 틀어지거나 무릎이 어느 한쪽으로 기울게 된다. 이는 앞에서 설명한 균형중추의 실조 현상에 의한 결과라고 할 수 있다. 그리고 측만이 발생된 척추의 영향으로 이렇듯 틀어야만 편함을 느낀다. 뿐만 아니라 무릎에서도 뒤틀린 골반 상태에 따른 여러 가지 현상을 보인다.

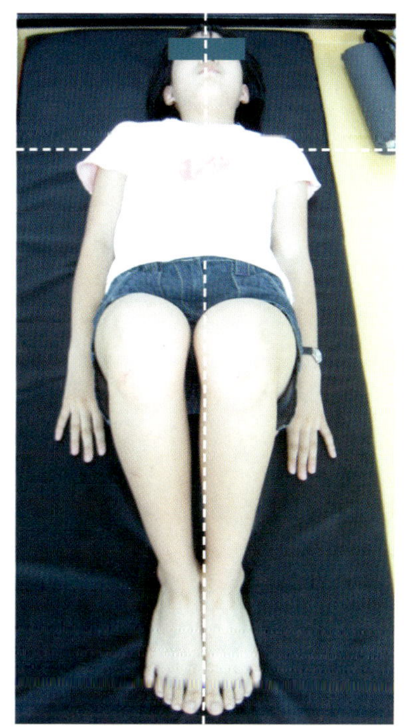
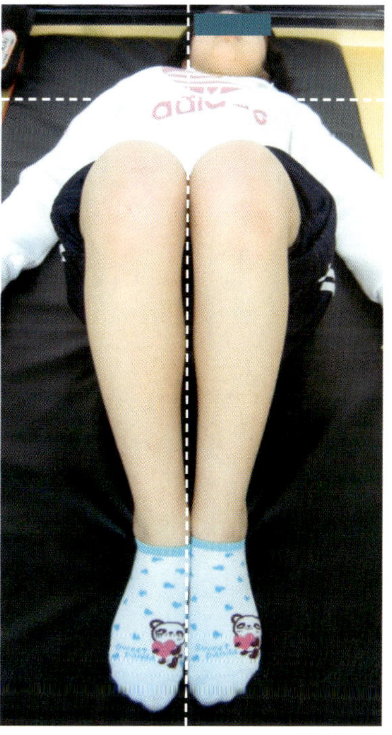

사진 4-10

5. 무릎 상태의 불균형

먼저 이들은 대부분 사진 4-10과 같은 자세에서 사진 4-11에서처럼 무릎을 내려다 보면 무릎이 어느 한쪽 방향으로 기울게 된다. 즉, 무릎이 반듯하게 세워지지 않고 사진 A처럼 왼쪽으로 기울거나 B와 같이 오른쪽으로 기운다는 것이다.

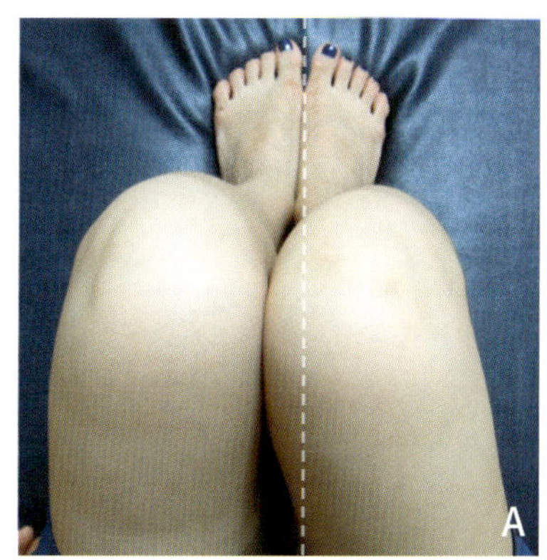

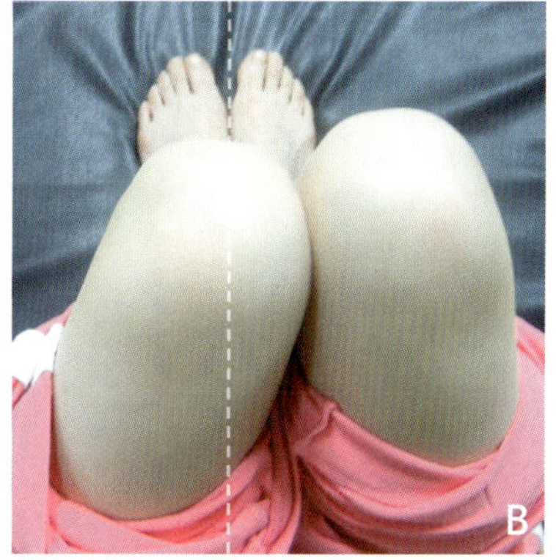

사진4-11

또 사진 4-12에서와 같이 대부분 무릎 높이에 차이를 보인다.

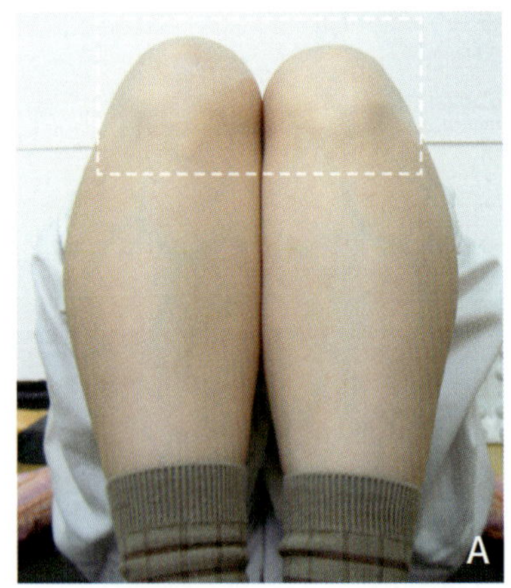

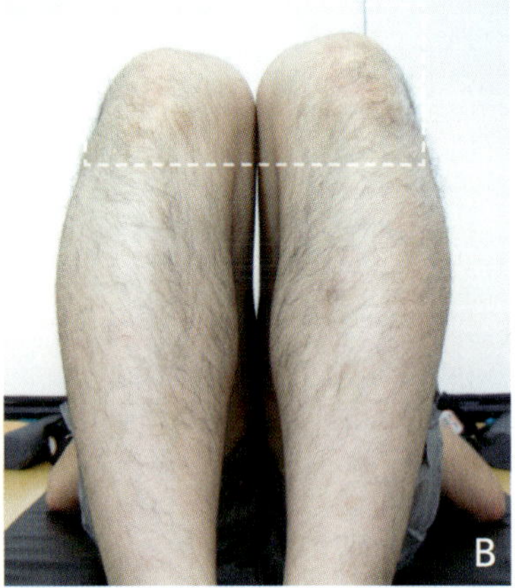

사진 4-12

참고로 다음 사진 4-13의 A`는 사진 4-12 A의 점선부분을 B`는 B의 점선부분을 확대한 것이다.

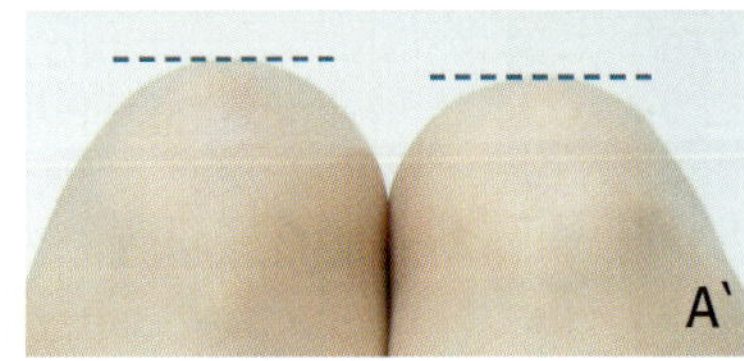

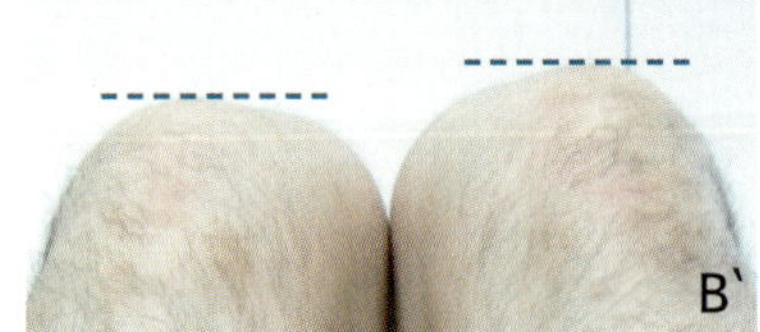

사진 4-13

무릎이 돌출 상태 역시 사진 4-14에서처럼 차이를 보인다. 그리고 변형 정도가 크면 클수록 지금과 같은 현상은 더욱 확실하게 나타난다.

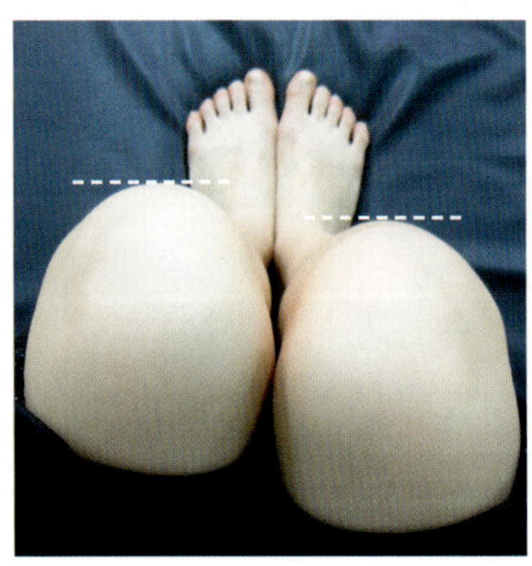
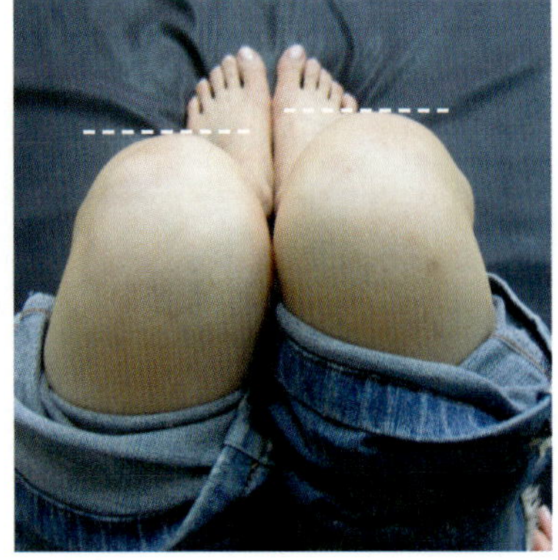

사진4-14

지금까지 살펴봤던 여러 가지 불균형은 척추측만증이 발생된 상태라면 공통적으로 확인되는 현상들이다. 동시에 개개인의 현재 몸 상태를 직접적으로 알려주는 척도와도 같다. 따라서 바른몸운동을 통해 **'이들의 상태가 비슷해지거나 같아졌다'** 함은 곧, **'본인 스스로가 긍정적인 변화를 만들어 냈다'** 는 증거와도 같다. 또한 현재 상태를 판단하는 기준도 된다. **'발 크기가 같아지는 것과 마찬가지로 골반의 뒤틀림이 회복된 결과'** 이기 때문이다.

실제 사례로 두 가지를 들어보도록 하겠다. 먼저 사진 4-15의 무릎 높이의 변화(A→B)와 4-16의 기울기 및 돌출 차이의 변화(A→B)는 **'골반의 긍정적인 변화를 알려주는 증거'** 와도 같다고 했다. 그 결과가 사진 4-17과 같이 확인(A→B)되기 때문이다.

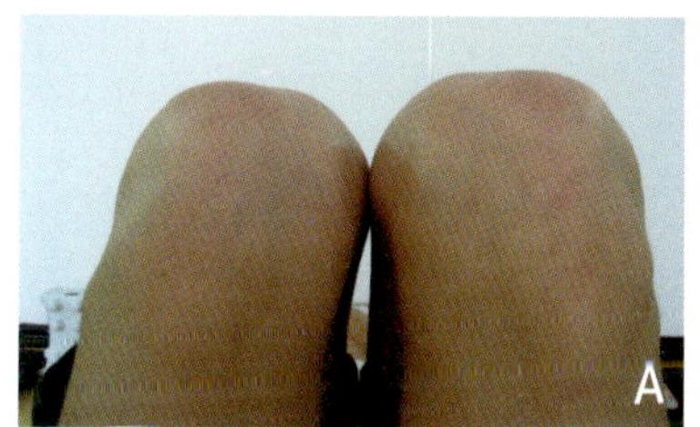

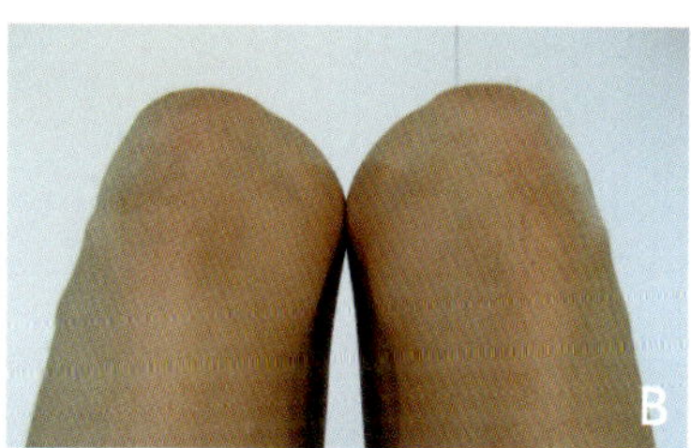

▲ 무릎 높이의 변화를 분명하게 보여준다. 사진 4-15

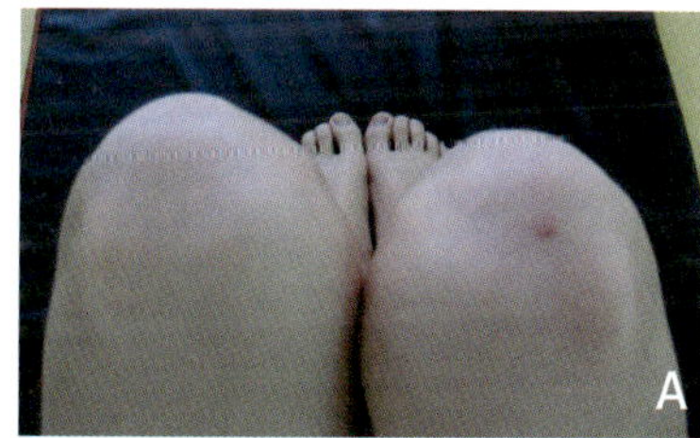

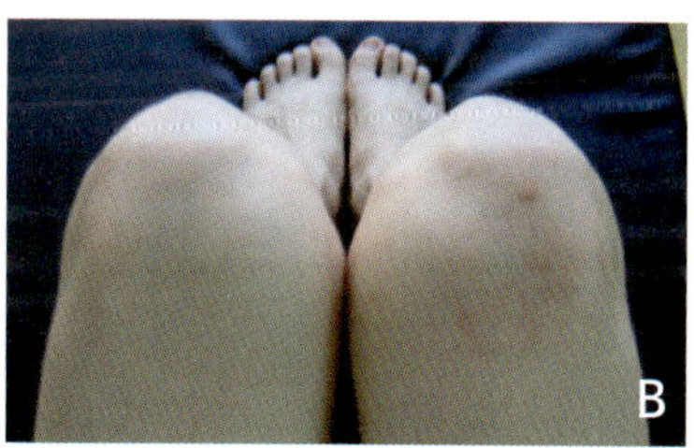

▲ 무릎의 기울기와 돌출 차이의 변화 역시 분명하게 확인된다. 사진 4-16

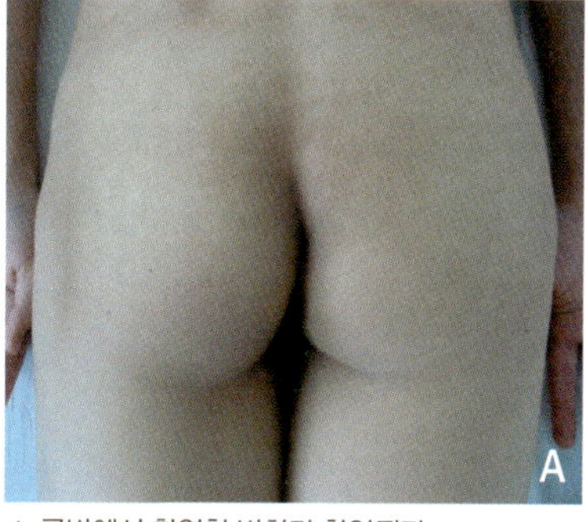

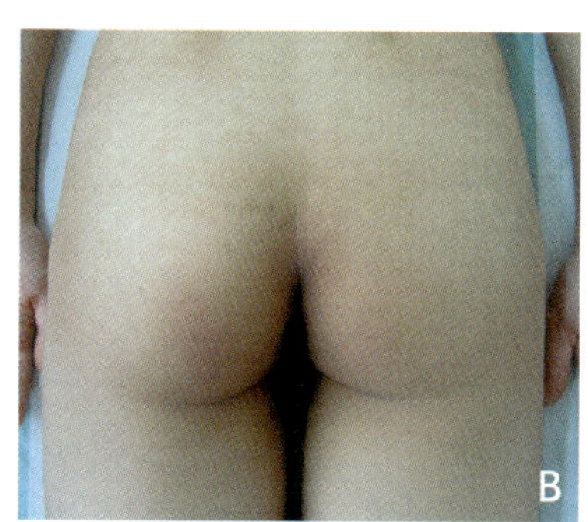

▲ 골반에서 확연한 변화가 확인된다. 사진 4-17

지금과 같은 변화는 상체 전반의 긍정적인 변화와 직결된다. 즉, 구조적인 변화를 일으키는 확실한 근거가 된다는 뜻이다. 과연 그런지 확인해 보도록 하겠다.

일단 사진 4-18을 보도록 하자. 앞에서 사례로 든 아이지만 다시 한번 자세히 살펴 보도록 하겠다. 사진 A와 B를 비교해 보면 몸 전체가 전반적으로 반듯하게 바뀐 것을 볼 수 있다. 균형중추가 실조되어 중심에서 벗어나 있던 상태가 회복된 것이다. 이러한 변화가 나타나게 된 근본은 골반에서 찾을 수 있다. 먼저 긍정적인 골반의 변화와 함께 활과 같이 휘어져 있던 척추의 변화가 확인된다. 또 크기와 높이마저 달랐던 견갑골(날개뼈)도 비슷하게 바뀌었다. 앞에서 설명했듯 화분이 변하면서 줄기와 가지가 변한 것과 같은 이치다. 이와 같은 변화는 아이의 얼굴에도 영향을 주어 균형적으로 변했다. 두개골의 비대칭까지 회복된 것이다. 꽃에까지 직접적인 영향을 준 것이다. 그리고 모든 일에 자신감을 가지고 한다는 말을 이 아이의 아빠가 전해줬다.

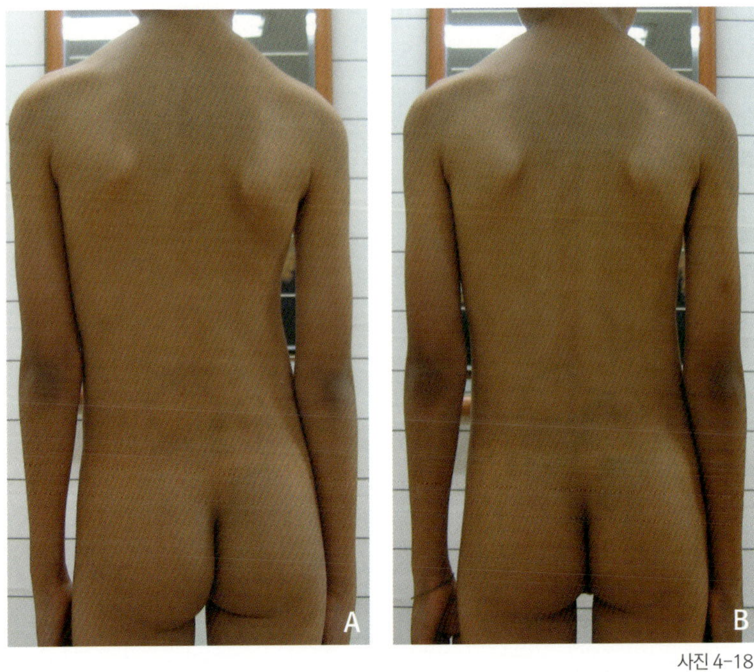

사진 4-18

▲ 척추측만증이 발생된 아이로 골반의 변화와 함께 상체에도 매우 긍정적인 변화를 보이고 있다.

참고로 지금과 같이 자녀의 몸을 사진으로 찍어서 비교해 본다면 바른몸운동을 통해 만들어 낸 변화는 물론 현재 상태를 판단할 때도 많은 도움이 된다. 자녀의 몸 상태를 객관적인 관점에서 볼 수 있기 때문이다.

6. 발 각도의 이상

이번에는 편하게 누워있는 상태에서 발을 보도록 한다. 먼저 발에서 확인되는 각도는 고관절의 변위 상태와 정도는 물론 골반 상태까지 알려주는 중요한 기준이 된다. 그리고 현재 상태를 포함하여 운동 후 나타나는 변화를 가늠할 수 있는 척도도 된다. 그러므로 발 상태에 대해 자세히 알아 둘 필요가 있다.

우선 무릎 사이가 벌어진 O형 다리를 가진 경우라면 두 발의 각도가 대칭적인 V자 형태를 보이면서 약 40도 정도를 유지한다. 반대로 X형 다리를 가진 경우라면 약 50도 정도를 보이게 된다. 그리고 바른몸운동에서는 이 각도를 건강한 상태의 발 각도로 정의하며 판단하는 기준은 그림 4-1과 같다. 참고로 청소년층 이하라면 대부분 무릎 사이가 X자 형태를 보인다.

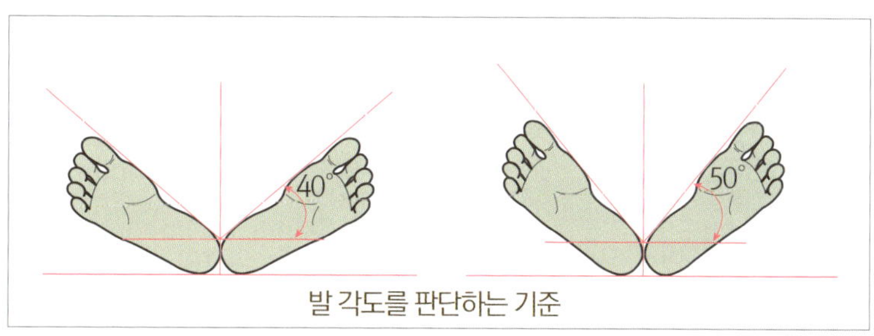

그림 4-1

그러나 골반을 받히고 있는 고관절에 이상이 발생된 상태라면, 그리고 골반이 바르지 않다면 이 각도가 달라진다. 그 결과 사진 4-19과 4-20에서처럼 각각 다른 상태를 보이게 된다. 이때 무릎 사이가 벌어진 O형 다리일 경우 대부분 사진 4-19와 같은 각도를, 무릎 사이가 붙은 X형 다리라면 대부분 4-20에서와 같은 각도를 보인다.

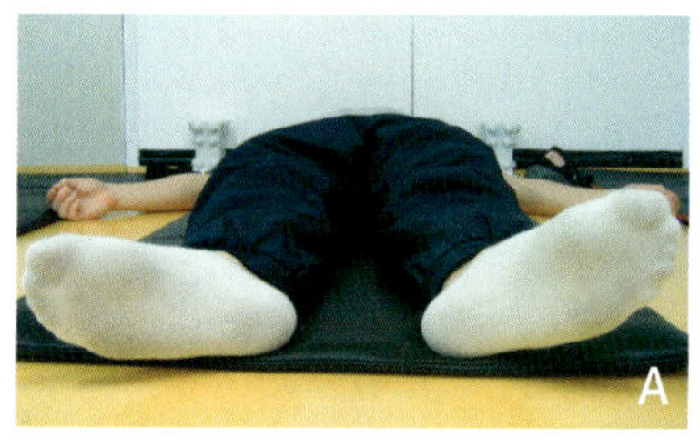

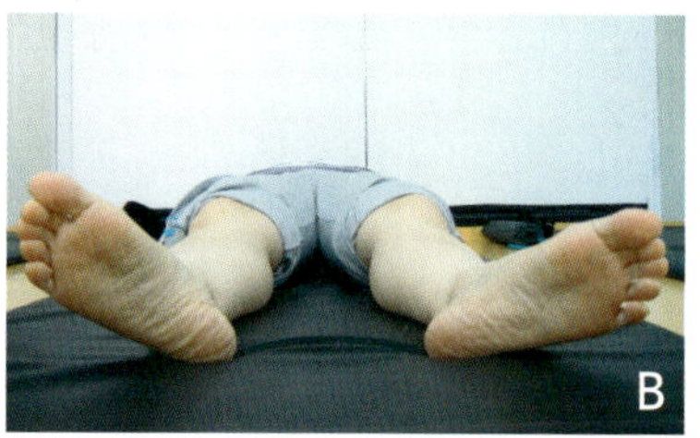

사진 4-19

▲ 무릎 사이가 벌어진 O형 다리일 경우 양 발의 각도가 상대적으로 더 벌어지면서 바닥 가까이 붙게 된다. 사진 A는 오른쪽 발이 더 벌어져 있고 B는 왼쪽 발이 더 벌어져 있다.

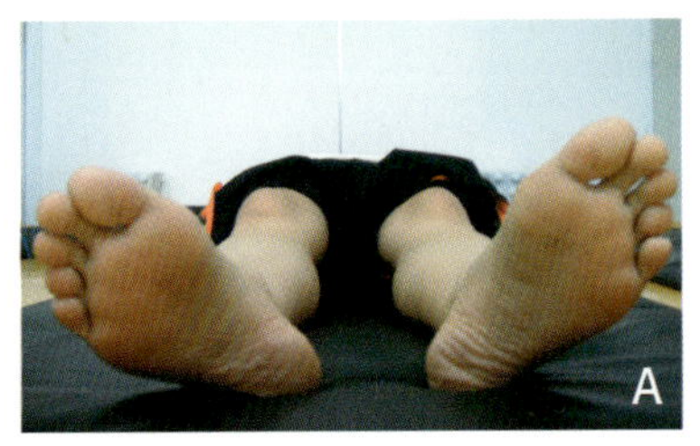

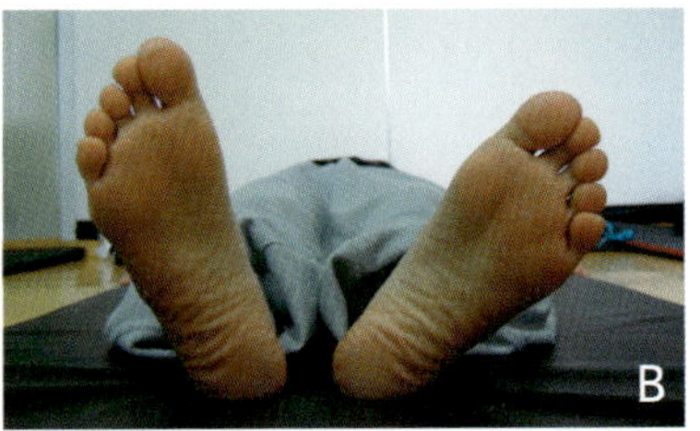

사진 4-20

▲ 무릎 사이가 붙은 X형 다리라면 양 발의 각도가 O형 다리에 비해 더 세워진다. 사진 A는 왼쪽 발이 더 세워져 있고 B는 오른쪽 발이 더 세워져 있다.

그러므로 발 각도가 반듯한 V자 형태에서 벗어나 있다 함은 곧, 고관절을 포함하여 골반 상태가 정상적이지 않다는 표시와도 같다. 이때 골반의 뒤틀림이 크지 않을 경우 긴 다리의 발이 더 벌어진다. 무릎 상태(O형 및 X형 다리)와는 상관없이 길어진 다리의 발이 상대적으로 더 바닥 가까이 붙는다는 것이다.

그러나 골반이 전체적으로 뒤틀리게 되면 짧은 다리의 발이 더 벌어져 바닥 가까이 눕는다. 따라서 발에서 확인되는 각도는 현재 상태를 알려주는 중요한 기준이 된다. 발 크기가 같아지는 것과 마찬가지로 **'고관절의 변위와 골반 상태가 개선되면 좌우가 반듯한 V자 형태'**를 보이기 때문이다.

7. 같지 않은 다리 길이

또 사진 4-21과 같이 다리 길이가 다른 것을 확인할 수 있다. 다리 길이의 차이는 고관절의 변위나 골반의 뒤틀림으로 인해 나타난다고 했다. 그러므로 척추측만증일 경우 예외 없이 지금과 같은 차이가 확인된다. 따라서 **'다리 길이의 차이가 줄거나 같**

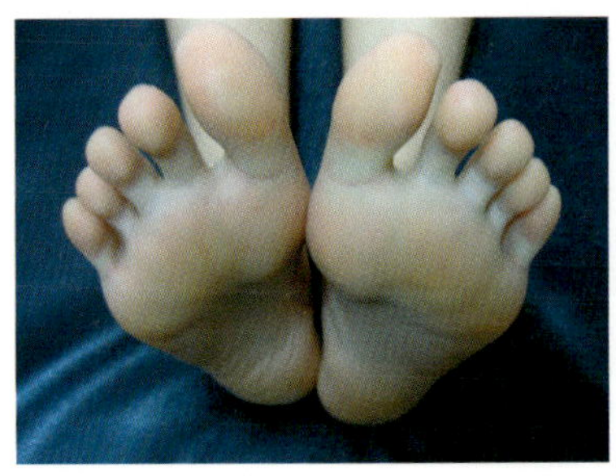

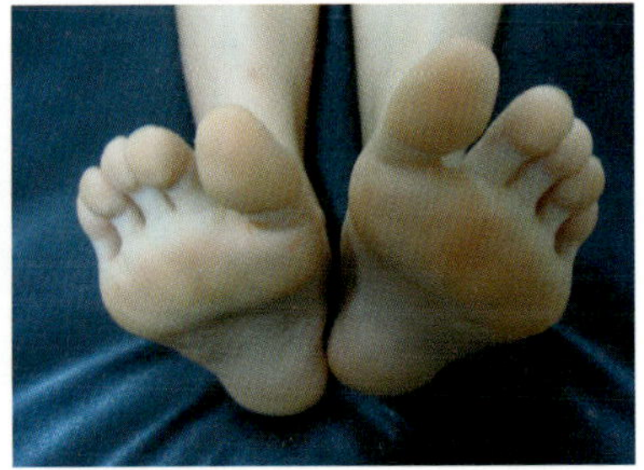

사진 4-21

▲ 두 다리의 길이가 서로 다르다

아진다' 함은 발 크기가 같아지는 것과 마찬가지로 **'고관절의 변위는 물론 골반 상태가 개선되고 있다'** 고 판단해도 된다.

8. 골반의 좌우 높이 차이

마지막으로 척추측만증이 이미 발생되어 있는 경우라면 누워있는 상태에서 골반의 가장 높은 부분을 비교해 봤을 때 높이와 위치가 서로 다를 수 밖에 없다. 골반이 이미 뒤틀려 있기 때문이다. 그리고 이 부분은 의학용어로 상전장골극이라고 부른다.

먼저 골반이 틀어진 상태라면 사진 4-22처럼 가장 높은 부분의 높이는 물론 위치마저 다를 것이다. 그러므로 이 부분을 보면 현재 골반 상태를 가늠할 수 있다. 더불어 골반에 나타난 변화를 알 수 있는 척도도 된다. 발 크기가 같아지는 것과 마찬가지로 이 부분의 **'상태가 같아진다면 뒤틀렸던 골반이 개선되고 있는 것'** 으로 봐도 무리가 없기 때문이다.

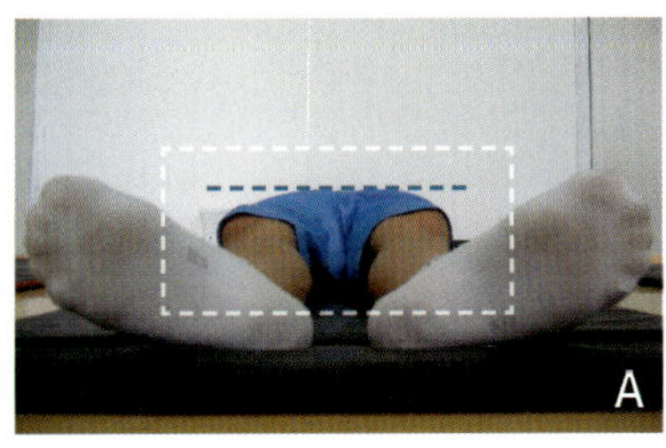

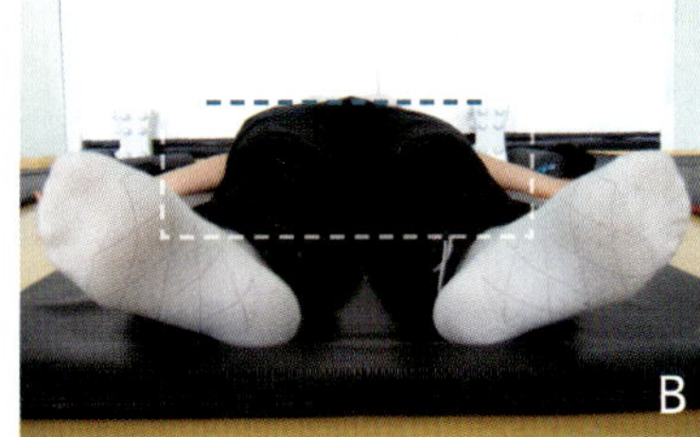

사진 4-22

▲ 골반의 좌우 높이에 차이가 나타나 있다.

참고로 다음 사진 4-23의 A`는 사진 4-22 A의 점선부분을 B`는 B의 점선부분을 확대한 것이다. 좌우 높이 차이가 확실하게 보일 것이다.

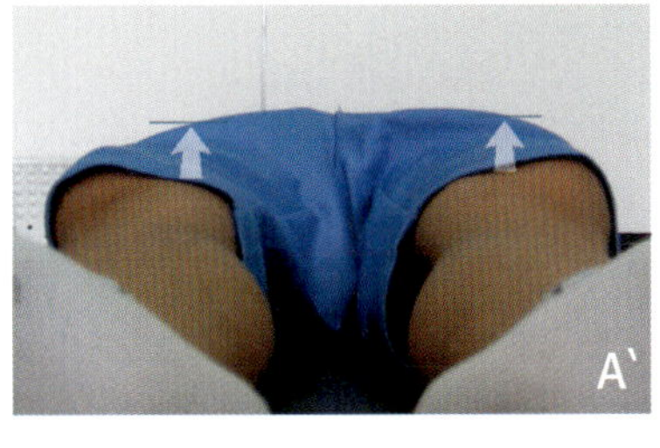

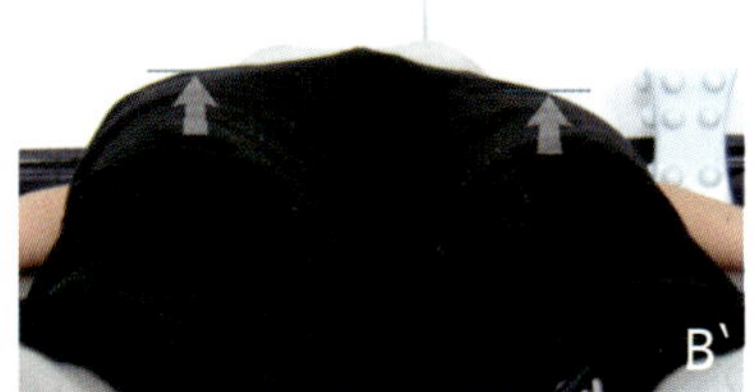

사진 4-23

▲ 골반의 좌우 높이가 확연하게 다르다.

이를 자세히 살펴보면 다음과 같다. 그림 4-2의 A를 보도록 하자. 골반을 그린 것으로. 상전장골극이란 각각의 ⓐ부분을 가리킨다. 그러나 골반에 변형이 발생된 상태라면 그림 B의 ⓑ와 같은 뒤틀림을 보이게 된다. 그 결과 ⓐ`의 높이나 위치가 서로 달라진다.

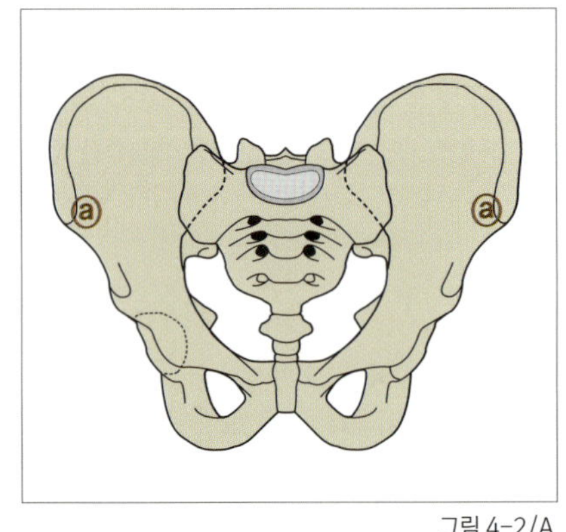

그림 4-2/A

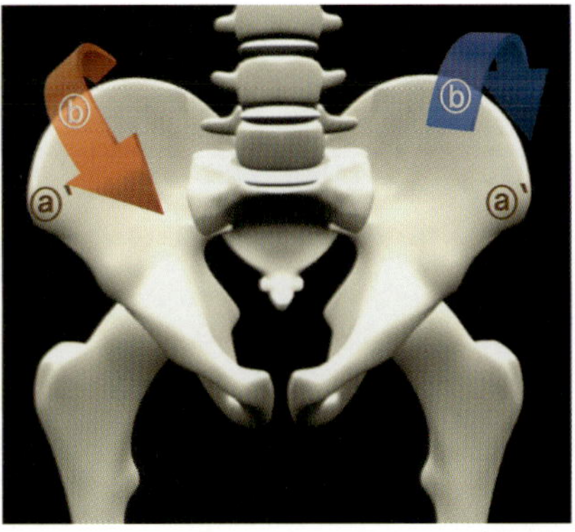

그림 4-2/B

▲ 그림 A와 B의 ⓐ와 ⓐ`는 골반의 가장 높은 부분인 상전장골극을 가리키고 있다. 그리고 그림 B의 ⓑ와 같이 골반이 뒤틀리게 되면 이 부분(ⓐ`)의 높이와 위치가 달라진다.

골반 상태를 확인하는 방법과 기준은 관점에 따라 여러 가지가 있을 것이다. 그렇더라도 바른몸운동에서는 사진 4-24와 같이 두 발을 벌리고 무릎부분에 서서 상체를 굽히고 사진 4-25에서처럼 두 손의 모지부(사진 A/엄지손가락 아래의 두툼한 부분)나 엄지손가락(사진 B)을 골반의 가장 높은 부분(그림 4-2의 ⓐ부분)에 가볍게 놓은 다음 그 차이를 비교해 보는 방법을 권하고 있다. 가장 정확한 방법이기 때문이다.

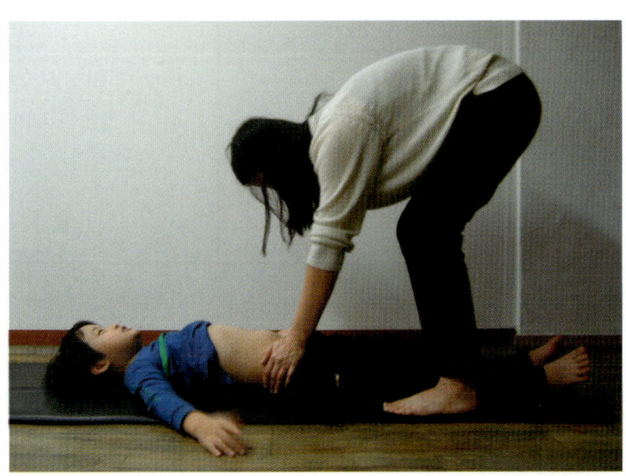

사진 4-24

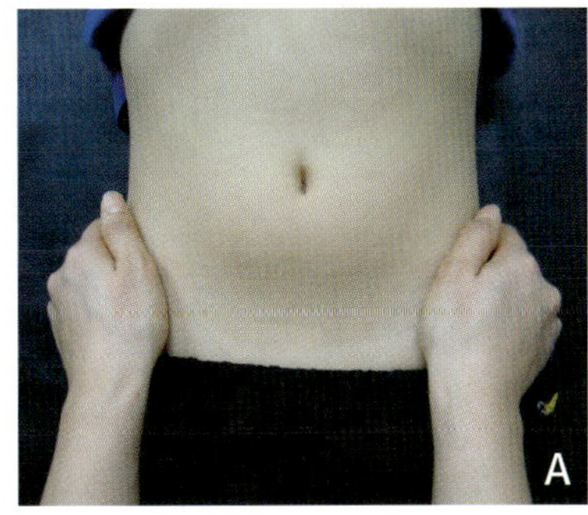

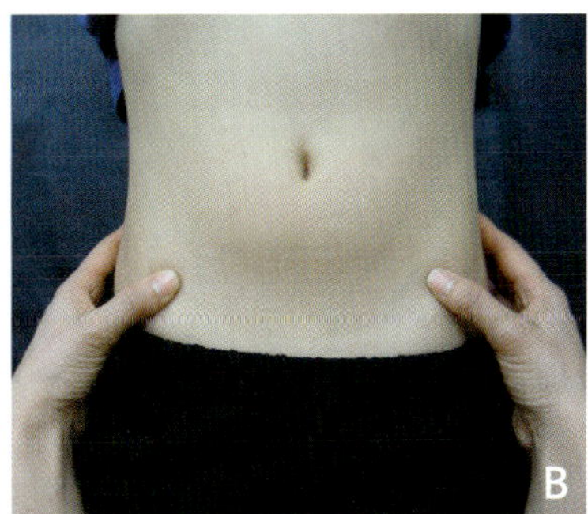

사진 4-25

이때 손에 힘이 들어가지 않도록 주의한다. 손에 힘이 들어가면 골반 상태 역시 그 영향으로 인해 평소와 달라질 수 있기 때문이다. 그러므로 가볍게 두 손을 올리고 비교해 보도록 한다.

이렇듯 척추측만증이 발생된 상태라면 측만곡과 연관되어 나타나 있는 여러 가지 현상들을 확인하는 것은 어렵지 않다. 따라서 바른몸운동을 통해 변한 자신의 상태를 정확히 판단하고 싶거나, 자녀에게 나타난 변화를 확인하고 싶다면 지금까지 설명한 부분들을 기준으로 살펴보면 된다. 현재 상태를 정확히 판단할 수 있는 기준을 분명하게 제시했기 때문이다.

더불어 이러한 현상들을 수시로 확인하는 것은 바른몸운동을 했을 때 나타나는 통증이 긍정적인지 부정적인지를 판단하는데 있어 매우 중요한 기준이 된다. 달랐던 무릎 상태나 틀어져 있던 몸이 균형적으로 변하면서 통증이 나타난다면 구조가 바르게 개선되면서 동반된 통증이기에 기뻐할 일이지 아니겠는가?

POINT!

이 책의 끝에 있는 체형기록표는 바른몸운동을 통해 나타난 변화와 결과를 확인하기 위한 점검 기준이다. 그러므로 각 부분의 그림을 참고하여 현재 나타나 있는 현상과 상태를 정확하게 살펴보고 기록한다. 그런 다음 매주 한 번씩 다시 같은 부분을 동일한 방법으로 기록하면 비교가 가능하다. 단, 다리 길이의 차이는 매일 기록하도록 한다. 골반을 받히고 있는 두 기둥이 같아야만 근본적인 변화를 기대할 수 있기 때문이다. 가능하다면 사진을 찍어 함께 비교하면 더욱 도움이 된다. 분명한 것은 균형적인 변화는 긍정적인 결과와 직결된다는 점이다. 이러한 관점에서 자세히 살펴보고 노력의 결과를 확인해 보기 바란다.

근본적인 원인과

자신의 현재 상태를 정확히 모르고

긍정적인 결과를 바란다는 것은

지나친 욕심입니다.

더구나 자신이 만들어 낸

변화조차 모른다면

더욱 어려운 길이 되고 맙니다.

Part 5
체형판단의 기준과 방법

자신의 체형을

정확하게 안다는 것은

긍정적인 변화와 결과를

기대할 수 있는

가장 확실한 기초가 된다.

Part 5

체형판단의 기준과 방법

바른몸운동은 현재 몸 상태를 정확히 판단한 다음 그 결과(현재 체형)에 맞춰 운동을 꾸준히 해야 한다는 특징과 조건을 가지고 있다. 그리고 이 기준은 매우 중요하면서도 엄격하다. 현재 체형과 맞지 않게 하면 당장 통증이 발생하거나, 이미 발생되어 있는 측만곡이 더 커질 수도 있기 때문이다.

반대로 자신의 몸 상태와 체형을 정확히 알고 한다면 불균형의 회복이나 통증의 감소 등의 여부는 어렵지 않게 확인할 수 있다. 특히 무릎이나 골반 상태, 발 크기 차이 등의 변화는 객관적으로, 그리고 곧바로 확인할 수 있는 부분이기도 하다. 따라서 현재 체형을 정확히 판단한다는 것은 매우 중요하다. 한편 이러한 특징과 조건으로 인해 바른몸운동이 어렵다고 회자되는 이유가 되기도 한다.

그렇다고 해서 체형을 확인하는 방법이나 기준이 어렵다는 뜻은 아니다. 변형 정도가 클수록 틀어진 몸 상태는 물론 다리 길이의 차이가 쉽게 확인되기 때문이다. 이런 까닭에 크게 어려움은 없다. 다만 보상이 잘된 상태라면 다리 길이의 차이가 크지 않아 판단이 다소 어려울 수는 있다.

우리 몸은 기립상태를 유지하기 위해 본능적으로 자세를 갖추기 마련이다. 그리고 이를 항중력작용 혹은 생체생리작용이라고 설명했다. 스스로는 의식하지 못하지만 본능에 의해 작동되는 것이다. 이러한 작용이 잘된 경우라면 다리에 나타나 있는 길이의 차이가 크지 않을 수도 있다는 얘기다. 이때는 판단이 다소 어려울 수도 있다. 하지만 척추측만증이 이미 발생된 상태라면 매우 드물게 확인된다. 그러므로 지금부터 설명하는 방법과 기준에 맞춰 정확히 따라 하기를 바란다. 체형을 정확하게 판단하는 것은 척추측만증을 이겨낼 수 있는 가장 기본적인 조건이자 시작이 되기 때문이다.

1. 무릎 상태를 확인하는 기본 자세

체형 판단은 먼저 무릎 사이를 확인하는 것부터 시작된다. 무릎 사이를 판단하는 기준은 반드시 위를 보고 반듯하게 누워있는 상태에서 이뤄져야 한다. 그러나 척추측만증이 심각할 경우 대부분 반듯하게 눕지를 못한다. 척추가 휘어지면서 본인의 생각이나 의지와는 다른 상태가 되기 때문이다.

일단 사진 5-1을 보도록 하자. 4장에서 설명했듯 측만곡이 심할 경우 무릎과 상체가 반듯하게 놓이지 못한다고 했다. 이러한 상태라면 두 발을 나란히 뻗는다고 해도 하체와 상체가 반듯하지 않게 된다. 그러므로 몸이 틀어져 보인다면 체형을 확인하는 사람이 먼저 몸을 반듯하게 조정하도록 한다.

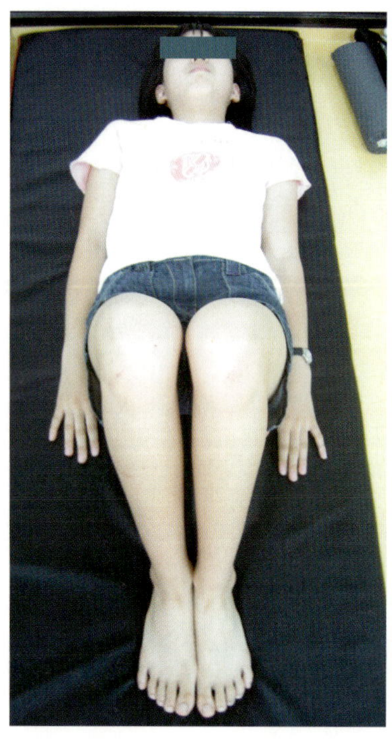

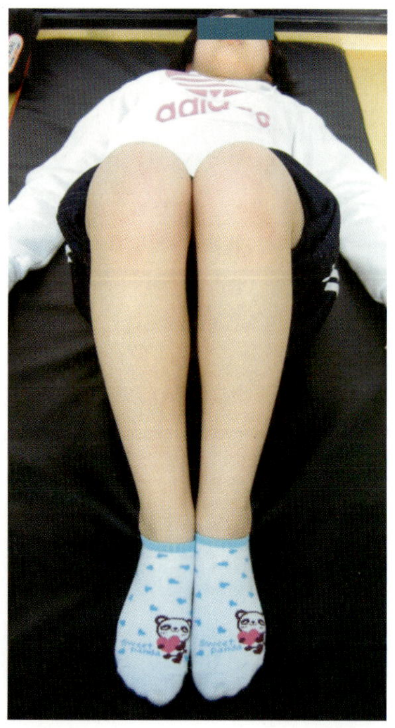

사진 5-1

▲ 본인의 의지나 생각으로는 반듯하게 누웠다고 하지만 실제로는 대부분 그렇지 않다.

그런 다음 나이가 어리거나 체구가 작다면 사진 5-2의 A와 같이 한 손으로 발목부분을 잡고 복사뼈를 서로 가볍게 붙인 상태에서 무릎 사이를 확인하면 된다. 만약 손으로 잡을 수 없을 정도로 체구가 큰 경우라면 사진 B와 같이 복사뼈 바깥부분에 두 발을 나란히 두고 선 상태에서 두 발에 적당한 힘을 줘 복사뼈를 가볍게 붙인 다음 그림 5-1에서와 같이 손을 움직여 무릎 사이를 확인하면 된다.

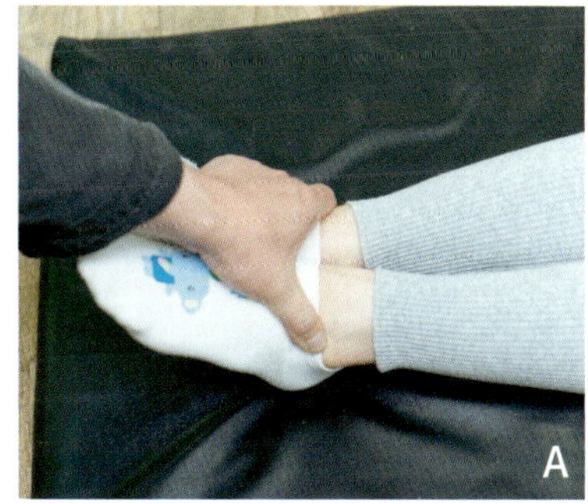

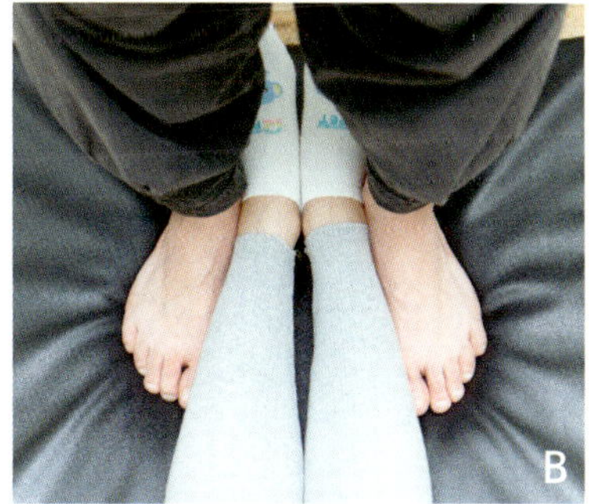

사진 5-2

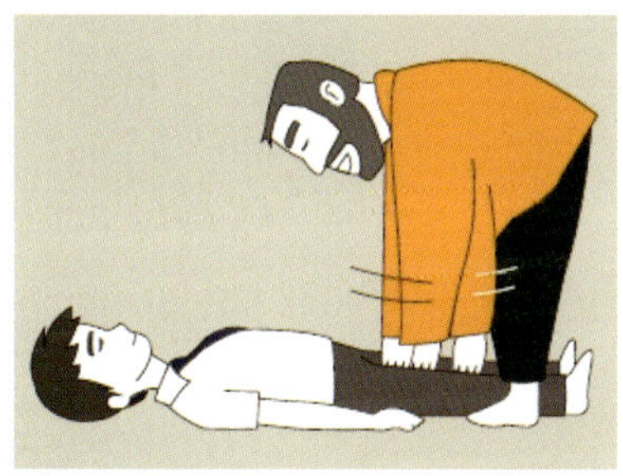

그림 5-1

이때 손은 사진 5-3과 같이 반듯하게 세워 무릎 사이를 통과시켜 보면 된다. 번저 무릎 사이가 벌어져 자유롭게 통과한다면 O형, 무릎 사이가 붙어 있거나 겹쳐 있어 통과하지 못하면 X형으로 판단한다. 그리고 양쪽 무릎에 손은 닿지만 쉽게 통과한다면 H형으로 판단한다.

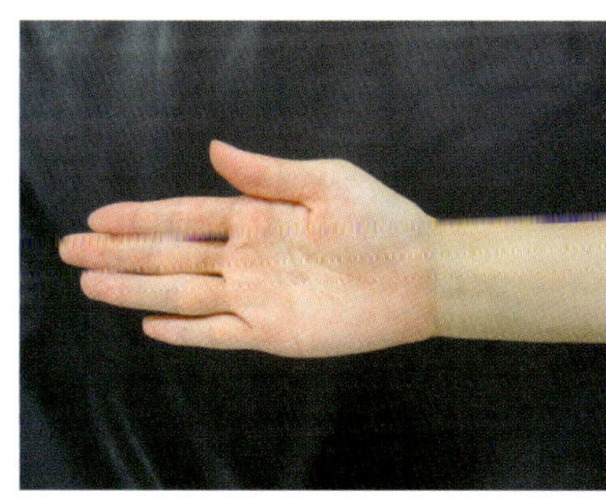

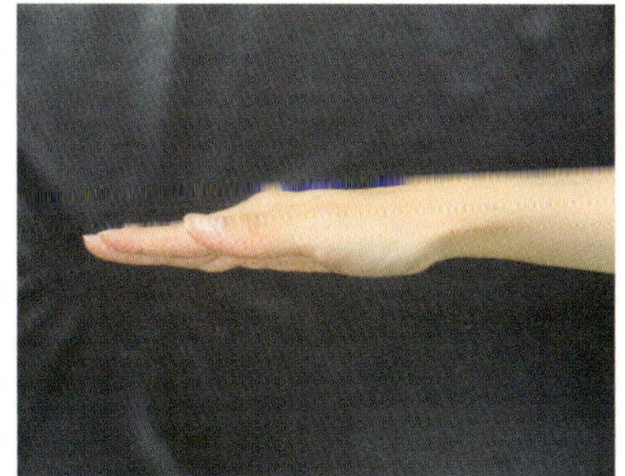

사진 5-3

물론 사진 5-4와 같이 보는 것만으로도 쉽게 판단할 수 있는 경우도 있다. 그리고 10대 이하라면 대부분 X형 무릎 상태를 보인다고도 했다. 그렇지만 정확한 판단을 위해서는 지금 설명한 과정을 그대로 따르는 것이 가장 이상적이고 확실한 방법이다.

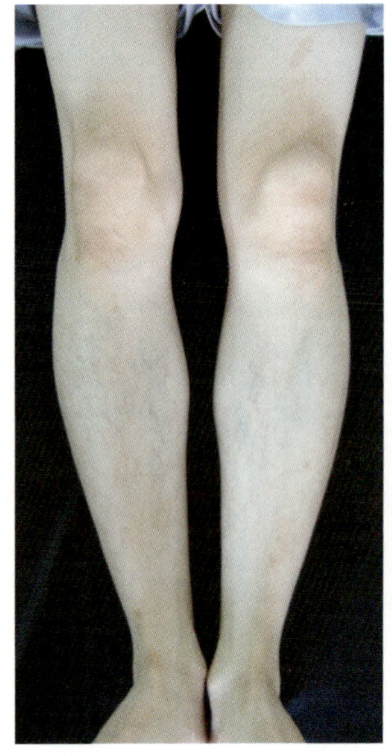
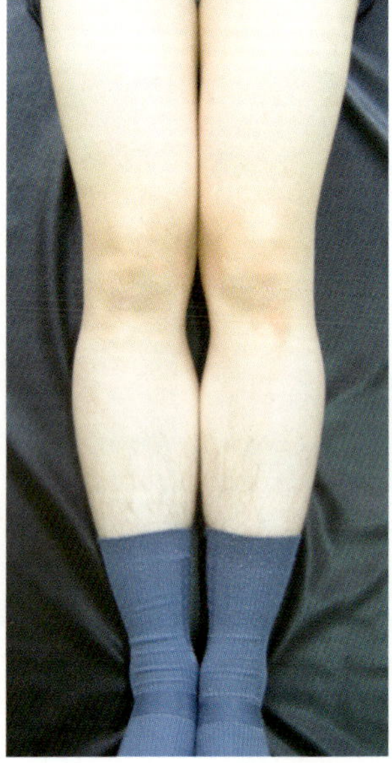
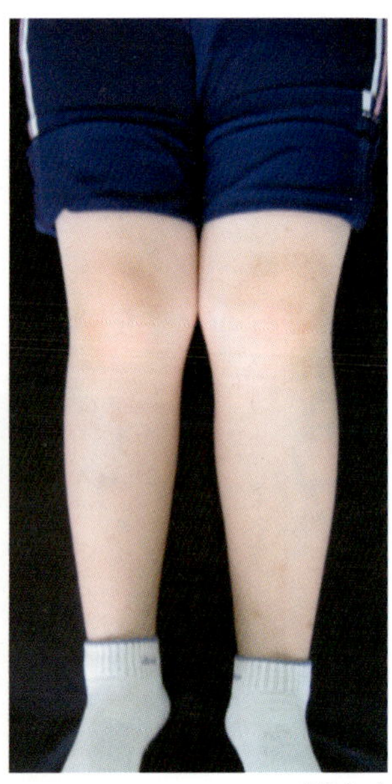

사진 5-4

▲ O형 다리와 가장 이상적인 H형 다리, 그리고 X형 다리의 대표적인 상태를 보여주고 있다.

지금까지 설명한 방법과 과정을 통해 무릎 사이를 확인했다면 반드시 그 상태를 기억해 두도록 한다. 그리고 나서 다리에 나타나 있는 길이 차이를 확인하면 체형판단이 끝난다. 그럼 다리 길이의 차이를 확인하는 방법을 알아보도록 하겠다.

2. 다리 길이의 차이를 확인하는 방법과 기준

다리에 나타나 있는 길이 차이를 확인하는 방법은 크게 두 가지로 나눠진다. 먼저 다른 사람이 본인의 현재 상태를 객관적으로 판단해주는 방법과 두 번째는 본인 스스로 판단하는 방법이다. 그러나 본인이 판단하는 방법은 먼저 **'발 크기가 같아야만 된다'** 라는 전제 조건이 따른다. 더구나 나이가 어리다면 발 크기를 판단하는 것마저도 쉽지 않다. 그러므로 본인의 상태를 어느 정도 파악할 수 있는 나이가 아니라면 시도하지 않는 것이 좋다. 따라서 자녀가 어리다면 부모가 직접 하는 것이 바람직하다.

다리 길이를 확인할 때에는 반드시 편하게 위를 보고 누워 있는 상태에서 다음과 같이 진행토록 한다. 이와 같은 자세는 다리 길이를 판단하는데 있어 가장 기본적인 자세라고 할 수 있다. 그리고 편하게 눕기 전에 엉덩이를 가볍게 들어 올려 엉덩방아를 3~5회 정도 쳐주는 것이 도움된다. 골반이 안정적인 상태를 갖추기 위함이다.

모든 검사가 그렇듯 정확한 기준에서 동일한 힘으로 하지 않으면 판단에 오류가 생길 뿐만 아니라 어려움마저 따른다. 그러므로 다음 설명을 충분히 읽고 이해한 다음 시도하기 바란다.

1. 누워 있는 사람의 몸을 반듯하게 조정한 후 발 아래쪽에 앉아 사진 5-5에서와 같이 두 손으로 발을 각각 잡고 약 90° 정도 벌린다. 이때 뒤꿈치는 서로 떨어지지 않도록 주의해야 하며 발을 잡는 방법과 위치는 사진 5-6을 참고하여 정확히 잡도록 한다.

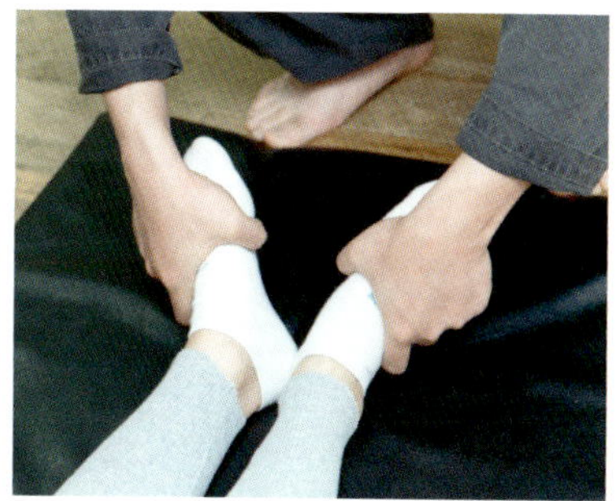

사진 5-5

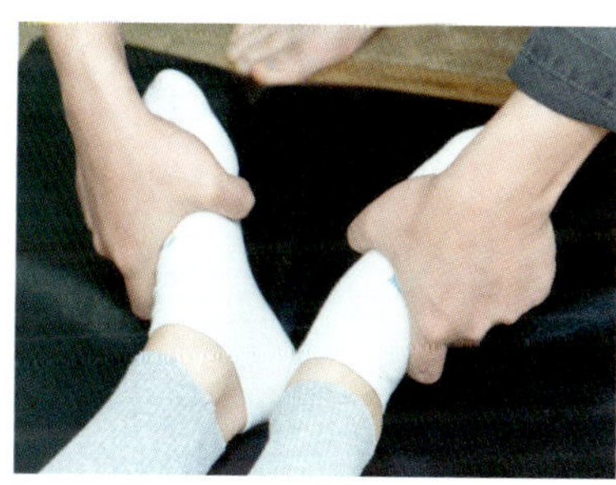

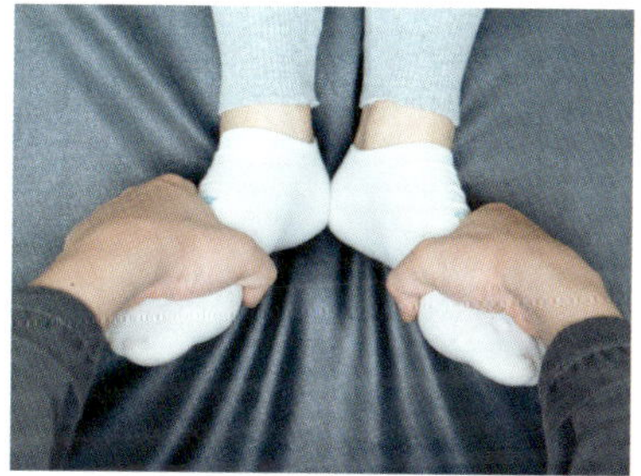

사진 5-6

2. 양손에 동일한 힘을 주고 사진 5-7과 같이 머리 쪽으로 젖힌 상태에서 다음 페이지에 있는 사진 5-8에서처럼 발뒤꿈치를 수직으로 내려다 본다. 이때 몸이 비대한 X형 다리를 가진 사람이라면 뒤꿈치가 붙지 않는다. 그럴 경우 두 다리를 나란히 두고 무릎이 포개지지 않은 상태에서 비교해 보도록 한다. 무릎이 포개지면 실제 상태와 달라지기 때문이다.

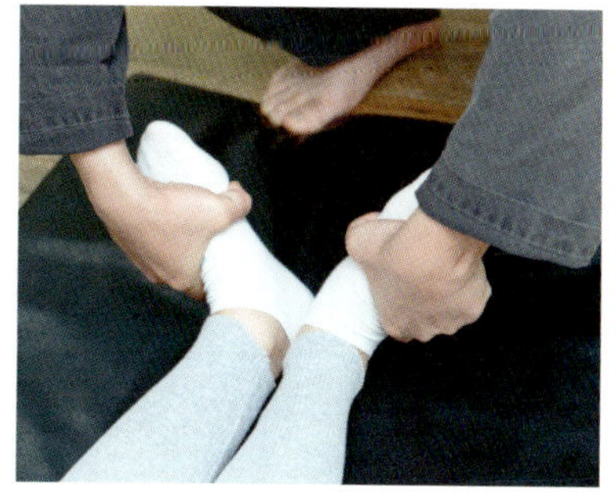

사진 5-7

3. 사진 5-8과 같이 수직으로 내려다 보면 발뒤꿈치의 차이가 보인다. 이 차이는 개개인의 몸 상태에 따라 다르게 나타난다. 그렇더라도 골반의 뒤틀림에 직접적인 원인으로 작용하는 만큼 정확하게 살펴보도록 한다.

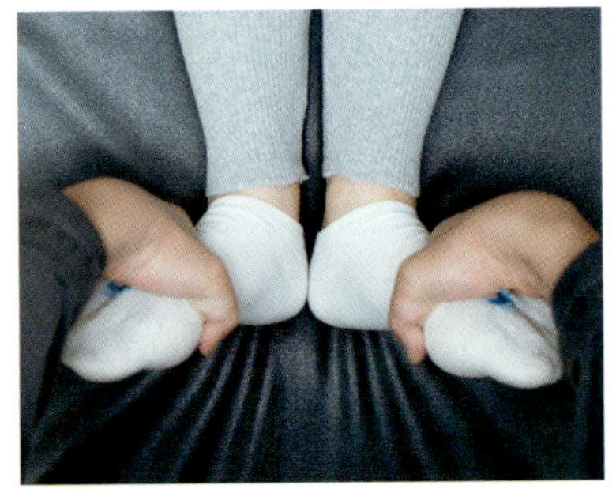

사진 5-8

4. 이 과정에서 주의해야 할 것은 반드시 두 손에 동일한 힘을 주고 젖혀야 된다는 점이다. 그렇지 않으면 다리 길이의 차이가 실제와 달리 보인다. 예컨대 사진 5-9에서처럼 어느 한쪽 손에 힘을 더 주는 쪽이 길어져 보인다는 뜻이다. 그러므로 반드시 양손에 동일한 힘을 줘 젖히도록 한다.

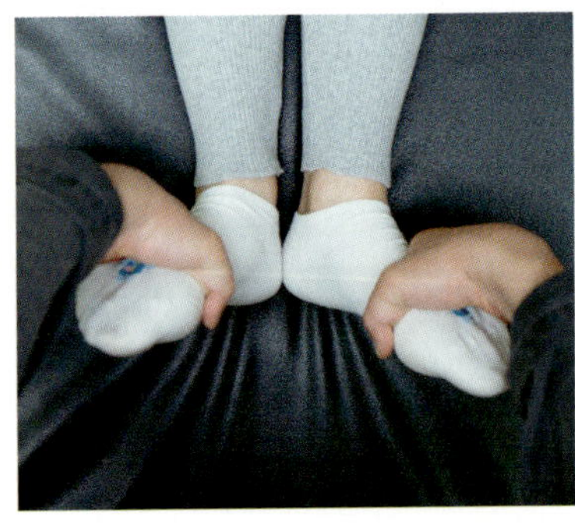

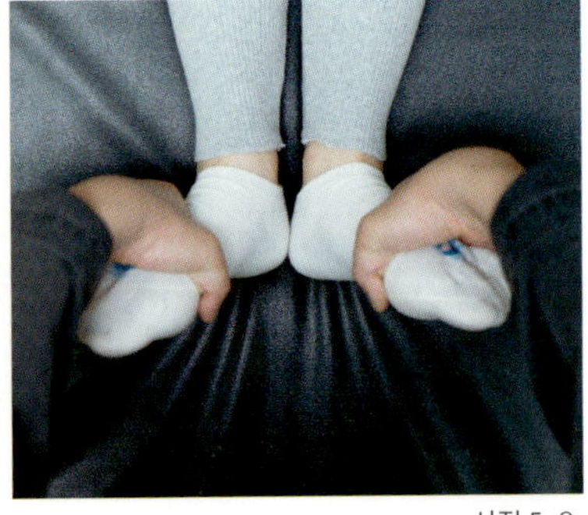

사진 5-9

▲ 손에 주는 힘이 다르면 다리 길이의 차이가 실제와 다르게 보인다.

현재 나타나 있는 차이가 크지 않을 경우 두 손에 주는 힘이 조금이라도 다르면 판단이 더욱 어려워 진다. 특히 체구가 작은 사람이 몸집이 큰 사람을 확인할 경우 더욱 그런 경향이 높아진다. 그러므로 두 손에 같은 힘을 주고 젖힐 때는 상당한 주의가 필요하다.

다른 한 가지는 사진 5-10과 같이 몸이 반듯하지 않고 사진 5-11에서처럼 하체가 어느 한쪽으로 치우치게 되면 마찬가지로 실제와 달라질 뿐만 아니라 달라 보인다. 즉, 치우친 방향에 따라 다리 길이의 상태가 변한다는 것이다. 그러므로 반드시 반듯하게 누워 있는 상태에서 확인토록 한다.

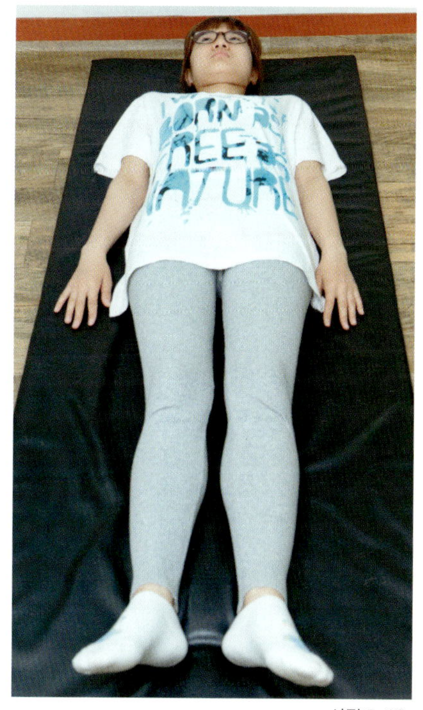
사진 5-10

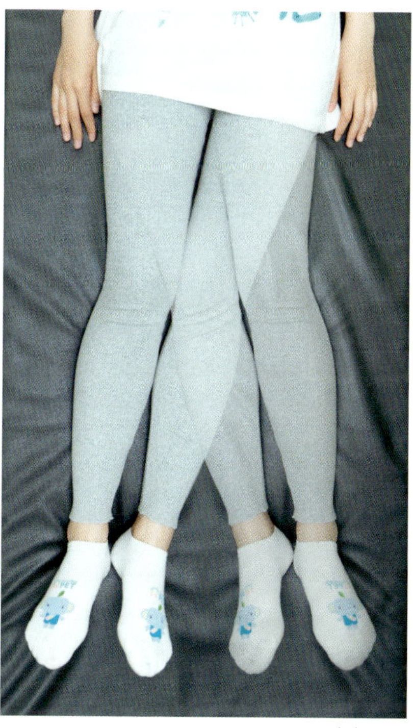
사진 5-11

그 이유는 사진 5-11과 5-12에서처럼 치우친 쪽의 다리가 길어지기 때문이다. 우리 몸의 구조상 지극히 당연한 변화이자 결과다. 이와 같은 현상은 누워 있는 사람의 다리를 어느 한쪽 방향으로 틀어보면 쉽게 확인할 수 있다. 따라서 반드시 반듯하게 누워 있는 상태에서 확인해야만 된다.

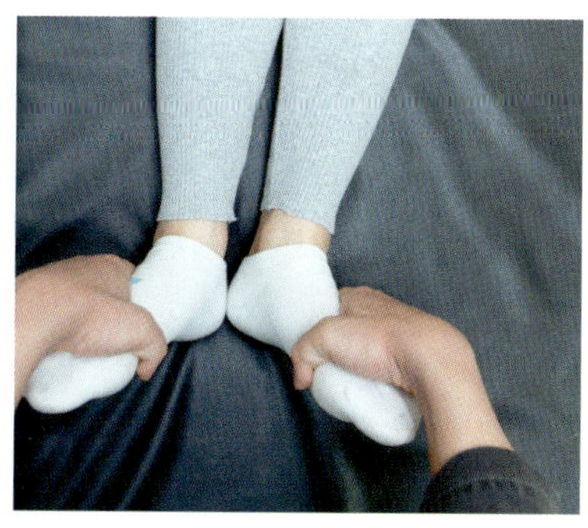
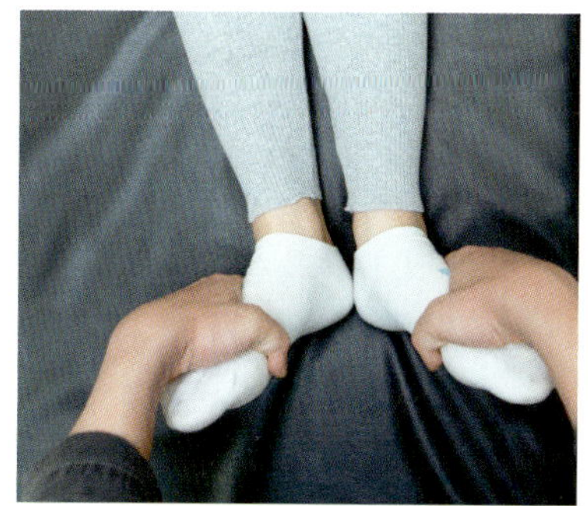
사진 5-12

▲ 두 다리가 어느 한쪽 방향으로 치우치게 되면 치우친 쪽 다리가 실제와는 달리 길어지고 또 길어 보인다.

지금과 같은 과정을 통해 무릎 상태와 다리에 나타나 있는 길이의 차이를 확인했다면 다음 표를 참고하여 체형을 판단하면 된다. 확인된 체형은 바른몸운동을 하고자 하는 사람이라면 반드시 필요한 기본 조건이 된다.

L(LH)형	LO형	LX형
양 다리를 나란히 뻗었을 때 복사뼈와 무릎 사이가 가볍게 붙고 왼쪽 다리가 긴 상태의 체형	양 다리를 나란히 뻗었을 때 복사뼈는 붙지만 무릎이 붙지 않는 왼쪽 다리가 긴 상태의 체형	양 다리를 나란히 뻗었을 때 무릎이 겹치거나 서로 붙고 복사뼈는 붙지 않는 왼쪽 다리가 긴 상태의 체형
R(RH)형	RO형	RX형
양 다리를 나란히 뻗었을 때 복사뼈와 무릎 사이가 가볍게 붙고 오른쪽 다리가 긴 상태의 체형	양 다리를 나란히 뻗었을 때 복사뼈는 붙지만 무릎이 붙지 않는 오른쪽 다리가 긴 상태의 체형	양 다리를 나란히 뻗었을 때 무릎이 겹치거나 서로 붙고 복사뼈는 붙지 않는 오른쪽 다리가 긴 상태의 체형
S(SH)형(복합체형)	SO형(복합체 O형)	SX형(복합체 X형)
양 다리를 나란히 뻗었을 때 복사뼈와 무릎 사이가 가볍게 붙고 양쪽 다리가 같은 상태의 체형	양 다리를 나란히 뻗었을 때 복사뼈는 붙고 무릎은 붙지 않는 양쪽 다리 길이가 같은 상태의 체형	양 다리를 나란히 뻗었을 때 무릎이 겹치거나 서로 붙고 복사뼈는 붙지 않는 양쪽 다리 길이가 같은 상태의 체형

표 17-1

3. 다리 길이의 차이를 스스로 확인하는 방법과 기준

본인이 직접 확인하는 방법은 반드시 **'두 발의 크기가 같아야만 된다'** 라는 전제조건이 따른다고 했다. 따라서 4장에서 설명했던 두 가지 자세(사진 4-4와 4-5)를 통해 발을 서로 비교했을 때 크기가 같은 경우에만 해당된다.

평소 좌우 발 크기가 서로 달랐더라도 바른몸운동을 꾸준히 하면 누구라도 크기가 같아지는 것을 확인할 수 있다. 그러므로 발 크기가 서로 다르다면 꾸준한 운동을 통해 같게 만드는 것이 우선이다.

본인이 비교하는 방법은 어렵지 않다. 반듯하게 누워 두 발을 가볍게 붙인 상태에서 고개를 살짝 들고 엄지발가락 높이를 비교해 보면 된다. 주의할 점은 머리를 들 때 하체가 움직이지 않도록 해야 한다. 하체에 힘이 들어가면 발 상태가 달라지기 때문이다. 또 한 가지는 발에 힘을 주지 않은 상태에서 뒤꿈치부터 가볍게 붙여야 된다는 점이다. 발목에 힘을 줘 세우거나 발끝부분에 힘을 주면 정확한 비교가 어렵다.

이렇게 살펴 봤을 때 사진 5-13에서처럼 엄지발가락이 조금이라도 높아 보이는 쪽의 다리가 길다. 그리고 이 차이는 뒤꿈치가 놓여 있는 위치에 따라 다르게 나타난다. 실제로도 반듯하게 누워 의도적으로 어느 한쪽 다리를 길게 해보면 뒤꿈치가 몸에서 멀어지면서 높아 보인다.

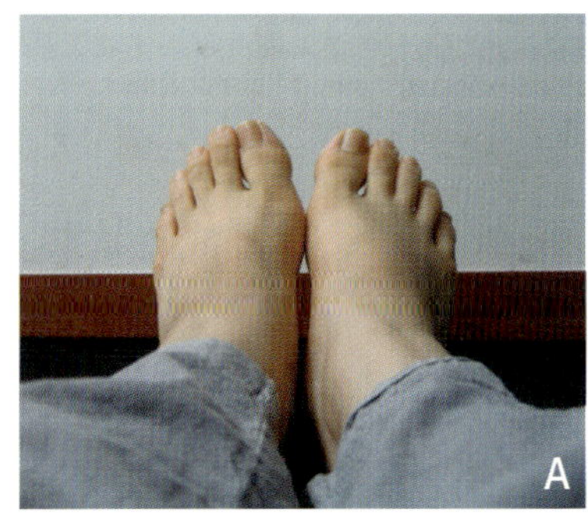

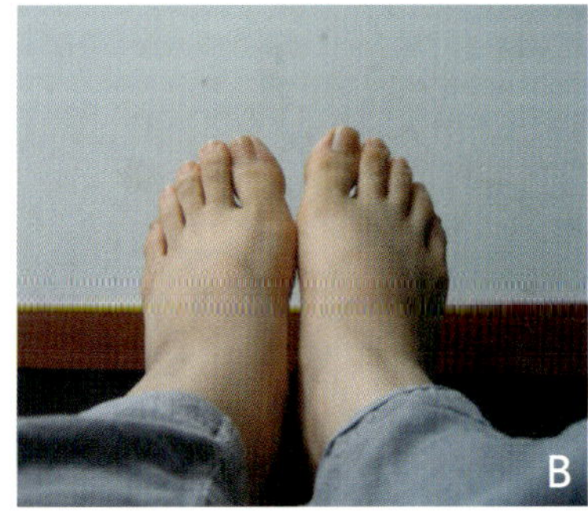

사진 5-13

▲ 사진 A는 왼쪽 발이 B는 오른쪽 발끝이 더 높다. 이렇듯 높아 보이는 다리가 길다.

이런 전제 조건과 방법을 통해 스스로 자신의 다리에 나타나 있는 길이의 차이를 비교해야 한다는 점 때문에 나이가 어리다면 어려움이 따를 수 밖에 없다. 그러므로 나이가 어린 자녀라면 부모가 확인하도록 권하는 것이다.

지금과 같은 현상은 간단한 실험을 통해서도 확인할 수 있다. 먼저 두 손을 펴서 사진 5-14와 같이 나란히 붙인 다음 손목을 90도 가까이 꺾고 책상이나 바닥에 그대로 손목부분이 닿도록 놓는다. 이때 사진처럼 엄지손가락을 꺾어 검지끼리 서로 맞닿게 하면 비교가 쉽다.

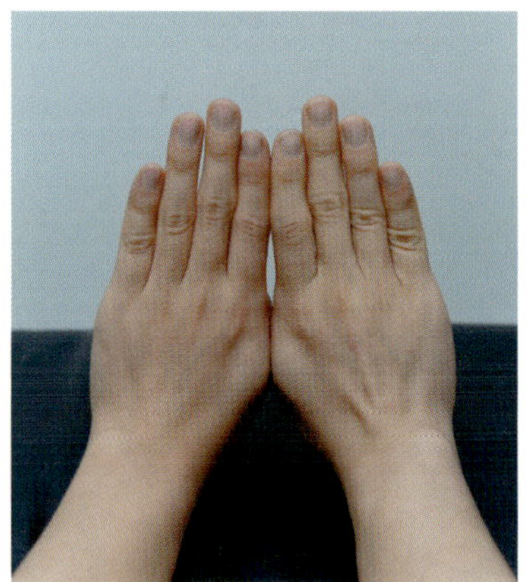

사진 5-14

이 상태에서 사진 5-15와 같이 한쪽 팔을 조금 내밀어 보자. 그러면 내민 손의 손가락이 높아진다. 아래로 밀려 내려가 있는 쪽 손(긴 다리의 엄지발가락과 같이) 위치가 변하면서 높아진 것이다. 같은 원리로 어느 한쪽 다리가 길면 그 다리의 엄지발가락이 높아 보인다.

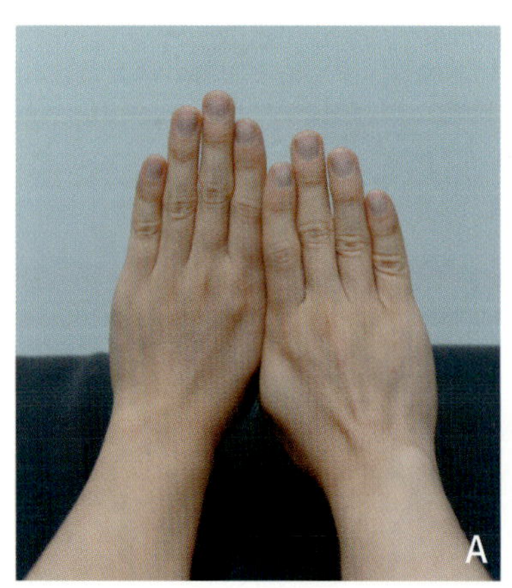

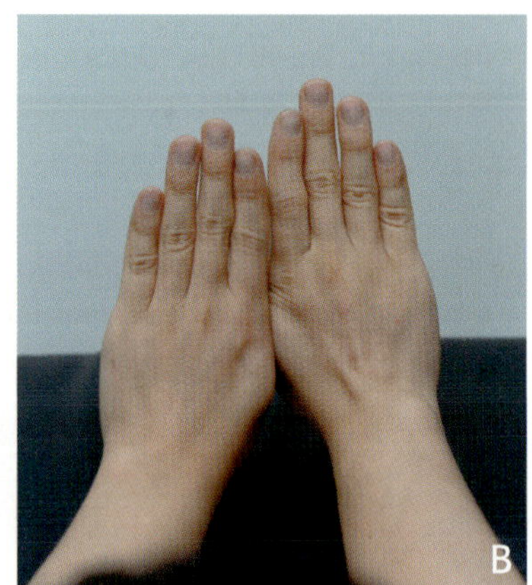

사진 5-15

▲ 왼쪽 손을 밑으로 내밀면 사진 A와 같이 왼쪽 손가락이 높아 보이고, 오른쪽 손을 내밀면 사진 B와 같이 오른쪽 손가락이 높아 보인다.

지금까지 체형을 판단하는 기준과 방법에 대해 자세히 알아보았다. 그럼 체형에 맞는 운동은 어떤 것인지, 그리고 어떻게 하는 것인지 자세히 배워보도록 하겠다. 바른몸운동은 유태인들의 경전인 탈무드에서 전하고 있는 금언과 같이 고기를 잡아주는 것이 아닌 고기를 잡는 방법을 배운다는 점을 기억하면서.

Part 6

내 몸에 맞춘 바른몸운동

바른몸운동은

현재 자신의 몸에서 확인되는

변형 상태(현재 체형)에 맞춰 하는

자율적인 운동으로

건강의 회복과 치유를

목적으로 하고 있다.

Part 6
내 몸에 맞춘 바른몸운동

1. 바른몸운동(정체운동/正體運動)이란?

지금까지 설명한 척추측만증이 발생하는 근본적인 원인부터 우리 몸에 나타나는 여러 가지 현상들까지 어느 정도 이해했다면 많은 생각과 함께 착잡한 생각도 들 것이다. 현대의학의 관점과 해석만이 주된 지식으로 알려져 있는 상황에서 그와는 다른 관점에서 접근하는 바른몸운동이 다소 생소할 수 있어서다.

그렇더라도 확실한 것은 척추측만증이 이미 발생된 상태라면 더 이상의 진행을 막거나, 가능하다면 조금이라도 개선될 수 있는 방법을 찾아야 된다는 점이다. 그러므로 척추측만증이 우리 몸을 구성하는 골격의 구조에 전반적인 문제로 인한 결과라는 현실적인 상황을 인정하고 스스로 의식을 가지고 노력해야만 된다. 나이가 어리다면 측만의 진행이 멈추는 시기인 성장이 끝날 때까지 모두가 깊은 관심을 가져줘야 한다. 척추측만증이 개개인의 삶에 미치는 영향이 결코 적지 않기 때문이다.

따라서 긍정적인 결과를 얻기 위해서는 무엇이 가장 필요한지를 정확하게 알고 시작하도록 한다. 먼저 우리 몸을 구성하고 있는 골격은 근육과 인대로 현재 상태를 유지하고 있다. 그러므로 측만증이 이미 발생된 상태라면 당연히 근육과 인대는 그 상태에 맞춰 적응되어 있거나 고착된 상태라고 할 수 있다. 이에 대한 결과이자 여러 가지 현상들은 앞에서 충분히 설명했다.

그런 까닭에 이러한 현실을 본인 스스로가 인지하고 그 결과인 현재 몸 상태(체형)에 맞춰 근육과 인대 등을 재생성 시켜야만 그 상태에서 벗어날 수 있는 기본 조건이 된다. 또 필요하다면 보조기의 도움을 받아 진행을 막을 필요도 있다. 나이가 어린 아이들의 경우 운동 자체가 귀찮고 통증을 느끼지 않아 당장 필요성을 느끼지 못하기 때문이다.

바른몸운동의 가장 큰 특징은 현재 체형에 맞춰 하는 맞춤운동이라고 할 수 있다. 한편 언제 어디서나 쉽게 할 수 있는 운동이기도 하다. 그러므로 대부분의 동작이 주위에서 쉽게 볼 수 있는 운동이나 동작들과 비슷할 수 있다. 진리는 결코 먼 곳에 있는 것이 아니라는 말처럼. 하지만 바른몸운동은 주의해야 할 점들이 있다. 그러한 사항들을 자세히 알아보도록 하겠다.

2. 바른몸운동의 주의할 점

첫 번째로 현재 몸 상태인 체형에 따라 자세와 동작이 다르다. 그러므로 현재 자신의 몸 상태(체형)에 맞는 자세와 동작을 잘 지켜야만 된다. 두 번째는 운동을 시작하게 되면 몇 가지 공통적인 현상을 경험하게 된다. 개개인의 신체 조건에 따라 나타나고 경험하는 시기가 다를지라도 대부분 비슷한 현상을 겪게 된다. 따라서 반드시 기억해 둘 필요가 있다.

먼저 바른몸운동을 시작하게 되면 대부분이 경험하게 되는 공통적인 현상부터 알아보도록 하겠다.

첫째, 통증의 발생이다.

이 통증은 긍정적인 통증과 부정적인 통증으로 나뉜다.

둘째, 소리의 발생이다.

몸 여기저기에서 우두둑거리는 소리가 난다. 이미 나고 있던 경우라도 일시적으로 증가할 수 있다. 그러다 어느 시기가 되면 대부분 사라진다.

셋째, 졸림 현상이다.

졸릴 때는 잠깐씩 자면 된다. 극히 일부지만 일상 생활을 못할 정도로 하루 종일 조는 경우도 있었다. 이러한 현상은 몸에 변화가 진행되는 동안에만 나타나는 특징을 보인다. 즉, 지속적으로 졸리는 것이 아니라 몸에 긍정적인 변화가 나타나는 시기에만 졸린다는 것이다.

넷째, 생리주기의 변화와 생리통의 감소 및 소멸이다.

대부분 생리주기가 바뀌거나 비정상적이던 생리가 정상적인 주기를 되찾게 된다. 극심한 생리통이나 변비 역시 매우 긍정적인 변화를 경험하게 된다.

이와 같은 현상들은 100명 중 90명 이상이 경험하는 것으로 조사된다. 그러므로 운동을 시작하려는 사람이라면 누구나 이와 같은 현상들이 나타난다는 사실을 미리 알고 있어야만 된다. 특히 통증의 경우 여기저기가 아프면 걱정부터 앞선다. 미리 알고 있는 상황이 아니라면 "혹시 잘못하거나 틀리게 하고 있는 것은 아닐까?"라는 의문과 함께 "그만 둘까?"라는 생각까지 한다. 그러나 이미 알고 있는 상황이라면 여기에 대한 불안한 마음은 갖지 않을 것이다.

척추측만증이 발생된 상태라면 골반과 척추가 틀어지는 등의 이상이 이미 나타나 있다는 의미가 된다. 즉, 근골격계가 현재 바르지 않다는 뜻이다. 이러한 상태에서 체형에 맞춘 바른몸운동을 통해 틀어져 있던 골격계가 전반적으로 바뀌게 되면 근육 역시 바뀌게 된다. 그리고 그 결과가 통증으로 나타난다. 통증을 느끼는 감각신경이 근육에 분포되어 있기 때문이다. 더구나 개개인에게 필요한 운동량은 직접 해보기 전에는 판단하기조차 어렵다. 그러므로 바른몸운동이 힘들거나 어려운 동작으로 구성된 것이 아님에도 불구하고 한두 번쯤은 통증을 경험하면서 의심을 하게 되는 것이다.

따라서 이 통증을 반드시 구분할 수 있어야 된다. 즉, 긍정적인 통증인지 부정적인 통증인지 구분할 수 있어야 된다. 이때 몸에 나타나 있던 **여러 가지 불균형들**(발 크기와 다리 길이의 차이, 무릎 상태, 발 각도 등)**이 균형적으로 변하면서** 통증을 느낀다면 **일시적인 것**이라고 할 수 있다. 변형 정도가 심했던 부분부분들이 바르게 개선되면서 나타나는 필연적인 통증인 것이다. 이런 경우가 긍정적인 통증이라고 할 수 있다. 그러나 몸에 나타나 있던 여러 가지 불균형들이 눈에 보이게 더 심해지면서 나타나는 통증이라면 당연히 부정적인 통증일 수밖에 없다. 참고로 현재 체형에 맞춰 바른 동작을 한다면 부정적인 통증이 발생되는 경우는 전무(全無)하다.

몸에서 갑자기 소리가 나거나 증가할 경우에도 마찬가지다. 움직일 때 마다 몸 여기저기에서 우두둑거린다면 걱정이 앞설 것이다. 우리 몸의 근육이 바뀌면 당연히 골격(뼈)의 구조에도 변화가 나타날 수 밖에 없다. 특히 풍차돌리기는 신체 전반의 불균형을 회복시키는 운동이다. 그 결과 우리 몸은 당연히 그에 따른 신호를 보내게 된다. 그 신호가 바로 소리라면 이해가 쉬울 것이다. 그리고 이 소리는 몸이 안정적으로 변함과 비례해 점차 줄어 들다가 사라진다. 그러므로 크게 걱정할 문제는 아니다. 또 통증을 동반하지 않기 때문에 걱정할 필요도 없다.

졸림 현상 역시 마찬가지다. 느닷없이 아무 때나 마구 졸린다면 무척 곤란할 것이다. 간단한 예로 장시간 등산을 하거나 평소보다 과도한 운동을 한 다음 몸 여기저기가 쑤시면서 졸렸던 경험이 있을 것이다. 같은 경우라고는 할 수는 없지만 바른몸운동을 통해 틀어졌던 몸이 조금이라도 개선되면 우리 몸은 전반적인 영향을 받게 된다. 그 결과 과한 운동을 한 것과 같은 상태가 되면서 졸린다. 실제 운동량은 많지 않지만 신체 전반의 변화가 크기 때문에 졸린 것이다. 조사 결과에 따르면 측만곡이 크면 클수록 졸림의 강도가 높았고 기간 역시 길었다.

생리 역시 본인들이 생각하는 주기가 있을 것이다. 그런데 예상치도 못한 상황에서 갑자기 시작된다면 당황하게 된다. 일부는 생리혈조차 매우 탁해진다. 이러한 현상이 어느 날 갑자기 시작되거나 나타난다면 누구라도 당황하거나 놀랄 수밖에 없다. 그러므로 미리 알고 있어야 할 필요가 있다. 단, 개개인의 몸 상태에 따라 나타나는 시기는 다르다.

또 생리 주기가 불규칙적이거나 무월경증일지라도 정상적인 주기를 되찾거나 차츰 횟수가 늘면서 규칙적인 생리를 하게 된다. 수많은 사람들이 같은 경험을 했기에 공통적인 현상이라는 사실을 알려준다. 변비 역시 마찬가지다. 일주일에 1~2번 화장실에 갔던 경우라도 차츰 횟수가 늘어나면서 정상적인 배변이 가능해진다. 그리고 이러한 현상들을 함께 겪으면서 통증이 발생한다면, 이 또한 긍정적인 통증이라고 판단할 수 있는 근거가 된다.

다시 한 번 강조하지만 자신의 체형에 맞춰 정확한 동작을 꾸준히 하게 되면 대부분 긍정적인 변화를 경험하게 된다. 그리고 다음과 같이 정확하게 알아야 할 것과 반드시 지켜야 될 3가지씩을 기억하고 지켜야 될 필요가 있다.

정확하게 알아야 할 세 가지

1) 현재 체형(변형 상태)을 정확하게 알아야 한다.

2) 척추측만증이 발생하게 된 원인과 현재 상태를 정확하게 이해해야 한다.

3) 자신에게 맞는 자세와 동작들이 무엇인지를 정확히 알고 있어야 한다.

반드시 지켜야 될 세 가지

1) 반드시 자신의 현재 체형에 맞춰 생활이 이뤄져야 된다.

2) 반드시 짧은 시간이라도 자주, 꾸준히 해야 된다.

3) 반드시 인내를 가지고 긍정적인 변화를 기다려야 된다.

이들이 필요한 이유는 우리 몸에는 항상성 및 보존성이라고 표현하는 자연적인 힘이 끊임없이 작용하고 있기 때문이다. 인식은 못하지만 익숙해 있던 상태로 되돌아가려는 되돌림현상이 늘 작용한다는 것이다. 이러한 현상을 흔히 요요현상이라고도 부른다. 그러므로 예전 상태로 되돌아 가려는 힘보다 운동을 통해 만든 상태가 유지되기 위해서는 반드시 기억해 둘 필요가 있다.

바른몸운동은 기상 직후와 취침 직전에 반드시 해야 하는 필수운동과 틈틈이 할 수 있는 일상운동, 그리고 반드시 지켜야 하는 현재 체형에 맞는 자세와 필요한 동작들로 구성되어 있다. 이러한 운동과 자세를 통해 긍정적인 변화를 만들어 냈다면 당연히 적절한 조치가 뒤따라야 된다. 즉, 개선된 상태가 유지되도록 동작을 바꾸거나 운동량을 조절해야 된다. 이를 무시하고 무작정 같은 자세와 동작을 계속한다면 당연히 반대 현상이나 예전과는 다른 여러 가지 이상이 나타나고 만다.

예를 들어 보자. 우리가 자전거를 타고 가다 커브 길을 만나면 당연히 핸들을 틀게 된다. 그러다 직선도로가 나오면 핸들을 제자리로 돌려야만 넘어지지 않고 제 길을 갈 수 있다. 우리 봄도 마찬가지다. 몸이 변하는 상태에 따라 자세나 동작을 바꿀 필요가 있다. 따라서 운동을 통해 나타난 변화에 대한 정확한 이해가 필요하다.

참고로 측만증의 정도가 크면 클수록 개선되는 시기가 늦고, 또 긍정적인 변화를 얻었다 하더라도 쉽게 예전 상태로 되돌아가고 만다. 정도가 클수록 항상성 및 보존성에 의한 되돌림현상이 빠르게 나타나기 때문이다. 그러므로 자신의 체력에 맞춰 무리되지 않도록 주의해서 꾸준히 할 필요가 있다.

바른몸운동은 꾸준히 하는 것이

매우 중요합니다.

운동의 결과로

긍정적인 변화를 얻었다 할지라도

그 상태를 유지하기 위해서는

몸이 그 상태를

기억해야만 하기 때문입니다.

Part 7
필수적인 바른몸운동

바른몸운동의

목적은

비뚤어진 몸을

바르게

회복시키는 것이다.

Part 7

필수적인 바른몸운동

필수적인 바른몸운동이란 반드시 해야 하는 동작들을 선별한 운동이다. 그리고 기상 직후와 취침 직전에 반드시 해야 하는 운동이기도 하다. 물론 아침에 일어나 화장실에 다녀와서 해도 된다. 취침 전에는 운동을 마친 다음 씻고 자도 된다. 다만 아침과 저녁에 하는 것이 가장 이상적이기에 그렇게 하도록 권하는 것이다.

또 평소 했던 다른 운동을 중단할 필요는 없다. 사람이 물만 먹고 살 수 없듯 다른 운동들도 당연히 하고 싶으면 해도 된다. 다만 운동을 마무리할 때 일상운동에 있는 [서서 상체 돌리고 숙였다 펴기]등 도움이 되는 운동을 한 다음 마치면 도움이 된다.

각 동작은 20회부터 시작하는 것이 가장 이상적이다. 그리고 매주 10회씩 늘려 50회를 채워 꾸준히 하도록 한다. 쉽게 할 수 있는 입장에서는 이해하기 어렵겠지만 일부 사람들은 20회를 채우지 못하기도 한다. 측만곡이 심할 경우 이 횟수도 매우 힘들어 한다. 특히 경추에 이상이 있다면 3번 동작인 '머리 들고 새우운동' 같은 경우 5회 정도도 힘들어 한다. 따라서 운동 중에 통증이 발생하거나 힘이 든다면 5회~10회로 줄이거나 나눠서 하도록 한다. 그러나 체력이 향상되면 무리되지 않은 범위 내에서 차츰 횟수를 늘리면 된다.

* 참고- 사례의 사진과 설명은 왼쪽 다리가 긴 체형(L형, LX형, LO형)을 기준으로 하고 있다. 청소년 이하의 나이 대에서는 LX형이 가장 많이 발견되기 때문이다. 성인이라도 왼쪽 다리가 긴 사람이 상대적으로 많다. 그러므로 오른쪽 다리가 긴 체형(R형, RX형, RO형)은 모든 동작을 오른쪽 다리를 기준으로 하도록 한다. 모든 동작은 본 연구회의 홈페이지(www.goodbody.or.kr)에 있는 동영상을 참고하면 도움이 된다.

1. 척추고르기 (기본자세)

1. 위를 보고 편하게 누운 상태에서 사진 7-1의 A에서처럼 무릎을 세우고 사진 B의 ⓐ와 같이 엉덩이를 천천히 들었다가 힘을 완전히 빼고 사진 C처럼 털썩 떨어뜨리는 동작을 5회 반복한다. 엉덩이를 들어 올릴 때는 빠르고 급히 올리지 않도록 주의한다. 옳은 동작이 아니기 때문이다. 떨어뜨릴 때 역시 힘을 줘 내려치거나 배에 힘을 주고 살짝 내리지 않도록 주의한다. 천천히 들어 올린 엉덩이에 힘을 완전히 뺀 상태에서 엉덩이를 툭 떨어뜨린 것과 같이 그대로 털썩 놓아야 된다는 뜻이다. 이때 긴 다리의 발은 사진 7-2와 같이 뒤(약 5cm 정도)로 당긴 상태에서 한다.

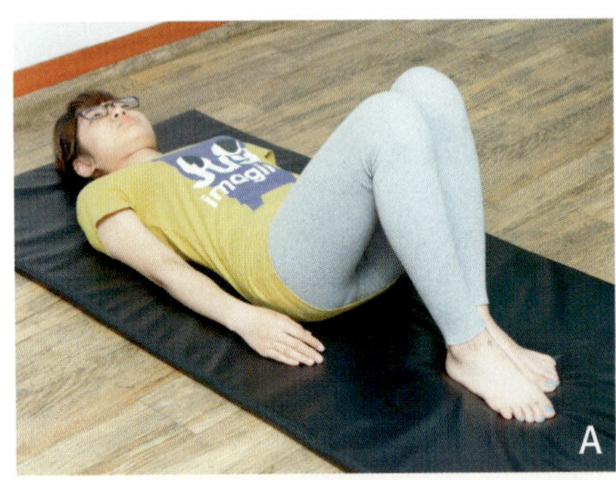

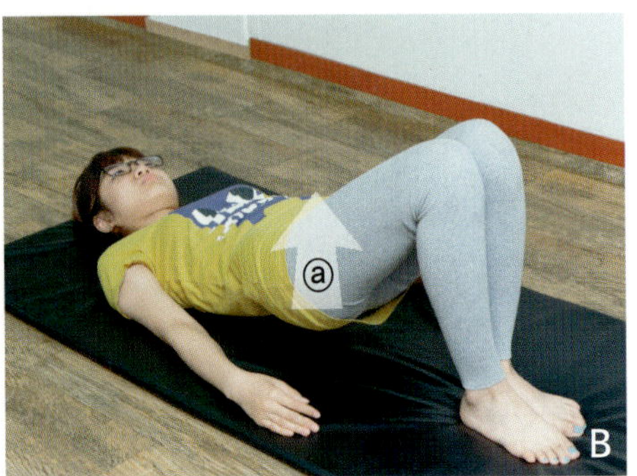

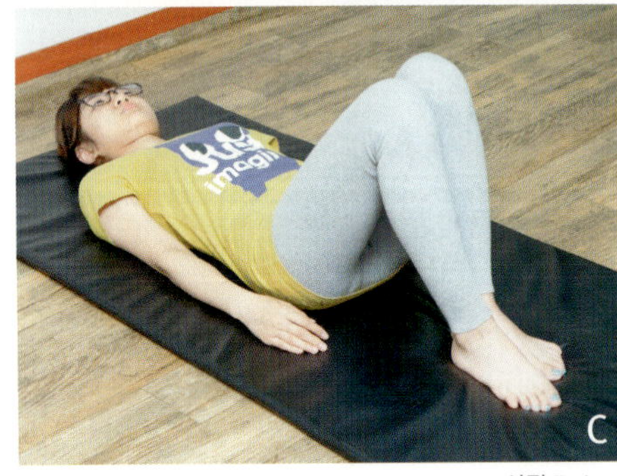

사진 7-1

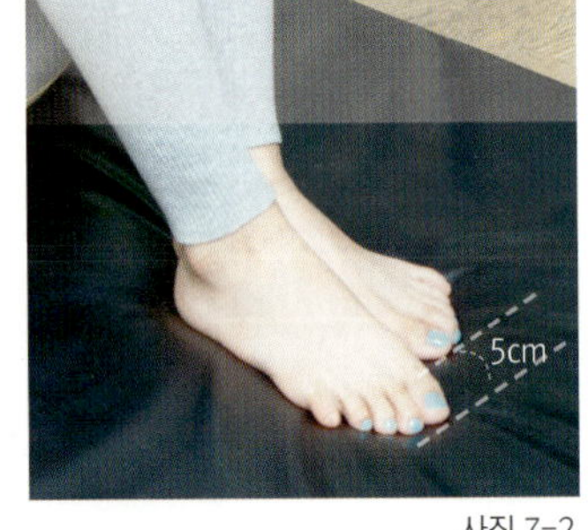

사진 7-2

2. 엉덩방아 찧기를 마치면 다리를 펴고 사진 7-3의 A와 같이 두 발은 가볍게 붙인 상태에서 바르게 눕는다. 그런 다음 가슴 사이(젖꼭지 사이)를 중심으로 사진 B의 ⓐ처럼 얼굴 쪽으로 끌어 당기듯 들어 올리면서 양 어깨를 최대한 뒤로 젖힌다(날개뼈인 견갑골이 서로 닿을 듯). 이때 목에는 힘이 전혀 들어가지 않아야 된다. 목에 힘을 주고 어깨를 든 상태에서 젖혀 자세를 갖추지 않아야 된다는 것이다. 또 배를 내미는

동작 역시 바르지 않은 자세다. 반드시 가슴 중앙 부분을 얼굴 쪽으로 당겨 올려야만 된다.

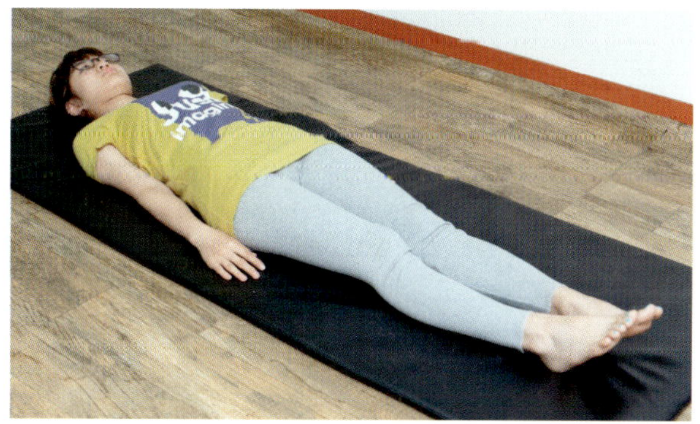

사진 7-3/A

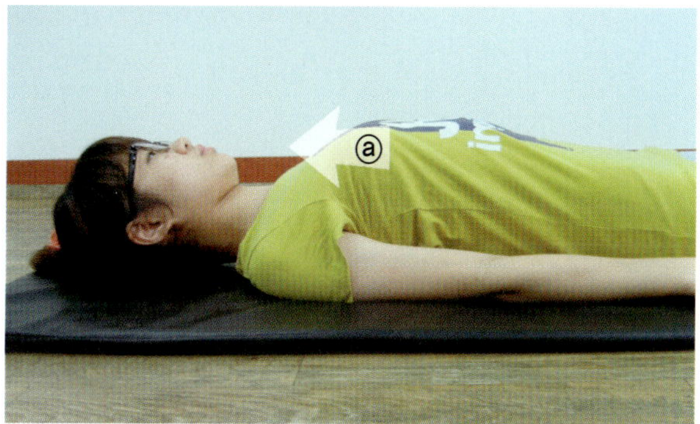

사진 7-3/B

3. 자세를 갖추면 사진 7-4의 ⓐ와 같이 허리부분이 바닥에서 뜨게 된다. 즉, 어깨와 엉덩이부분만으로 상체가 유지되면서 허리부분은 자연스럽게 바닥에서 뜬 상태

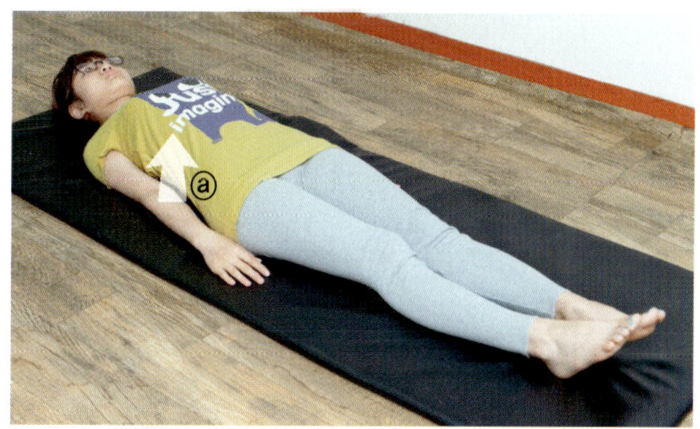

사진 7-4

가 되는 것이다. 이때 허리에 통증이 발생하지 않을 정도로만 당겨 올린다는 점은 주의해야 된다. 허리에 통증이 발생할 정도로 과도하게 당겨 올리는 것은 옳은 자세가 아니기 때문이다.

4. 이 상태에서 그대로 1분 정도를 유지한다. 이때 드물지만 등이나 어깨, 허리에서 통증이 발생되는 사람들이 있다. 그럴 경우 1분 이내로 짧게 해도 된다. 하지만 익숙해지면 차츰 시간을 늘려 1분 이상, 통증이 없거나 체력이 된다면 2분까지 늘리도록 한다. 이때 몸이 휘거나 틀어지지 않는 반듯한 상태(머리끝 가운데 부분부터 두 발 사이까지가 일직선이 되도록)가 유지되어야 한다.

5. 1분이 되면 온몸에 힘을 완전히 빼고 편한 상태로 누워 약 1분 정도 쉬도록 한다. 동작이 익숙해지면서 등이나 허리에 통증이 느껴지지 않는다면 본인의 몸 상태에 맞춰 쉬는 시간을 30초 정도로 줄여도 무방하다. 이 동작은 다른 운동들과 같이 20회부터 하는 것이 아니라 항상 1회만 한다.

6. 측만곡이 클 경우 대부분 경추(목뼈)가 바른 상태를 유지하지 못한다. 따라서 머리끝이 어느 한쪽으로 치우치거나 얼굴이 위를 똑바로 보지 못하고 비스듬하게 틀어진다. 또 골반의 변형 정도가 크다면 두 다리가 어느 한쪽 방향으로 치우치기도 한다. 이럴 때는 바른 상태가 인식될 때까지 가족이나 다른 사람의 도움을 받도록 한다.

* 참고- 척추고르기는 의자를 이용한 일상운동에도 같은 목적을 가진 동작이 있듯 측만증에는 반드시 필요한 운동이다. 이 동작의 목적은 요추에 발생되어 있는 회전변위와 기울기를 가슴을 중심으로 당겨 올림으로써 폄과 동시에 만곡도를 생성시키고, 흉추부분에 나타나 있는 측만곡과 회전변위를 어깨를 뒤로 젖히는 힘으로 펴는데 있다. 그러므로 정확하게 하지 않으면 통증이 발생할 수 있음으로 주의할 필요가 있다.

2. 새우운동(새우등운동)- 무릎 잡고 당겼다 놓기

1. 무릎을 나란히 붙인 다음 두 다리를 들어 올려 사진 7-5와 같이 두 손을 약간 비스듬하게 틀어 잡는다. 이렇게 잡는 이유는 두 손을 앞으로 나란히 하고 잡을 경우 당길 때 힘이 약하거나 미끄러지기 때문이다. 이때 무릎 아래는 힘을 완전히 빼고 두 발

은 나란히 맞춰둔다.

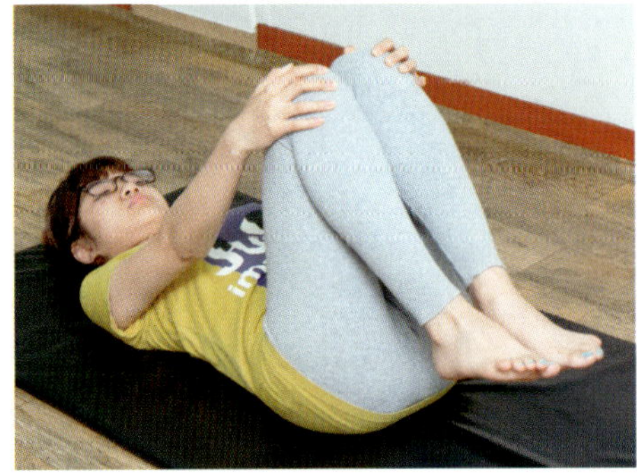
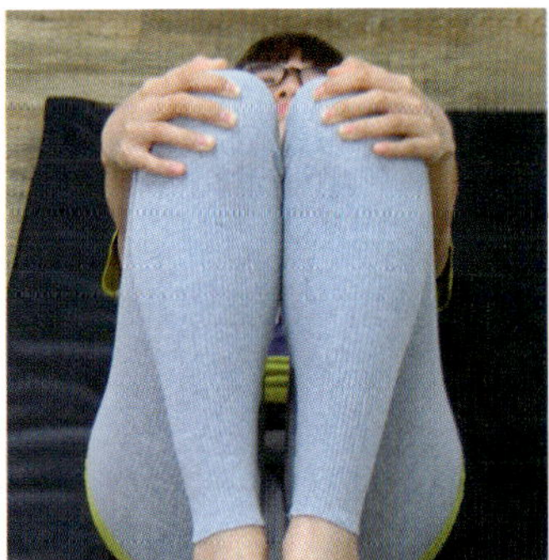

사진 7-5

2. 머리 쪽으로 가볍게 당겼다 놓는 동작을 20회 반복한다(사진 7-6 A/B). 이때 무릎은 세워 잡은 상태가 사진 A에서처럼 90도라면 당길 때는 사진 B의 ⓐ와 같이 70도 정도까지만 당겼다 놓는다. 당겼다 놓는 동작을 20도 정도의 범위 내에서만 움직이면서 반복한다는 뜻이다. 이 운동의 목적이 골반과 요추를 연결하는 근육인 장요근을 중심으로 주위 근육들을 이완시키는데 있기 때문이다.

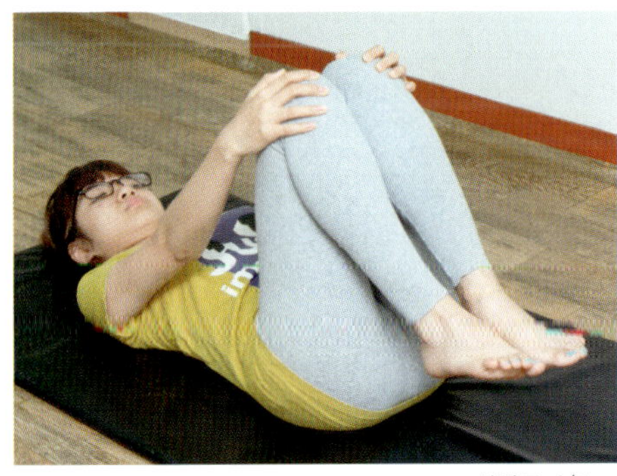
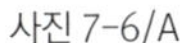

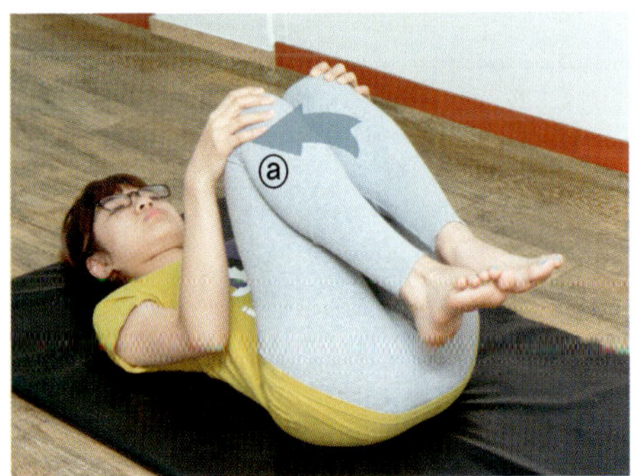

사진 7-6/B

3. 무릎을 당겼다 놓을 때는 두 무릎 사이가 신체의 중앙에서 벗어나지 않도록 눈으로 보면서 한다. 이때 골반의 변형 정도가 크면 무릎 사이가 자신도 모르게 벌어지거나 나란하게 유지되지 못하고 어긋나게 된다. 그러므로 무릎 사이가 벌어지지 않도록 주의할 필요가 있다. 두 발 역시 나란히 유지되도록 주의한다.

4. 무릎을 당겼다 놓을 때 팔을 완전히 펴지 않고 중간만큼만 폈다가 다시 당기는 경우가 많다. 그럴 경우 무릎이 처음 자세와 같이 90도로 세워지지 않는다. 그러므로 팔을 완전히 폈다 다시 당긴다는 의식을 가지고 부드럽게 당겼다 놓도록 한다.

* 참고- 이 새우운동을 가슴 가까이까지 당기게 하는 곳도 있다. 그러나 바른몸운동에서는 90도에서 70도까지만 당기도록 한다. 이 운동이 장요근을 자극, 골반과 요추의 틀어짐을 바르게 개선시키기 위한 목적을 가지고 있기 때문이다. 그러므로 당겼다 놓는 범위를 정확하게 지키도록 한다.
측만곡(코브각)이나 회전변위 상태가 클 경우 무릎을 바르게 당기지 못하는 경우도 있다. 요추의 회전변위나 기울기가 클 때 나타나는 현상이다. 이때는 무릎 위를 띠로 묶고 그 띠를 잡고 당겼다 놓기를 반복해도 된다. 그런 다음 다시 풀고 다음 동작을 연결해서 하도록 한다.

3. 머리 들고 새우운동 – 머리를 들고 무릎 당겼다 놓기

1. 새우운동과 같은 자세에서 사진 7-7의 A, B와 같이 머리를 들고 20회를 반복한다. 이때 무릎을 당기는 상태와 범위는 앞서 했던 새우운동 그대로 유지되어야 한다. 간혹 머리를 들고 당기게 되면 동작이 달라지는 경우가 있다. 그러므로 앞의 새우운동에서 머리만 들 뿐 동작에는 변화가 생기지 않도록 주의한다.

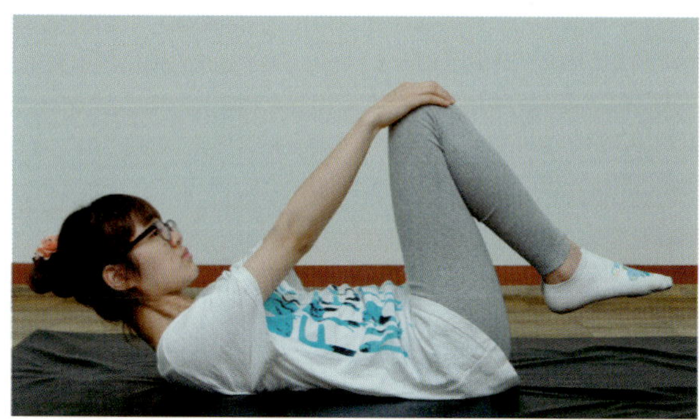

사진 7-7/A

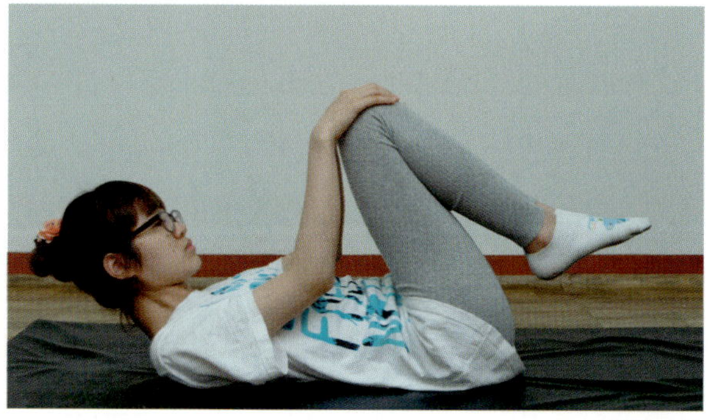

사진 7-7/B

2. 머리를 들고 하면 목이나 어깨의 통증으로 힘들어 하는 사람들이 반드시 있다. 특히 측만곡이 심각한 상태라면 대부분 경추에도 이상(일자목이나 역 C자 목, 사경 등)이 나타나 있는 경우가 많다. 따라서 연관된 통증으로 머리를 들지 못하는 상황이 발생한다. 이때는 본인이 할 수 있는 횟수만큼 나눠서 해도 된다. 체력에 맞춰 무리해서 하지 말고 나눠서 해도 된다는 뜻이다.

* 참고- 머리를 들고 하는 새우운동은 기존 새우운동을 통해 얻어지는 변화뿐만 아니라 경추의 이상까지 긍정적인 결과를 기대할 수 있는 동작이다. 그러므로 꾸준히 하게 되면 고개의 틀어짐은 물론 얼굴과 몸 전체의 불균형 등이 개선되는 것을 경험하게 된다.
동작이 정확하지 않으면 등을 굴리는 동작이 되거나 몸이 회전하는 경우도 발생한다. 작용하는 힘의 중심축이 흉추쪽으로 이동하거나 척추의 어느 부분이 축이 되어 팽이와 같이 돌기 때문이다. 그러므로 동작을 정확히 할 필요가 있다.

4. 방아찧기 - 엉덩이 들었다 놓기

1. 새우운동을 마쳤으면 사진 7-8의 A와 같이 무릎을 세워 붙인 상태에서 긴 다리의 발끝을 짧은 다리의 발끝보다 약 5cm 정도 몸 가까이 당겨 놓는다. 방아찧기 자세는 처음 엉덩방아를 찧는 자세와 같다. 이때 O형 다리라면 두 발 사이를 사진 B와 같이 자신의 엉덩이 폭만큼 벌린다.

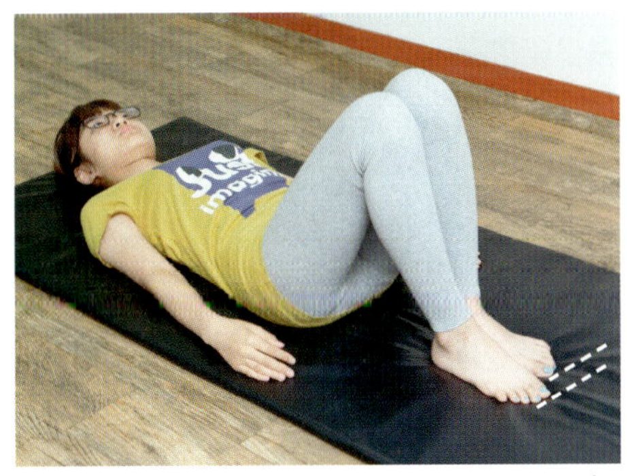

사진 7-8/A

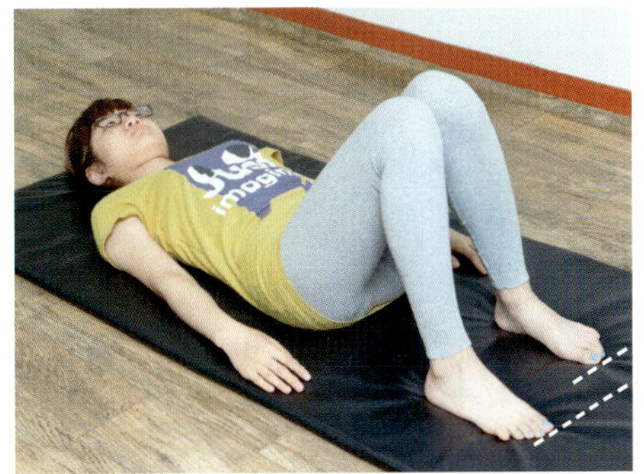

사진 7-8/B

2. O형 다리는 대퇴골두가 전방으로 이동된 상태(전방변위)라고 했다. 그런 까닭에 두 발을 사진 B에서처럼 엉덩이 폭만큼 벌리는 것이다. 두 발을 벌려보면 대퇴골두가 뒤로 이동되는 것을 느낄 수 있다. 그리고 이 상태가 고착화되면 휜 다리에도 긍정적인 변화가 나타난다.

3. 그 상태에서 그대로 엉덩이를 사진 7-9의 A의 ⓐ와 같이 약 20cm 정도 천천히 들었다가 사진 B처럼 힘을 빼고 툭 소리가 나도록 내려 놓기를 반복한다. 이때 들어 올리는 높이는 자신의 몸 상태에 따라 통증이 발생되지 않을 정도로 조절한다. 그리고 횟수는 다른 동작들과 마찬가지로 20회부터 시작한다.

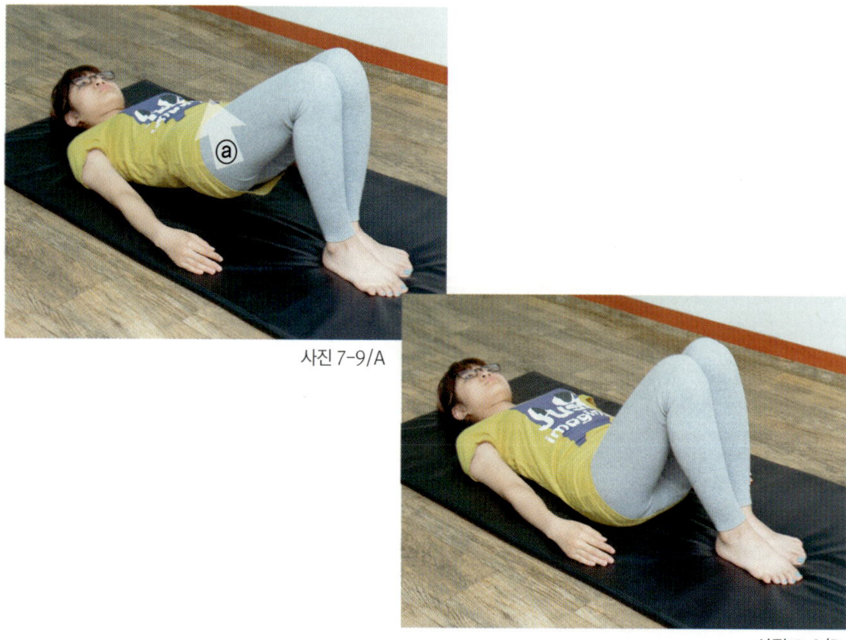

사진 7-9/A

사진 7-9/B

4. 엉덩이를 들거나 놓을 때는 무릎 사이가 벌어지지 않도록 주의한다. 무릎 사이가 반드시 붙은 상태에서 동작이 이뤄져야 된다는 뜻이다. 의식하지 않으면 엉덩이를 떨어뜨릴 때 무릎 사이가 벌어지는 경우가 많다. 하지만 본인은 그런 사실조차 모른다. 그러므로 의식을 가지고 벌어지지 않도록 주의할 필요가 있다. 참고로 운동을 통해 **다리 길이가 같아지면 발끝을 나란히 두고 한다.**

* 참고- 방아찧기는 가능하면 자주 하기를 권하는 운동이다. 골반뿐만 아니라 고관절과 요추까지도 긍정적인 변화를 기대할 수 있기 때문이다. 그러나 동작이 단순하여 무시하는 경향이 높다. 참고로 엉덩이를 떨어뜨릴 때 대부분 방귀가 나오게 된다. 심지어는 떨어뜨릴 때마다 매번 방귀를 뀌는 경우도 있다. 그러므로 주어진 환경에 따라 조심할 필요가 있다.

5. 풍차돌리기 – 두 팔 벌리고 머리와 하체 돌리기

1. 방아찧기를 마치면 긴 다리의 뒤꿈치를 엉덩이 쪽으로 약간 당긴다. 당기는 정도는 엉덩이와 약 15cm정도 떨어진 위치가 이상적이다. 그리고 나서 사진 7-10에서와 같이 짧은 다리를 긴 다리 위에 올려 포갠 다음 양팔을 벌려 손바닥을 밑으로 한 상태에서 어깨 높이에 맞춰 나란히 둔다. 이때 양손의 높이와 위치는 고개를 좌우로 돌려 손을 보면서 맞추도록 한다. 대부분 좌우 높이가 같지 않기 때문이다.

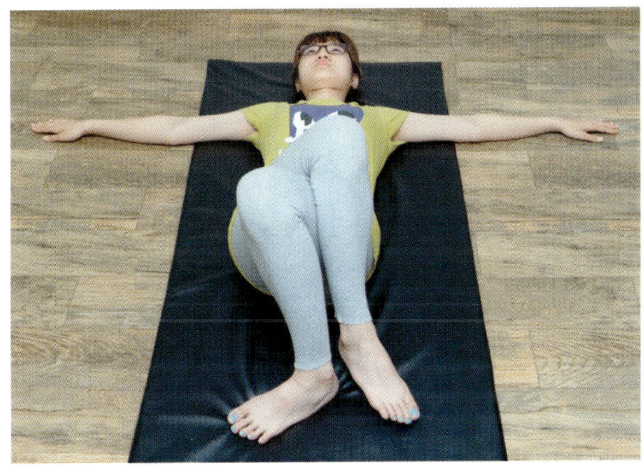

사진 7-10

2. 자세를 갖췄으면 발끝부분을 사진 7-11과 같이 몸 안쪽 방향으로 45도 이상 틀어서 꺾는다.

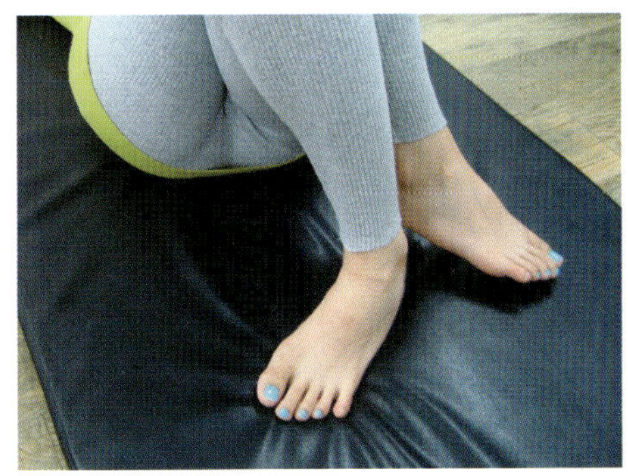

사진 7-11

3. 이 상태에서 어깨가 바닥에서 떨어지지 않도록 양 손에 힘을 주고 긴 다리를 천천히 움직여 사진 7-12의 A처럼 짧은 다리 쪽부터 천천히 최대한 넘긴 다음 다시 같은 속도로 세워 사진 B와 같이 긴 다리 쪽으로 천천히 최대한 넘긴다. 동작 중에는 발끝이 바닥에서 떨어지지 않도록 주의하면서 왕복으로 넘기는 속도는 동일하게 유지토록 한다.

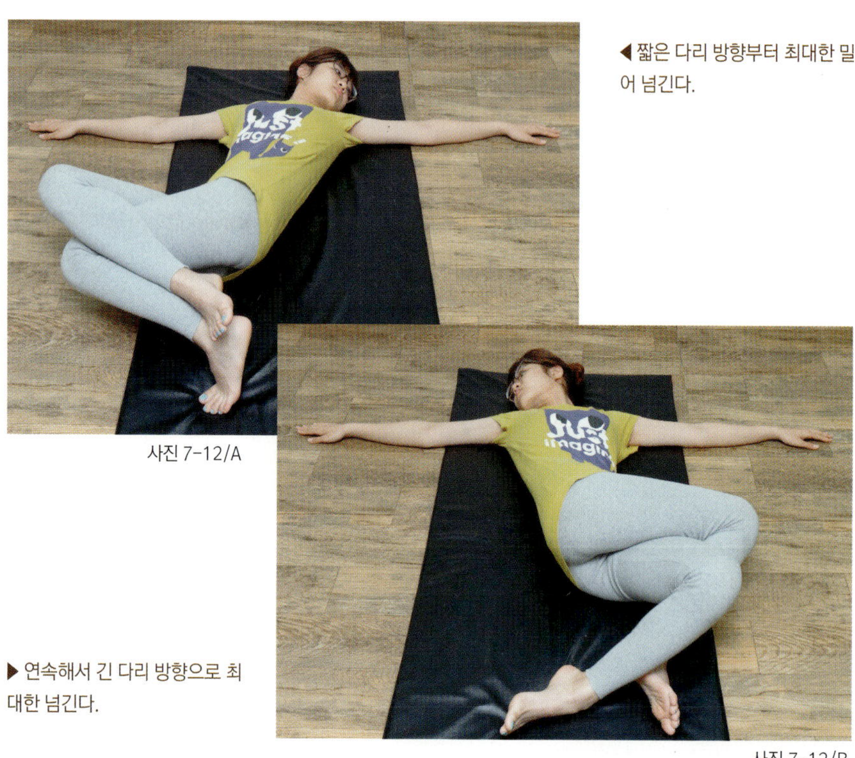

◀ 짧은 다리 방향부터 최대한 밀어 넘긴다.

사진 7-12/A

▶ 연속해서 긴 다리 방향으로 최대한 넘긴다.

사진 7-12/B

4. 다리를 넘길 때는 무릎에 힘의 중심을 두고 넘기기 시작하고 발뒤꿈치가 바닥에서 떨어지면서 딸려오면 사진 7-13처럼 발목을 펴면서 발끝부분에 힘을 줘 최대한 넘기도록 한다. 긴 다리 쪽으로 넘길 때는 사진 7-12의 B와 같이 무릎을 중심으로 힘을 주고 뒤꿈치를 축으로 하여 넘기도록 한다.

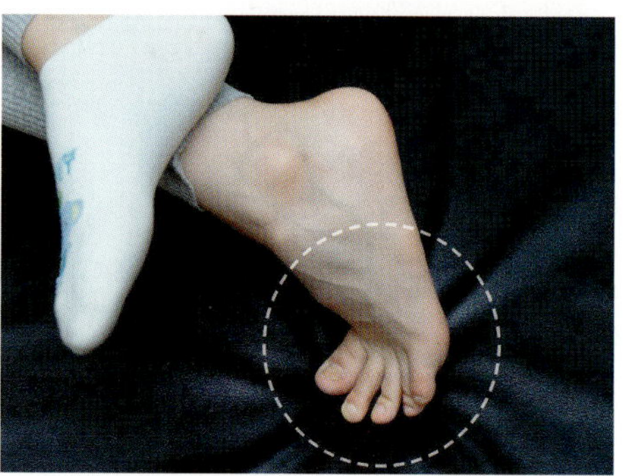

사진 7-13

5. 왕복(1회)이 끝나고 처음 자세로 되돌아 왔을 때는 발끝을 사진 7-14의 ⓐ와 같이 다시 꺾도록 한다. 반대쪽(긴 다리 쪽)으로 넘기면서 꺾었던 발이 펴지기 때문이다. 무릎을 세우는 도중에 꺾기니 꺾지 않고 넘기면 종아리에 쥐가 나거나 바른 동작이 이뤄지지 않는다. 그러므로 반드시 무릎이 가운데로 왔을 때 발끝을 꺾어 처음 상태와 같은 자세에서 다시 시작하도록 한다.

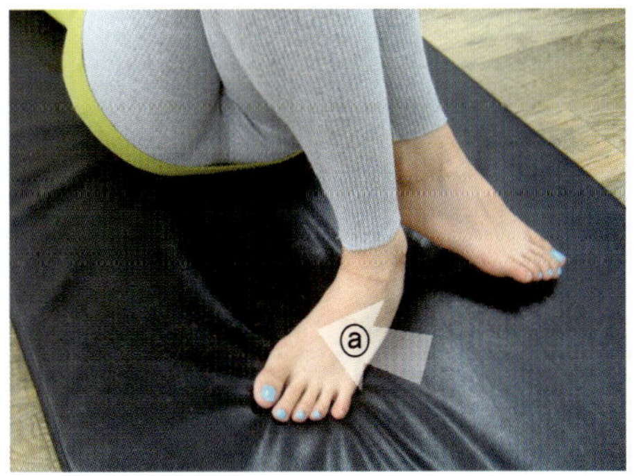

사진 7-14

6. 풍차돌리기를 할 때는 항상 발 상태에 주의할 필요가 있다. 발 위치가 옳지 않으면 동작이 정확하게 이뤄지지 않기 때문이다. 또 동작에만 급급해 허리나 엉덩이에 힘을 주고 넘길 경우 엄지발가락 하나만 바닥에 닿거나 발가락 전체가 바닥에서 뜨는 경우도 생긴다. 그렇게 하면 바르지 않은 동작으로 긍정적인 결과를 기대할 수 없다. 그러므로 반드시 정확하게 동작을 하도록 한다.

7. 고개는 다리를 넘기는 방향과 반대편으로 다리의 움직임에 맞춰 천천히 본인이 할 수 있는 최대 범위까지 돌린다. 이때 머리끝이 틀어지지 않도록 주의한다. 고개를 도리도리 가로 젓는 것과 같이 좌우로 반듯하게 유지하며 돌려야 된다는 뜻이다

8. 측만곡이 심한 상태라면 통증이 발생하지 않을 정도로 넘기면서 적정 속도에 맞춰 천천히 움직이도록 한다. 적정 속도는 분당 왕복 8회 정도가 가장 적당하다. 그러다 익숙해지면 10회 정도로 늘린다. 늘리더라도 분당 10회를 넘기지 않도록 한다.

9. 다리를 넘길 때 무릎이 바닥에 닿지 않아도 된다. 더구나 측만곡이 심하다면 다리를 끝까지 밀어 넘기더라도 무릎이 바닥에 닿지 않는 경우가 많다. 그러나 상태가 개선되면서 차츰 닿게 된다. 그러므로 처음부터 무리해서 억지로 닿게 할 필요가 없다.

10. 간혹 허리를 비틀거나 위에 올린 짧은 다리에 힘을 주고 넘기는 사람들이 있다. 대표적으로 옳지 않은 방법이다. 그러므로 오로지 밑에 둔 긴 다리로만 동작이 이루어지도록 주의한다.

◎ 다리 길이가 같아졌을 때는 / 다음과 같이 동작을 바꾸도록 한다. 같은 자세로 계속하면 짧았던 다리가 반대로 길어지면서 다른 통증이나 이상 등이 발생하기 때문이다. 다리가 다시 길어질 경우에는 체형에 맞춘 기존 방식으로 하도록 한다.

1. X형 체형일 경우

1. 사진 7-15처럼 두 다리와 발끝을 나란히 붙인 다음 무릎을 세운다. 이때 상체는 기존의 풍차돌리기와 같다.

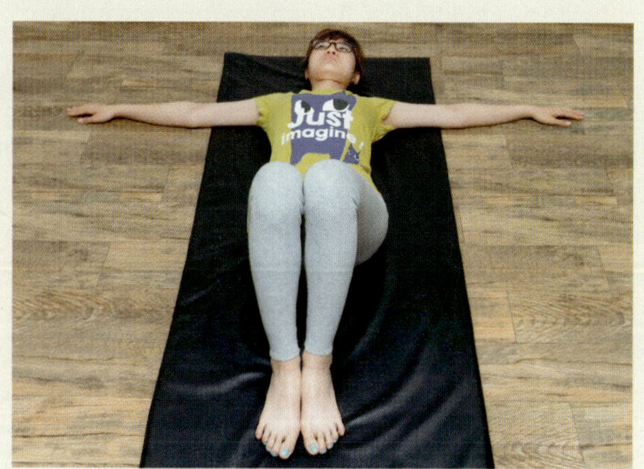

사진 7-15

2. 두 발을 축으로 다리의 힘만으로 사진 7-16의 A와 같이 기존의 짧은 다리 쪽부터 천천히 최대한 넘긴다. 그리고 다시 사진 B처럼 긴 다리 쪽으로 최대한 넘긴다.

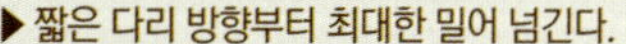

▶ 짧은 다리 방향부터 최대한 밀어 넘긴다.

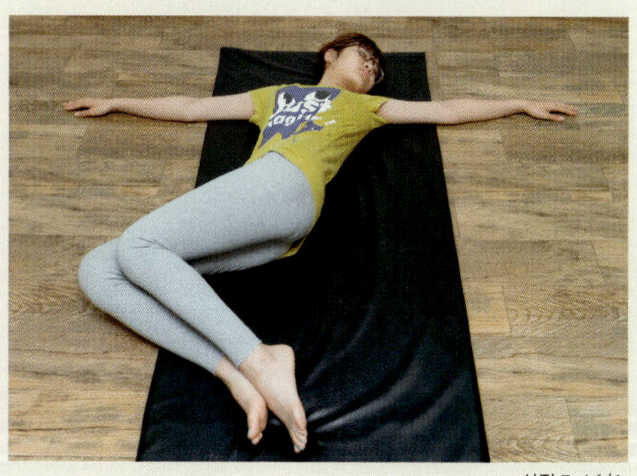

사진 7-16/A

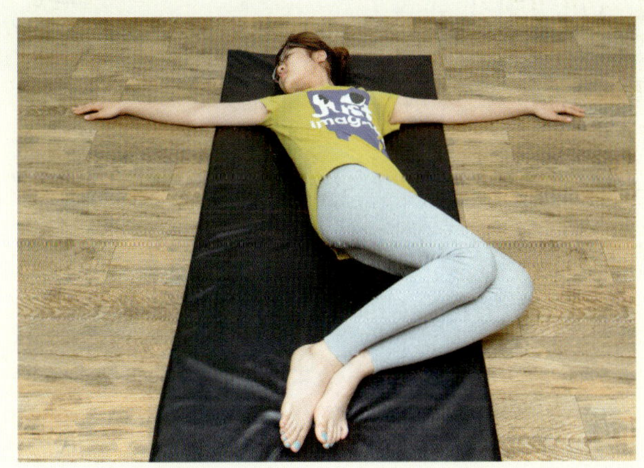

사진 7-16/B

3. 다리를 넘길 때는 다리에 힘을 준 상태에서 적절한 속도를 유지하며 넘기도록 한다. 힘을 빼고 다리 무게로 훌쩍 넘기면 긍정적인 결과를 기대할 수 있다.

◀ 연속해서 긴 다리 방향으로 최대한 넘긴다

4. 좌우로 넘기는 속도는 분당 10회 정도가 가장 적당하다. 고개 역시 다리 방향과 반대로 최대한 돌린다.

2. O형 체형일 경우

1. 사진 7-17과 같이 두 다리와 발끝을 나란히 붙여 무릎을 세운 다음 두 발은 자신의 어깨 폭보다 조금 넓게 벌린다. 이때도 상체는 기존의 풍차돌리기와 같다.

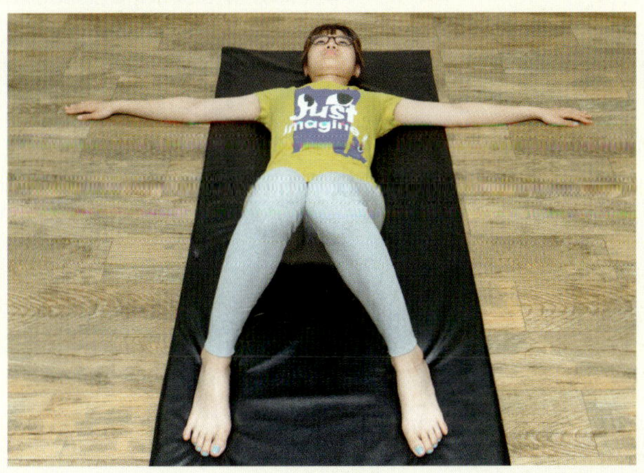

사진 7-17

2. 두 발을 축으로 다리의 힘만으로 사진 7-18의 A와 같이 짧은 다리 쪽부터 천천히 최대한 넘긴다. 그리고 나서 사진 B와 같이 긴 다리 쪽으로 넘긴다. 이때 두 다리는 서로 비벼지듯 그리고 스치듯 한 상태를 유지하도록 한다.

▶ 짧은 다리 방향부터 최대한 밀어 넘긴다

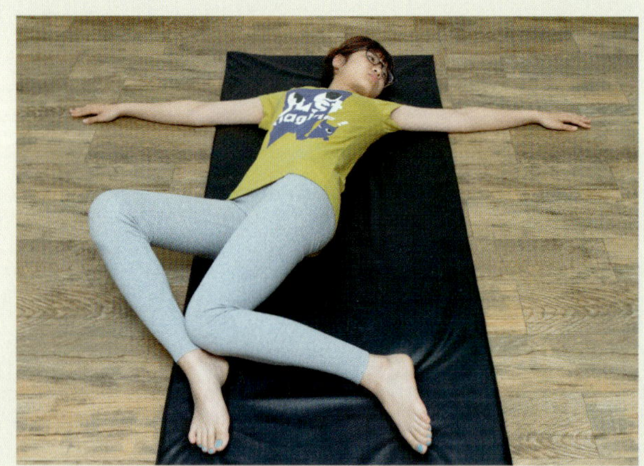

사진 7-18/A

3. X형과 마찬가지로 두 다리에 힘을 빼지 않도록 주의한다. 두 다리에 힘을 유지한 상태에서 동작이 이뤄져야 된다는 뜻이다.

▶ 연속해서 긴 다리 방향으로 최대한 넘긴다.

사진 7-18/B

4. O형 또한 마찬가지로 넘기는 속도는 분당 10회 정도가 가장 적당하다. 고개 역시 다리 방향과 반대로 최대한 돌린다. 몸이 유연해지면 두 발 사이를 좀더 벌려도 된다. 벌리는 범위는 다리를 숙여 넘기더라도 무릎 끝이 반대쪽 발목부분에 닿지 않을 정도만 벌리도록 한다.

* 참고 – 풍차돌리기는 변형된 몸 전체를 전반적으로 개선시키는 바른몸운동에서 매우 중요한 운동이다. 또한 앞에서 했던 모든 동작들은 이 풍차돌리기를 위한 준비운동이라고 해도 무리가 없다. 그러므로 앞의 동작들을 순서에 맞춰 한 다음 하는 것이 가장 바람직하다. 이때 어깨가 바닥에서 떨어지지 않도록 주의해야 한다. 하체만을 의식해 어깨가 들릴 정도로 하게 되면 기대하는 결과를 얻지 못할 뿐만 아니라 흉추부에 부정적인 영향을 주어 통증이 발생하는 경우가 가끔 확인되기 때문이다.

정상적인 동작을 하면 누구라도 몸이 차츰 아래로 내려오게 된다. 손에 힘을 주고 자세를 유지한다 해도 다리를 넘길 때마다 어깨가 약간씩은 들리게 되어 있기 때문이다. 이런 들썩거림이 반복되어 자연스럽게 내려오는 것이다. 그러므로 처음 위치에 그대로 머물러 있거나 비스듬하게 내려온다면 동작이 정확하지 않다는 뜻이 된다. 또 발뒤꿈치와 엉덩이가 가까워 지거나 닿는 것도 두 손에 힘을 주지 않아서 생기는 현상이다. 그러므로 두 손과 어깨가 들리지 않도록 주의한다.
풍차돌리기는 먼저 고관절의 변위부터 시작하여 골반과 척추의 뒤틀림을 동시에 개선시켜 준다. 그러므로 일부는 곧바로 허리의 굴곡에서 변화를 확인할 수 있다. 즉, 허리 라인이 균형적으로 변한다는 뜻이다. 뿐만 아니라 대부분 발에 나타나 있던 크기 차이가 같아진다. 또 목뼈(경추)는 물론 두개골에까지 영향을 주어 틀어졌던 고개(기울어 있던 목)나 얼굴의 불균형이 개선된 것도 확인할 수 있다. 한편으로는 운동을 통해 만들어낸 결과를 유지할 수 있는 가장 중요한 근육이 생성되는 운동이기도 하다.

6. 일어나기 (필수운동의 마지막 단계)

운동을 마치고 일어나는 동작은 간단하고 단순한 것 같지만 결코 그렇지가 않다. 지금까지 본인이 한 운동의 결과를 그대로 유지하면서, 한편으로는 만들어 낸 변화를 몸에 기억시키는 매우 중요한 과정이기 때문이다. 그러므로 반드시 순서에 따라 일어나도록 한다.

이때 약 2분 가량 엎드려 있는 것은 본인이 만든 변화를 몸에 인식시키키기 위한 시간이라고 보면 된다. 밥하는 것에 비유한다면 마지막으로 뜸을 들이는 것과 같이 본인이 만든 변화를 몸에 적응시키는 시간인 것이다. 그러므로 반드시 엎드려 있어야 할 필요가 있다. 또 최종적으로 일어서는 순서는 일상적인 생활 중에서도 같은 과정과 동작이 필요한 만큼 정확히 기억하여 지키도록 한다.

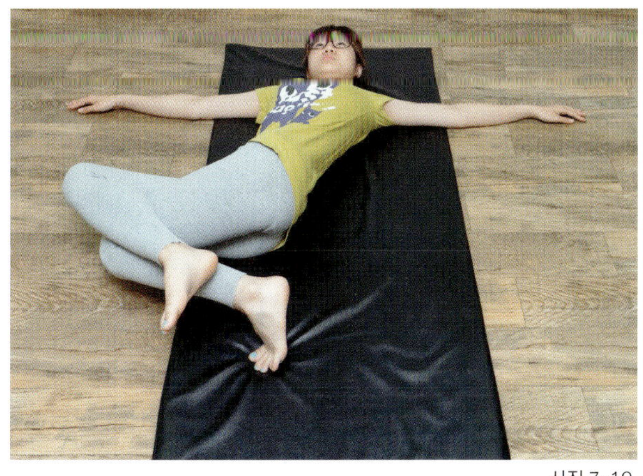
사진 7-19

1. 풍차돌리기를 마쳤다면(긴 다리 위에 짧은 다리가 포개진 상태) 사진 7-19에서와 같이 다리를 그대로 짧은 다리 방향으로 젖혀 넘긴다.

2. 그런 다음 사진 7-20에서처럼 두 팔을 모아 짧은 다리 방향으로 상체를 돌려 나란히 둔다.

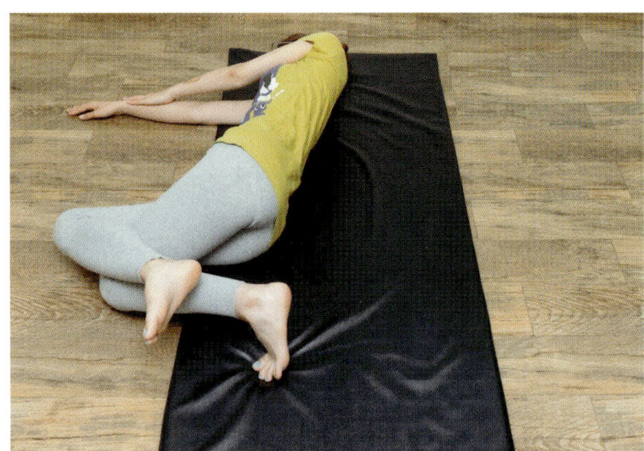

사진 7-20

3. 그리고 두 팔만을 이용해 상체를 사진 7-21과 같이 세운다. 이때는 반드시 두 팔의 힘만으로 상체를 세우도록 한다. 허리에 힘이 들어가거나 반동을 이용하면 안 된다는 것이다. 요추에 만들어 낸 변화가 예전 상태로 되돌아 갈 수 있는 조건이 되기 때문이다.

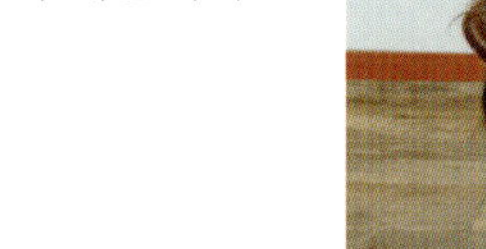

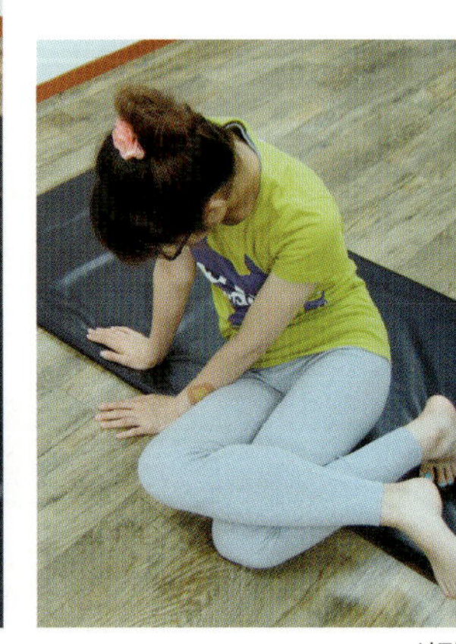

사진 7-21

4. 긴 다리 위에 올렸던 짧은 다리를 풀어 긴 다리 밑에 사진 7-22에서처럼 끼움과 동시에 사진 7-23의 A와 같이 천천히 상체만을 움직여 세우면서 무릎을 꿇는다. 이렇듯 무릎을 꿇으면 긴 다리의 무릎이 약간 뒤에(몸쪽) 놓이게 된다. 즉, 무릎을 내려다 봤을 때 사진 7-23/B의 ⓐ, ⓑ와 같이 긴 다리의 무릎이 짧은 다리의 무릎에 비해 약간 더 뒤에 놓이게 된다.

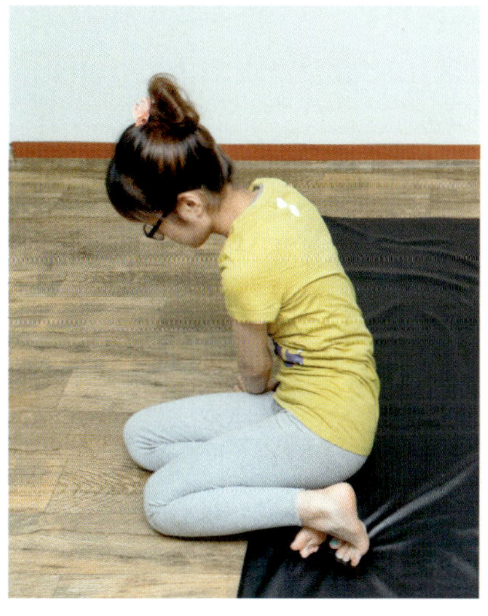

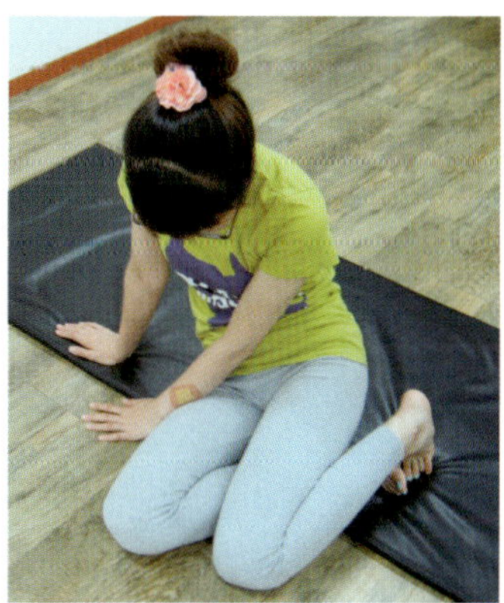

사진 7-22

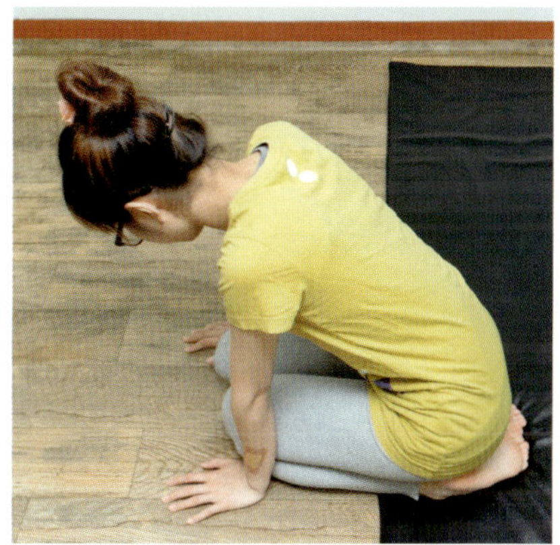

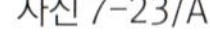
사진 7-23/A

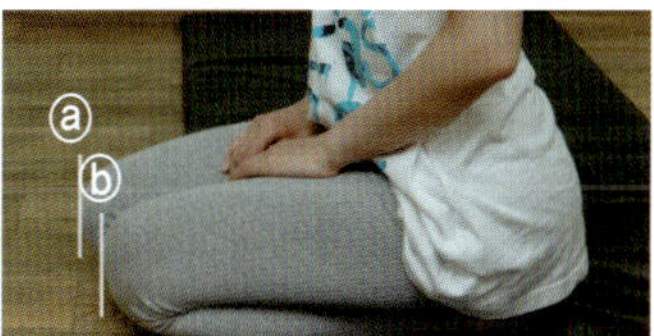

사진 7-23/B

5. 이 동작이 이뤄지는 과정에서 하체는 움직이지 않아야 된다. 간혹 무릎을 당기거나 움직여서 자세를 갖추는 사람들이 있다. 옳은 동작이 아니다. 반드시 상체를 이동시켜 무릎 위에 안정적으로 올려 놓아야만 된다. 그렇지 않으면 기껏 만들어 놓은 골반이나 요추의 변화에 부정적인 영향을 주고 만다.

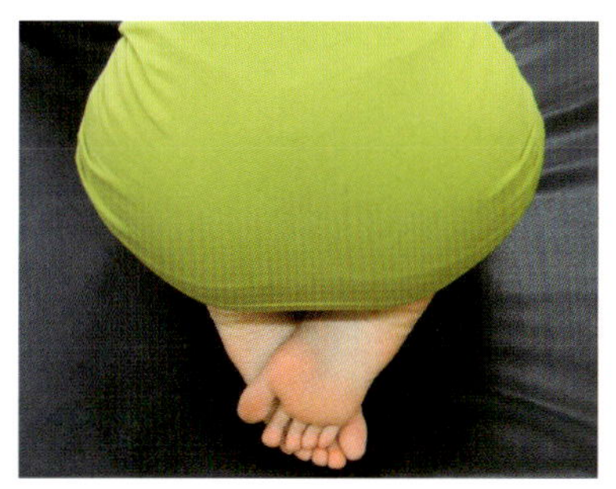

사진 7-24

6. 상체를 완전히 세운 다음 무릎을 정확히 꿇고 엉덩이를 올려 놓는다. 이때 사진 7-24에서처럼 엉덩이는 발뒤꿈치 위에 균형적이면서 반

듯하게 놓여져야 된다. 엉덩이가 발뒤꿈치를 벗어나게 되면 무릎이 뒤틀리게 됨으로 다른 통증이나 이상이 발생할 수 있는 조건이 된다. 이때 두 발은 그림 7-1을 참고하여 자신의 체형에 맞춰 갖추도록 한다.

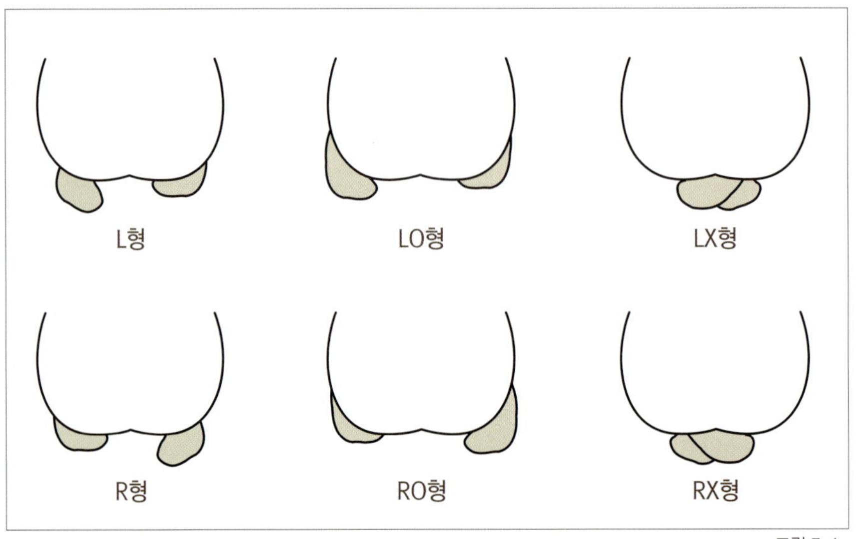

그림 7-1

7. 그런 다음 사진 7-25와 같이 긴 다리 쪽으로 상체를 자연스럽게 약간 틀어 절을 하듯 엎드린다. 엎드린 상태에서는 엉덩이가 뒤꿈치에서 떨어지지 않도록 트는 정도를 조절한다.

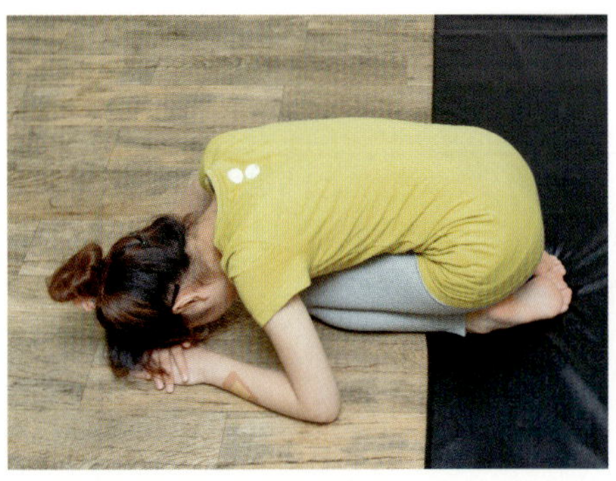
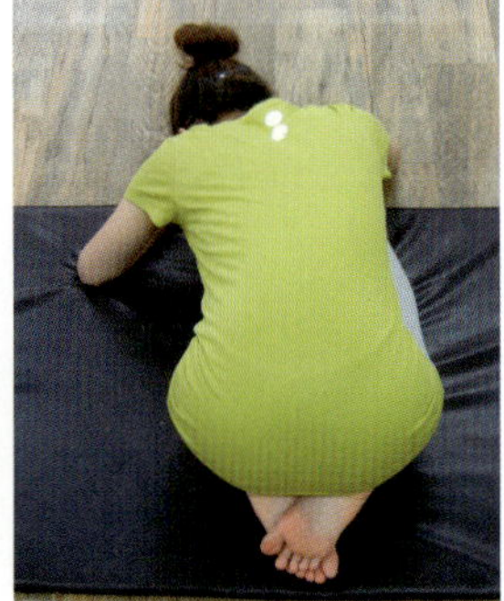

사진 7-25

8. 변형 정도가 심하면 상체를 숙이지 못하거나 엎드리더라도 이마가 손에 닿지 않는다. 그럴 경우 사진 7-26의 A와 B처럼 주먹을 쥐고 포갠 다음 그 위에 이마를 대거나, 베개나 높이가 있는 물건 등을 이용해 이마를 대고 엎드려도 무방하다. 사진 7-27은 일

반적인 경우 엎드릴 때의 손 모양이다.

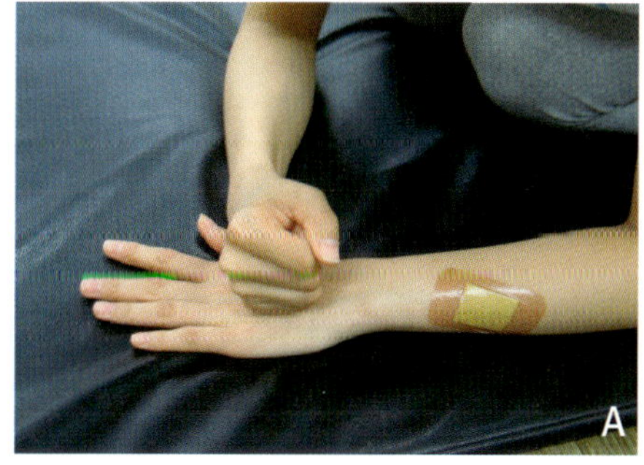

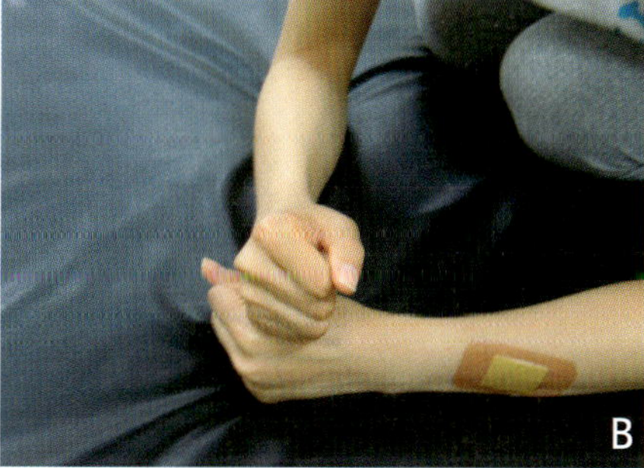

사진 7-26

* 참고- X형일 경우 상체를 틀어 엎드리면 엉덩이가 발뒤꿈치 위에서 벗어나는 사람들이 많다. 그러므로 뒤꿈치 위에서 엉덩이가 벗어나지 않도록 주의할 필요가 있다. 그렇지 않으면 무릎이 어긋난 상태에서 엎드리게 된다. O형이라면 발목이 틀어지거나 발끝이 바깥쪽으로 벌어지는 사람들이 적지 않다. 발목 상태가 정상적이지 않을 때 나타나는 현상이다. 그럴 경우 발끝을 의식적으로 안쪽으로 틀도록 한다. 그러다 익숙해지면 발을 반듯하게 편 상태에서 바닥에 발등이 고르게 닿도록 한다.

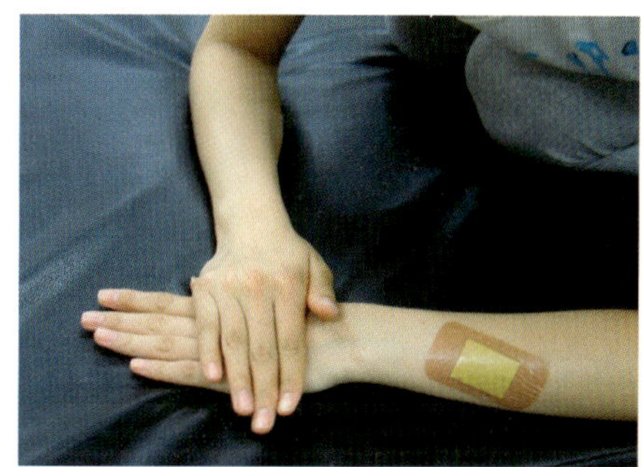

사진 7-27

◎ 다리 길이가 같아졌을 때는

다리 길이가 같아졌을 때는 두 무릎의 끝을 나란히 맞추고 엎드리면 된다. 이때 O형이라면 사진 7-28의 A와 같이 두 발끝을 벌린 상태에서 엎드리고, X형이라면 사진의 B처럼 두 발끝이 서로 가볍게 맞닿은 상태에서 엎드리면 된다.

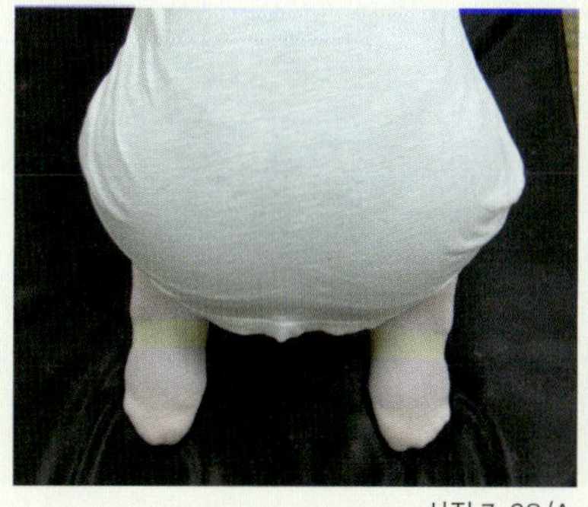

사진 7-28/A

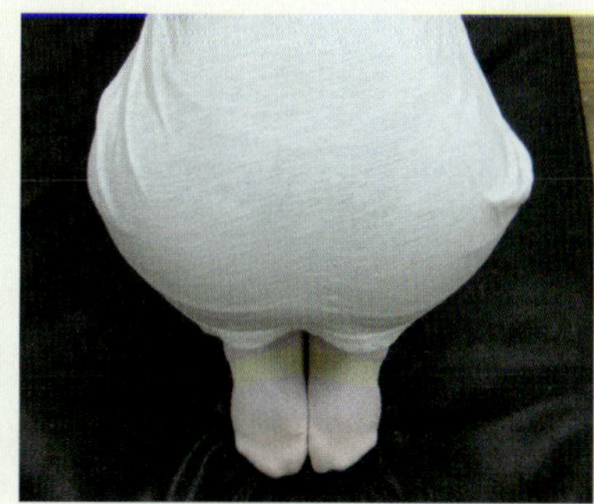

사진 7-28/B

이때 상체는 사진 7-29에서와 같이 두 팔을 펴고 가슴이 바닥에 닿을 만큼 깊게 숙이도록 한다.

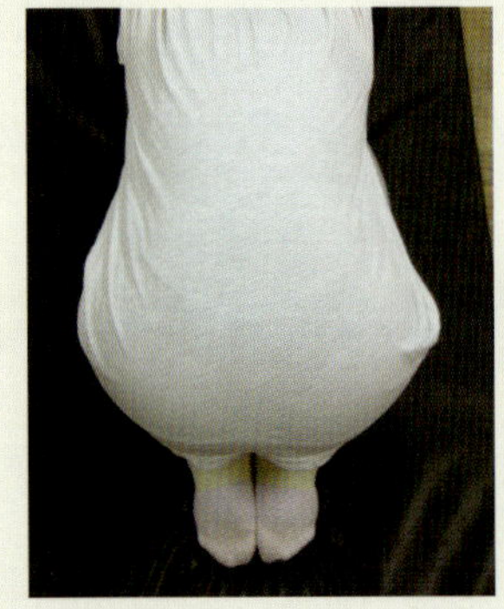
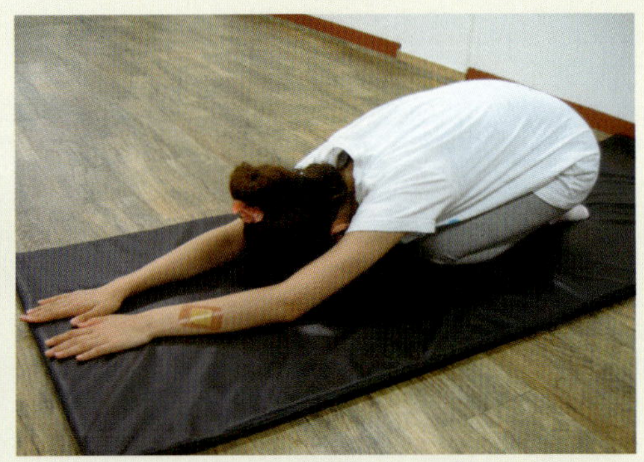

사진 7-29

9. 약 2분 정도가 지나면 상체를 일으켜 세운 다음 사진 7-30에서처럼 두 팔을 편 상태에서 두 손을 양 무릎 앞에 자신의 손바닥 길이 정도 떨어진 위치에 나란히 둔다.

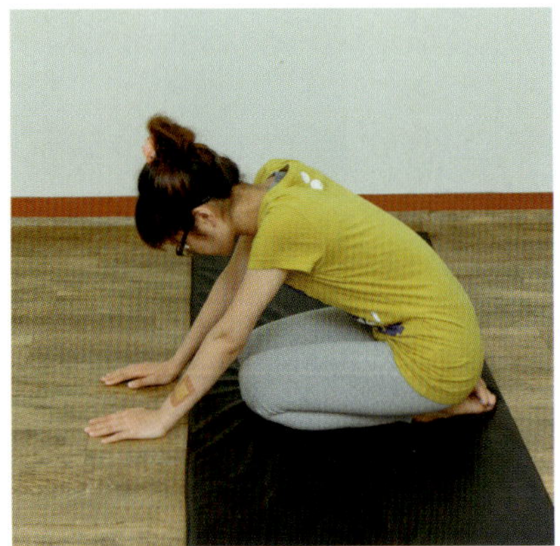
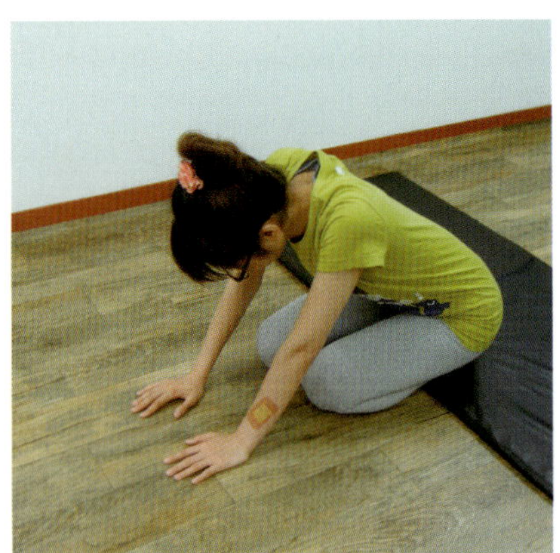

사진 7-30

10. 이 상태에서 사진 7-31에서처럼 엉덩이를 천천히 들어 올린다.

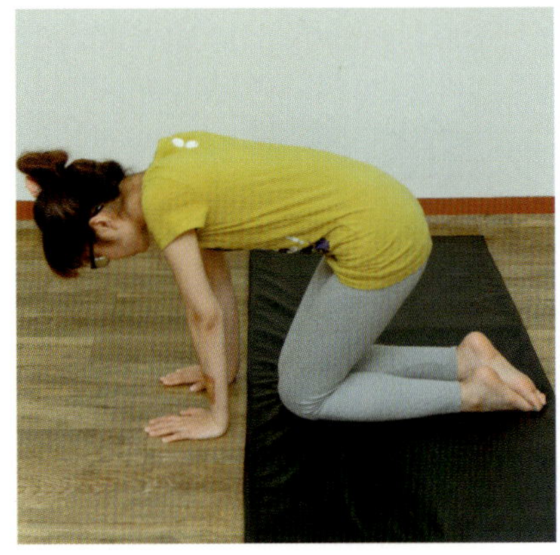
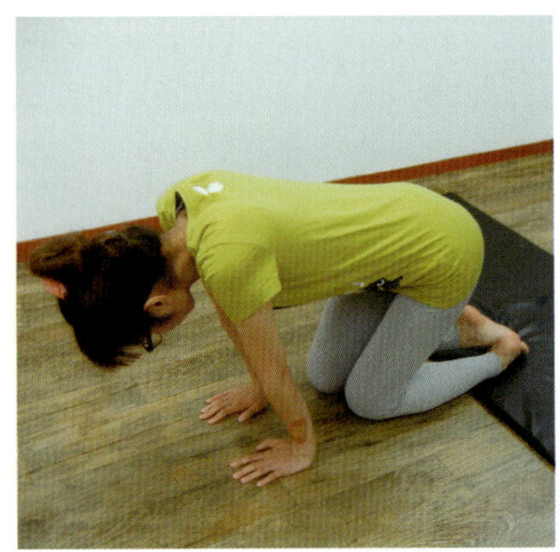

사진 7-31

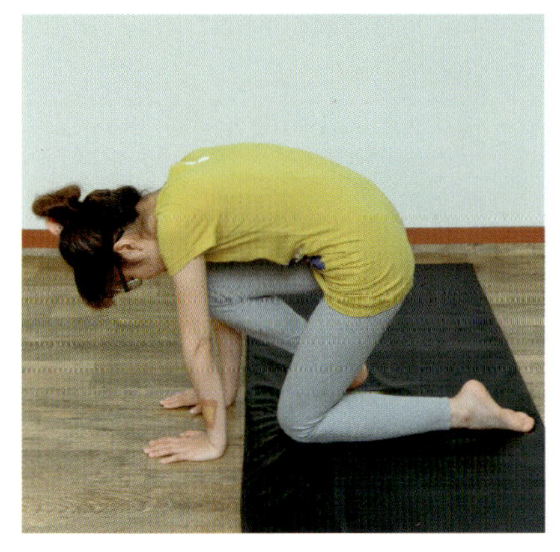

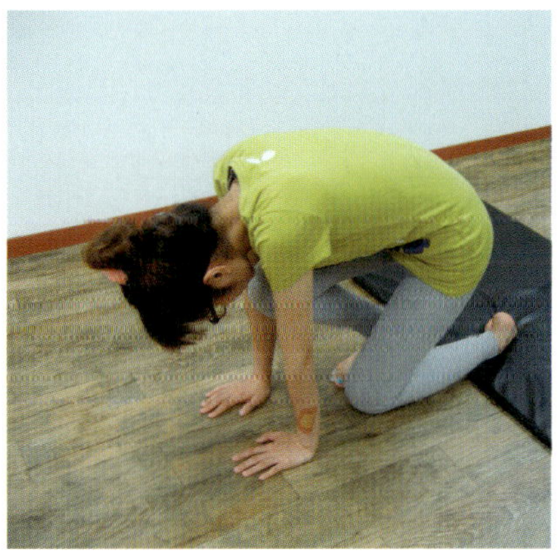

사진 7-32

11. 그런 다음 사진 7-32와 같이 짧은 다리부터 움직여 세우면서 발끝이 무릎이 있던 위치에 놓이도록 맞춰 놓는다.

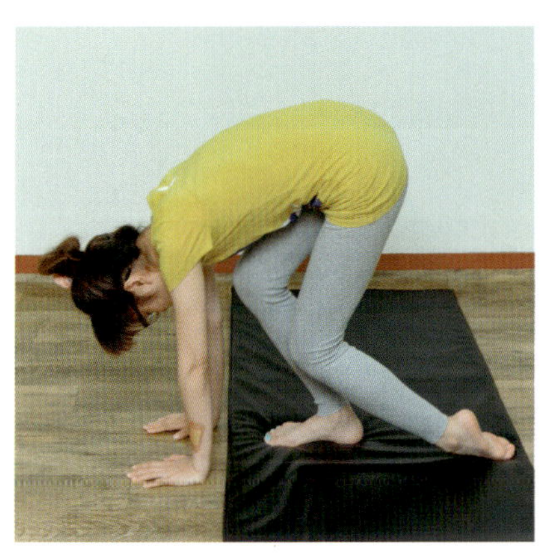

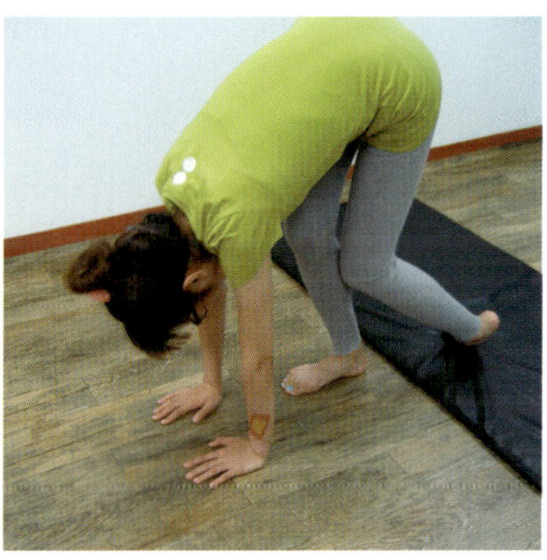

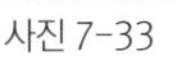

사진 7-33

12. 그런 다음 사진 7-33과 같이 짧은 다리를 펴는 것과 동시에

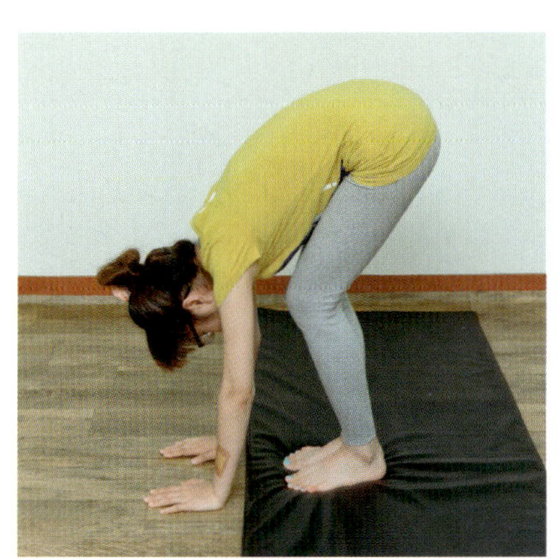

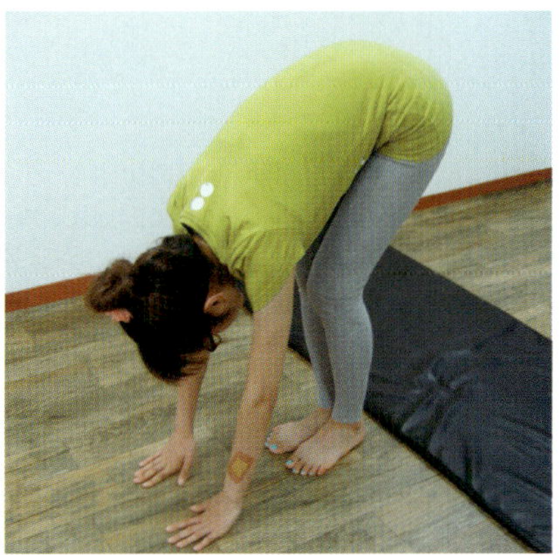

사진 7-34

13. 사진 7-34에서처럼 긴 다리의 발을 짧은 다리의 발 옆에 가져다 놓는다.

14. 두 다리를 완전히 펴면서 손바닥을 바닥에서 떼어 냄과 동시에 상체를 들어 올려 사진 7-35와 같이 바르게 선다. 이때 경추의 변형이 크다면 잠깐 어지러울 수도 있다. 하지만 곧바로 사라진다. 더욱 심할 경우 구토가 나는 느낌이 들 수도 있지만 곧 진정되고 실제 구토를 하는 경우는 없다.

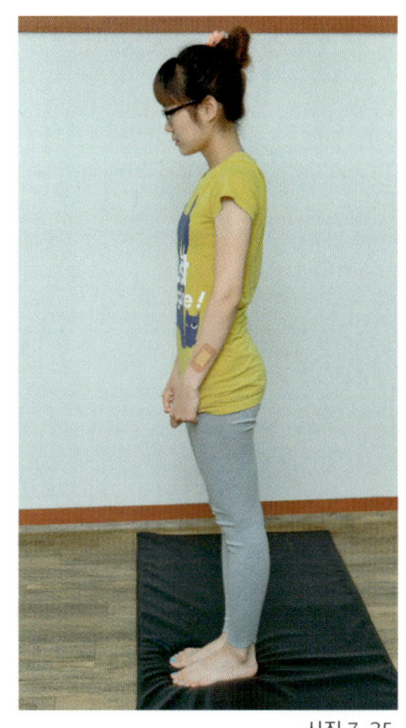

사진 7-35

15. 일어선 다음에는 사진 7-36에서처럼 반드시 긴 다리를 축으로 하여 두 바퀴를 돌고 마무리한다.

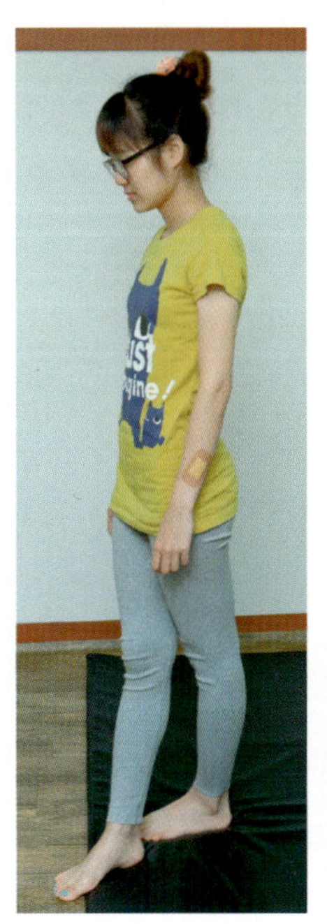
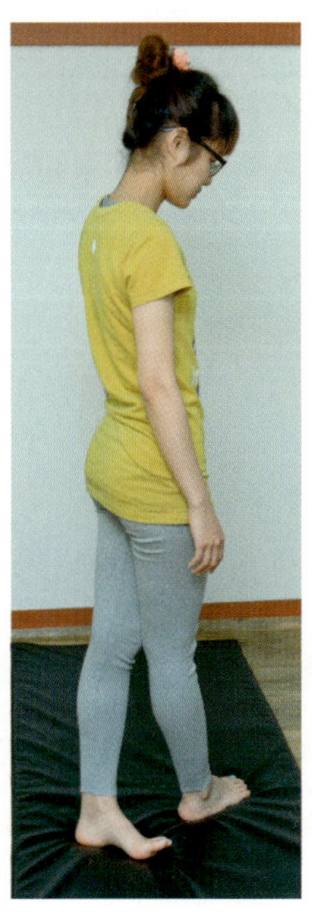
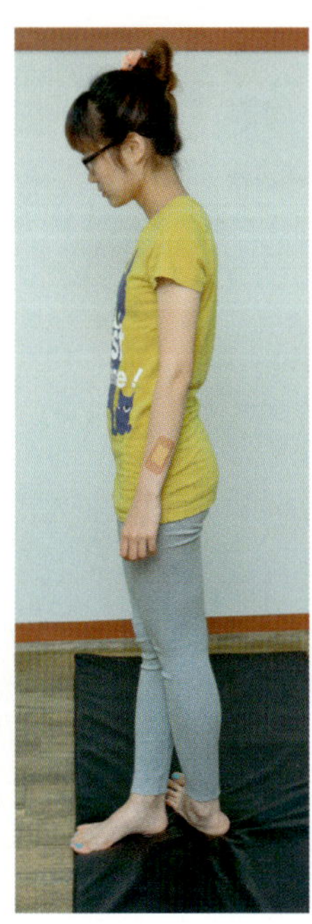
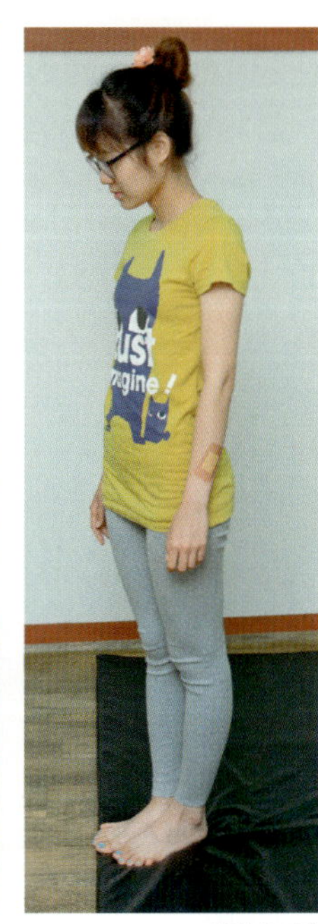

사진 7-36

이렇듯 긴 다리를 축으로 하여 긴 다리 방향으로 두 바퀴를 도는 것은 고관절의 변위를 다시 한 번 내전시켜 준다는 의미를 가지고 있다. 즉, 짧은 다리에 비해 상대적으로 외전·외선된 결과로 길어진 다리를 의식을 가지고 다시 한 번 더 내전·내선시켜 줌으로써 다리에 나타나 있던 길이 차이와 고관절의 변위를 안정시켜 준다는 뜻이다.

* 참고- 필수운동의 마지막 단계인 일어나기는 운동의 결과를 확실하게 마무리하는 매우 중요한 과정이다. 상체를 먼저 세우고 일어서면 상체의 무게가 골반에 직접적으로 작용하게 된다. 틀어져 있던 골반이나 고관절에 부정적인 영향을 준다는 것이다. 그러나 지금과 같이 일어나면 그러한 현상을 피할 수 있다. 이 차이는 평소 일어서던 동작과 비교해 보면 알 수 있다.

운동을 마친 다음에는 반드시 사진 7-37과 같이 두 다리를 묶고 자도록 한다. 골반의 변형이 크다면 더욱더 무릎 위와 바로 아래, 그리고 발목을 강하게 묶고 자야만 된다.

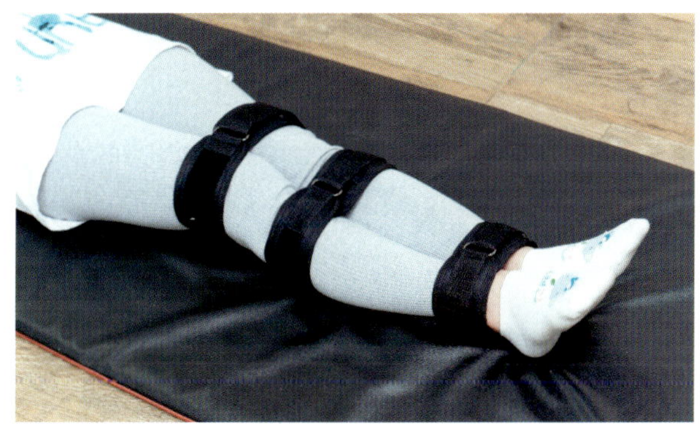

사진 7-37

문제는 O형 다리면서 골반의 변형 정도가 심한 상태라면 무릎이 아프면서 다리가 쉽게 저린다는 점이다. 반대로 골반의 변형이 큰 X형 다리라면 쥐가 발생하는 경향이 매우 높다. 또 다리나 발이 붓기도 하고 무릎이 얼얼하기도 한다. 하지만 골반 상태가 개선되는 것과 비례해 차츰 사라짐으로 꾸준히 시도하도록 한다.

다리를 묶고 아침까지 잔다는 것도 결코 쉽지 않다. 그러나 분명한 것은 다리를 묶고 잠으로써 잠자는 중에도 골반과 고관절의 변형을 막아줌은 물론, 척주의 안정적인 상태가 유지된다는 점이다. 나아가 생리적인 만곡도까지 자연스럽게 회복시켜 준다. 그러므로 반드시 두 다리를 묶고 자도록 한다.

또 일상운동에서 자세히 설명하겠지만 의자에 앉아 있을 때도 무릎 위를 강하게 묶고 있어야만 된다. 그래야 앉아 있는 동안에도 골반을 안정시켜 측만곡의 진행을 막을 수 있다.

다리를 묶고 편안한 수면을 취하기까지 많은 시간이 필요하다. 그만큼 어렵다는 이야기다. 드물지만 첫날부터 편안하게 자거나 2~3일 만에 익숙해지는 사람들도 있긴 하다. 하지만 대부분은 약 1개월, 길면 6개월 정도의 적응 기간이 필요하다. 그러므로 처음일 경우 무릎 위만 묶기 시작하여 익숙해지면 무릎 밑, 그리고 발목을 함께 묶도록 한다.

옆으로 누워 잔다면 사진 7-38에서와 같이 현재 긴 다리가 아래에 놓이도록 누워 자면 고관절에 발생할 수 있는 변위를 예방하는데 도움이 된다. 예컨대 왼쪽 다리가 길면 사진과 같이 몸 왼쪽이 아래로 가도록 눕고, 반대로 오른쪽 다리가 길면 오른쪽이 아래로 가도록 누워 자라는 뜻이다.

다리를 묶고 자면 "저리거나 혈액순환에 장애를 받는 것은 아닐까?"라는 의문을 가지는 사람들이 많다. 하지만 호스를 이용해 꽃밭에 물을 줄 때 끝부분을 살짝 누르면 물줄기가 더욱 세게 멀리 나가는 경험을 해봤을 것이다. 이와 같은 원리는 '베르누이의 정리'에서 찾을 수 있다. 그러므로 혈행에는 전혀 장애를 받지 않고 오히려 빠른 순환이 이뤄진다. 그 결과 손발이 찼던 사람이라도 어느 순간부터 따뜻함을 체험하게 된다.

가끔 사타구니가 아프다는 사람들이 있다. 그런 경우는 대부분 골반의 변형이 크거나 비대하면서 X형 체형인 경우에 자주 나타나는 것으로 조사된다. 이런 현상 역시 몸이 개선되면서 차츰 사라진다. 또 평소 자주 발생하던 쥐나 저림 등도 줄거나 사라진다.

묶고 자는 것이 익숙해지면 누구라도 깊고 편안한 수면을 취할 수 있게 된다. 신진대사의 원활한 작용으로 몸이 따뜻해지는 것은 물론 상쾌하고 기분 좋은 아침을 맞이하게 되는 것이다. 심지어는 다리를 묶지 않으면 잠들기가 힘들거나 자더라도 피로가 풀리지 않는 상태까지 경험하게 된다.

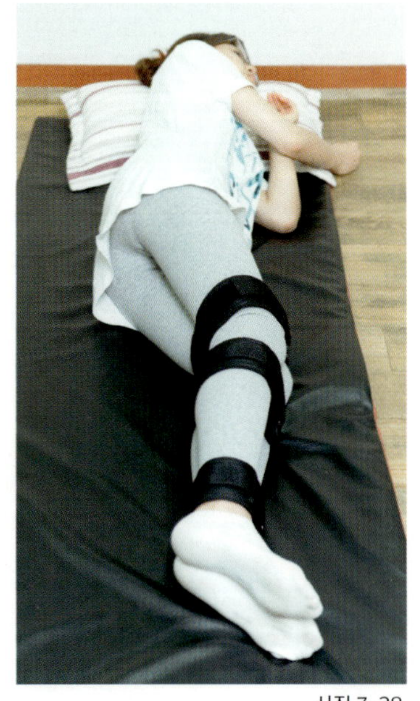
사진 7-38

묶기 전에는 반드시 필수운동을 하도록 한다. 운동을 마치면 틀어졌던 몸이 조금이라도 개선되므로 평소와는 달라진 상태에서 묶게 된다. 따라서 평소 느끼고 있던 여러 가지 불편함과 취침 중에 발생할 수도 있는 통증을 감소시켜 주기도 한다. 이런 이유로 반드시 필수운동을 한 다음 묶기를 권한다.

처음에는 면으로 만든 바지를 입고 묶도록 한다. 피부가 약하거나 다리의 혈행에 장애가 있을 경우 우둘투둘하게 피부가 솟거나 빨갛게 부어 오르기 때문이다. 동시에 가렵다. 이 또한 골반이 개선되면 자연스럽게 사라진다. 흔하지는 않지만 골반이나 고관절(엉치) 부분이 아프다는 사람들도 있다. 이런 경우 대부분이 골반의 변형 정도가 심각한 상태였다는 조사 결과가 있다.

O형 다리라면 운동을 했더라도 무릎이 아플 것이다. 무릎 위와 아래를 묶음으로서 벌어졌던 무릎 사이가 압박을 받아 나타나는 당연한 통증이다. 일부는 고관절부분에도 연관된 통증이 나타난다. 그럴 때는 사진 7-39처럼 무릎 밑에 방석이나 베개를 받히면 곧바로 사라진다. X형 다리 역시 통증을 느끼는 경우가 있다. 이때는 묶는 강도를 조절하거나 복사뼈 사이에 부드러운 천이나 수건 등을 넣으면 도움이 된다.

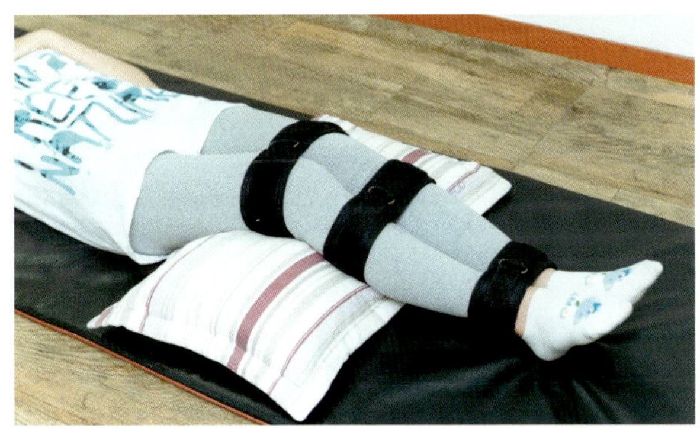

사진 7-39

마지막으로 바른몸운동은 모든 동작이 정확해야 한다. 가끔 횟수만 채우겠다는 생각으로 대강대강하는 사람들을 본다. 그러면서 예전 상태 그대로라고 투덜댄다. 노력은 했는데 변화가 없다는 얘기다. 하지만 이들이 했던 동작들을 확인해 보면 대부분 자기 편한 방식으로 했던 것으로 확인된다. 긍정적인 변화를 기대할 수 없는 엉뚱한 동작을 만들어서 하고 있었던 것이다. 그러므로 각 동작을 정확하게 하지 않으면 결코 기대하는 결과를 얻을 수 없다는 사실을 기억하기 바란다.

바른몸운동은

운동량을 늘리는 것도 중요하지만

그보다 더 중요한 것은

'얼마나 정확하게 하느냐' 와

'매일 꾸준히 했느냐' 입니다.

눈에 보이는 근육을

키우기 위한 운동이 아니라

우리 몸을 구성하고 있는

뼈와 세세한 근육들을

바르게 회복시키기 위한

운동이기 때문입니다.

Part 8

일상적인 바른몸운동

바른몸운동은

현생(現生)을 살아가면서

가장 필요한 운동이다.

자신의 몸을

건강하게 유지하고

이상이나 질병으로부터

스스로를 보호하는 것은 물론

그로부터 벗어나기 위한

자율운동이기 때문이다.

Part 8
일상적인 바른몸운동

일상적인 바른몸운동이란 말 그대로 일상생활 중에 틈틈이 해야 하는 운동을 가리킨다. 이들은 대부분 동작이 간단하고 가볍게 할 수 있는 특징을 가지고 있다. 그러므로 자신의 의지만 있으면 언제, 어디서나 할 수 있다. 그래서인지 무시하는 경향이 높다. 하지만 그건 매우 잘못된 생각이다. 일상 중에 틈틈이 하는 이 운동이 얼마나 중요한지 모르는 사람만이 그런 생각을 할 수 있기 때문이다.

체형에 맞춰 서 있거나 앉아 있는 자세를 보더라도 확실하다. 매우 간단하고 단순한 것 같지만 현재 발생되어 있는 측만곡의 진행을 막아줄 뿐만 아니라, 개선된 결과까지 얻을 수 있다. 실제 체형에 맞춰 앉아 있거나 무릎 위를 묶고 있는 것만으로도 무릎 높이나 돌출 차이, 그리고 골반의 뒤틀림 등이 바르게 회복되고 허리나 어깨통증, 만성피로 등도 차츰 사라진다. 발 크기 역시 대부분 같아진다. 학생이라면 집중력도 높아진다. 몸으로 인한 불편함을 느끼지 못한 결과다. 그러므로 자신의 체형에 맞는 자세를 반드시 지켜야만 된다. 그리고 이에 따른 대가는 바로 확인할 수 있다.

인체는 자연치유력(면역력, 자생력)이라는 엄청난 힘을 가지고 태어난다. 이 중에는 앞에서 설명한 항상성 및 보존성이라는 힘도 포함되어 있다. 좋고 나쁨을 떠나 익숙해진 상태로 되돌아 가려는 힘이 늘 작용하고 있는 것이다. 한편 우리 몸은 어느 부분에 측만증과 같은 변화가 발생하여 오랜 기간이 경과하면 그 상태에 익숙해지고 만다. 휘어지고 틀어진 상태일망정 그 상태가 오래되면 그 상태가 정상인양 인식하고 고착된다는 뜻이다. 그 결과 우리 몸에는 비대칭적인 현상들이 나타나고, 결국 이와 연관된 통증이나 이상으로 고통 받게 된다.

그렇다면 바른몸운동이 왜 필요한지를 생각해 보도록 하자. 바른몸운동을 하는 목적은 이러한 틀어짐을 바로 잡기 위한 것이다. 그런데 아침, 저녁으로 필수운동만 한다면 어떻게 되겠는가? 의심할 여지도 없이 운동을 하지 않는 낮 시간에는 예전 상태로 되돌아 가려는 힘이 끊임없이 작용하게 된다.

그러므로 척추측만증이 개선되기를 바란다면 꾸준히 노력할 필요가 있다. 기대했던 변화가 나타나기 시작했다 할지라도, 또는 이미 바랐던 결과를 어느 정도 얻었다 할지라도, 그 상태가 완전히 자신의 것이 될 때까지는 끊임없는 노력이 요구된다는 것이다. 그래야만 자신이 희망하는 건강한 몸을 되찾을 수 있다. 나아가 몸으로 인한 장애를 받지 않는 최적의 상태에서 자신의 삶을 살아갈 수 있게 된다.

1. 의자를 이용한 바른몸운동

1. 의자에 앉아 척추세우기

현대의 생활환경은 의자에 앉아 있는 시간을 길게 만들었다. 이러한 조건은 척추측만증으로 고통 받고 있는 사람이라도 예외일 수는 없다. 그리고 이들은 앉아 있는 내내 어느 한쪽 다리를 꼬거나 상체를 비틀고 앉는 등 바르지 못한 자세를 자연스럽게 반복한다. 나름 편한 자세나 상태를 찾기 위한 몸부림인 것이다. 그 결과 골반과 척추에 부정적인 영향을 끊임없이 주게 되고, 결국 이와 연관된 이상들을 필연적으로 발생시키게 된다.

실제로도 다리를 꼬고 앉거나 상체를 틀어 보면 골반을 중심으로 비정상적인 힘이 작용하는 것을 느낄 수 있다. 특히 컴퓨터를 오래 사용하는 학생이나 직장인에게서 흔히 발견되는 일자목이나 거북목 현상, VDT증후군 등은 몸 상태와는 상관없이 발생되고 있는 것으로 조사된다. 더구나 이러한 이상이 나타나지 않아야 될 청소년층에서 크게 증가하고 있는 것은 매우 우려되는 현상이다. 그러므로 이를 개선시킬 수 있는 동작이나 자세가 필요하게 된다.

다시 한 번 밝히지만 사례로 든 사진과 설명은 왼쪽 다리가 긴 체형을 기준으로 구성되어 있다. 따라서 오른쪽 다리가 길다면 반드시 반대로 해야만 된다. 또 이 동작은 하루 5회 정도 틈틈이 해야 우리 몸이 가진 되돌림 현상을 막을 뿐만 아니라 긍정적인 결과까지 기대할 수 있다. 간혹 동작 자체가 간단하고 단순하다고 생각하여 너무 자주 하거나 오래 하는 경우를 본다. 잘못된 생각이다. 그러므로 적정 횟수를 반드시 지키기 바란다.

이 자세는 요추와 골반에 직접적인 영향을 줄 뿐만 아니라 척추에 나타나 있는 전반적인 변형에도 영향을 준다. 특히 척추측만증이라면 더욱 그렇다. 동작의 목적이 요추 하단부의 기울기와 회전변위를 개선시키는 데 있기 때문이다. 동시에 골반의 변형도 함께 개선시켜 준다. 일부 부분적인 통증을 느끼는 경우도 있지만 중단하면 곧 바로 사라진다. 그러므로 반드시 하도록 한다. 참고로 **다리 길이가 같아졌을 때는 이 동작을 하지 않는다.**

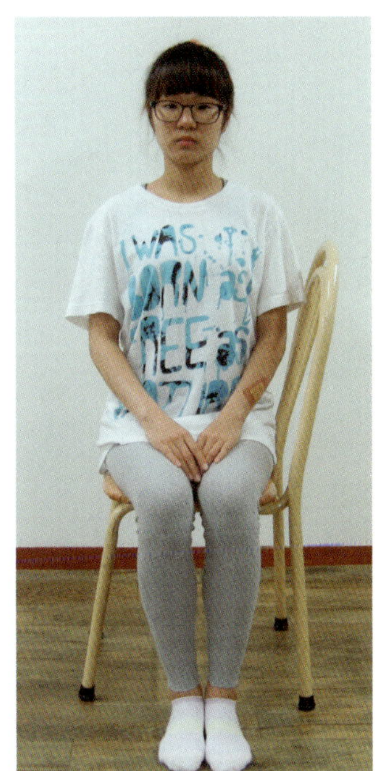

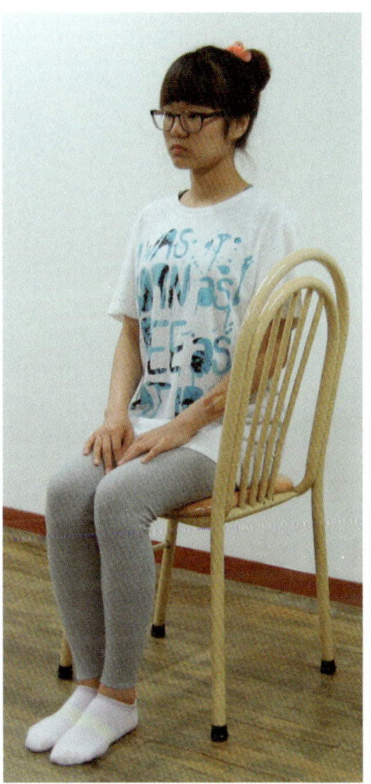

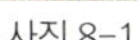

사진 8-1

1. 의자 등받이를 사진 8-1과 같이 옆으로 두고 앉는다. 앉을 때는 긴 다리가 등받이 가까이 놓이도록 한다.

2. 긴 다리의 발뒤꿈치를 사진 8-2의 A처럼 의자 다리에 기댄 다음 발끝을 약 45도 정도로 안쪽으로 꺾는다. 이때 다리를 내려다 보면 사진의 B에서와 같이 무릎(ⓐ)이 발뒤꿈치(ⓑ)보다 안쪽에 놓여 있는 것을 확인할 수 있다.

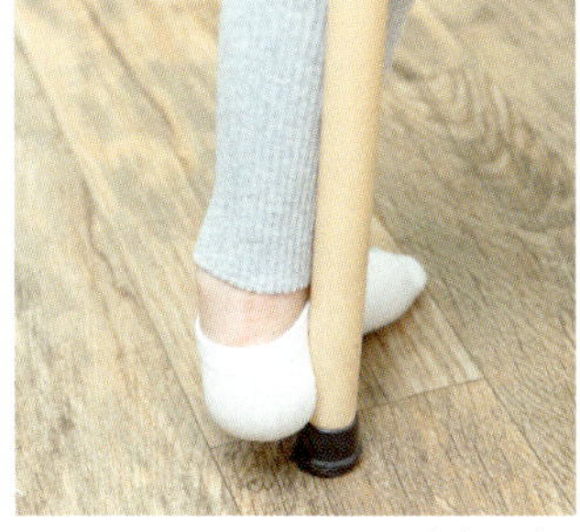

사진 8-2/A

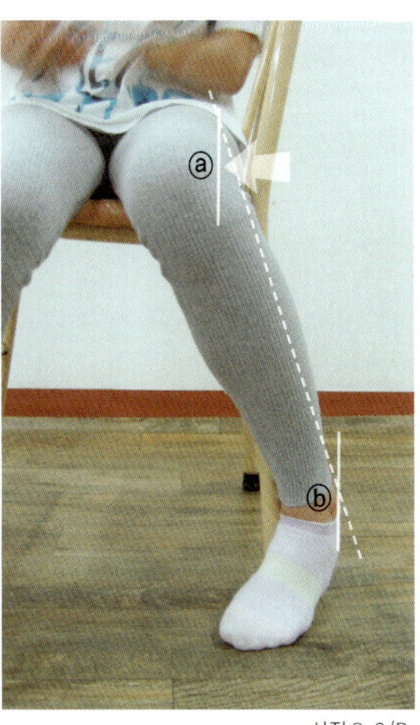

사진 8-2/B

3. 짧은 다리를 긴 다리 위로 올려 깊게 포갠 상태에서 상체를 반듯이 펴고 등받이를 잡은 다음 사진 8-3과 같이 두 팔을 이용해 긴 다리 쪽으로 서서히 돌린다. 나이가 어리다면 몸이 유연하여 과도하게 돌리는 경우를 자주 본다. 옳지 않은 자세다. 반드시 의자 등받이와 어깨가 나란히 되도록 까지만 돌리도록 한다.

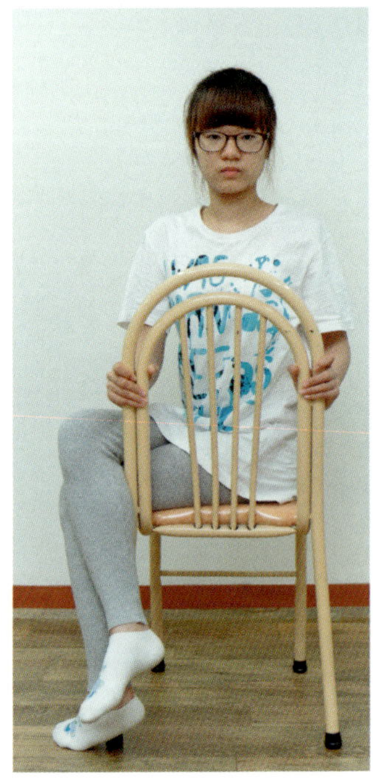

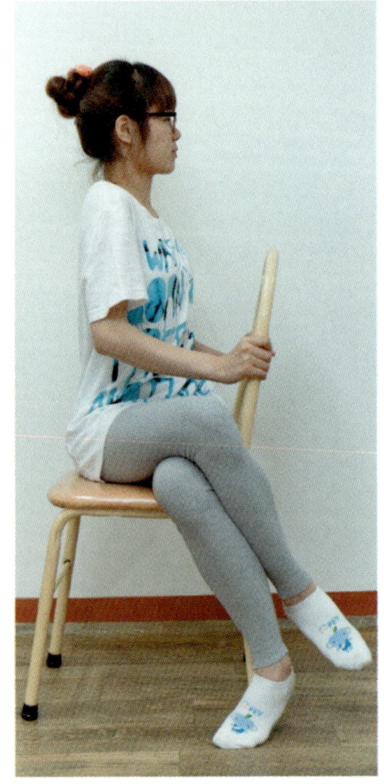

사진 8-3

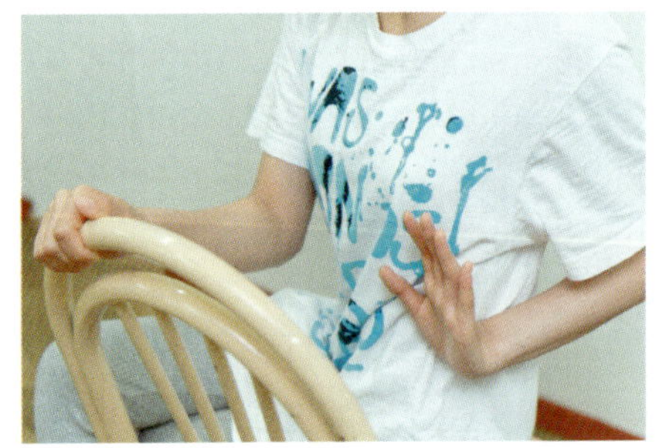

사진 8-4

4. 등받이를 잡을 때는 손을 잡는 위치는 손을 펴 세운 상태에서 사진 8-4에서처럼 손끝이 젖꼭지 높이와 같도록 맞춘 다음 그대로 등받이 가까이 붙여 잡는 것이 가장 이상적인 위치가 된다.

5. 힘을 준 상태에서 상체를 그대로 세우고 약 30초에서 1분 정도를 유지한다. 처음에는 30초 정도가 가장 적당하다. 이때 상체는 전면과 나란히 되도록 두 팔의 힘을 조절해야 한다. 거울을 보면서 하면 자신의 상태를 정확히 알 수 있어 도움이 된다.

6. 상체가 어느 한쪽으로 기울거나 치우치지 않도록 주의한다. 그러면서 통증이 발생되지 않도록 자신의 체력 상태에 맞춰 시간을 조절한다.

7. 시간이 되면 포갰던 다리를 풀고 일어서서 긴 다리를 축으로 하여 긴 다리 방향으로 두 바퀴를 돌고 마무리한다.

이 자세는 통상 30초에서 1분 정도 유지하는 것이 가장 이상적이다. 드물지만 개개인의 상태나 변형 정도에 따라 30초라도 예상치 못한 통증이 발생하는 경우가 있다. 그러므로 무리되지 않도록 주의해야 한다.

척추측만증은 턱관절에서 부정교합과 같은 이상의 발생률이 매우 높은 것으로 소시된다. 따라서 입을 벌리고 닫을 때 턱에서 소리가 나거나, 입이 최대치로 벌어지지 않는 사례가 일반인에 비해 매우 높게 확인된다. 그런 경우라도 이 자세를 갖추고 입을 벌리고 닫아보면 대부분 상당한 유연함을 느끼게 된다. 또 입이 벌어지는 범위도 커진다. 골반에서 시작된 측만곡이 턱관절에까지 영향을 미친 결과가 그와 같은 이상이기 때문이다. 반대로 생각한다면 척추가 바르게 개선되면 턱관절 역시 회복된다는 의미를 가진다. 그러므로 꾸준히 하기를 바란다.

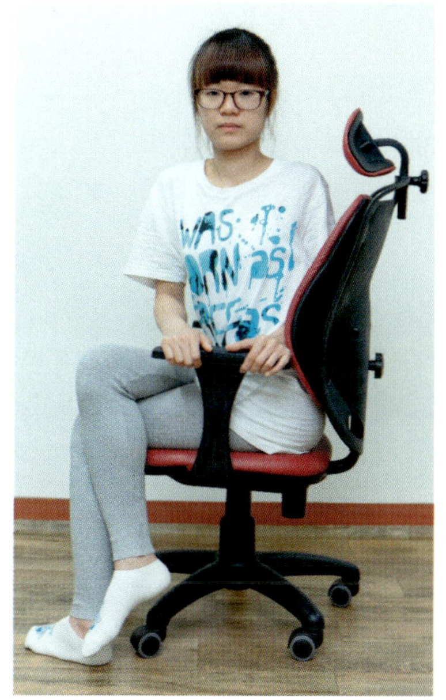

사진 8-5

평소 사용하는 의자가 회전의자라면 그에 맞춰 하면 된다. 먼저 사진 8-5와 같이 몸을 팔걸이 가까이 붙인 상태에서 팔걸이를 잡고 사진 8-6의 A처럼 발을 45도 정도로 꺾은 다음 다리를 올리고 돌리면 된다는 얘기다.

이때도 위에서 내려다 보면 무릎이 사진 B의 ⓐ와 같이 발뒤꿈치보다 안쪽에 위치하게 된다. 앞에서 설명(사진 8-2/B 참조)한 대로 발뒤꿈치가 무릎보다 바깥에 놓이게 된다는 것이다. 그런 다음 짧은 다리를 포갠 상태에서 옆에 있는 팔걸이를 잡고 상체를 틀면 반듯하게 세우고 같은 결과가 나타난다. 그러므로 어떤 의자가 됐든 본인의 의지만 있으면 할 수 있는 동작이자 자세라고 할 수 있다.

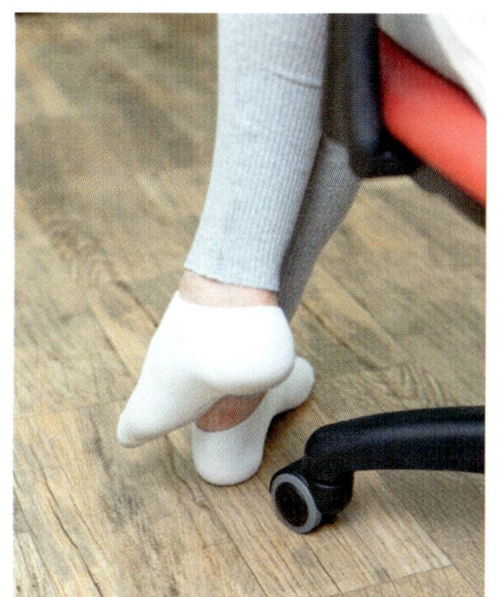

사진 8-6/A

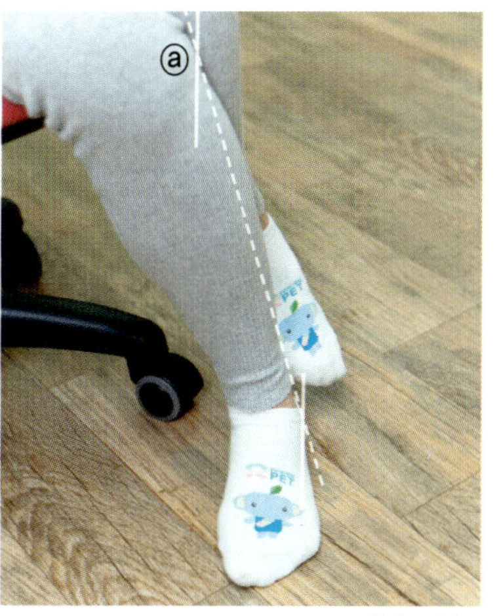

사진 8-6/B

2. 의자에 앉아 척추고르기

이 운동은 의자에 앉아 자신의 체형에 맞춘 자세를 갖추고 가슴을 중심으로 척추를 당겨 올린 상태에서 의자의 등받이를 이용해 두 팔과 어깨를 최대한 뒤로 젖히는 동작이다. 그리고 필수운동의 척추고르기와 마찬가지로 척추의 전반적인 측만곡과 요추의 회전변위 및 만곡도를 회복시키는 목적을 가지고 있다.

자세를 갖추고 어깨를 최대한 젖혀보면 견갑골(날개뼈)이 가깝게 붙으면서 흉추의 측만곡이 펴지는 것을 느낄 수 있다. 또 요추부분은 가슴을 중심으로 당겨 올리는 힘에 의해 기울기가 세워지면서 S라인이라고 부르는 허리의 이상적인 만곡이 형성된다. 그러므로 동작은 매우 단순하게 보이지만 척추측만증이라면 반드시 필요한 일상운동이다. 횟수는 다른 운동들과 함께 하루 5회 정도 틈틈이 한다.

1. 먼저 사진 8-7과 같이 의자에 편하게 앉는다. 그런 다음 긴 다리 쪽 엉덩이를 뒤로 약간 당긴다. 당기는 정도는 긴 다리의 무릎이 짧은 다리의 무릎보다 몸 쪽으로 약간 들어가도록 당기면 된다. 동작 중에는 무릎이 벌어지지 않도록 주의한다. 만약 벌어진다면 무릎 위를 묶고 한다.

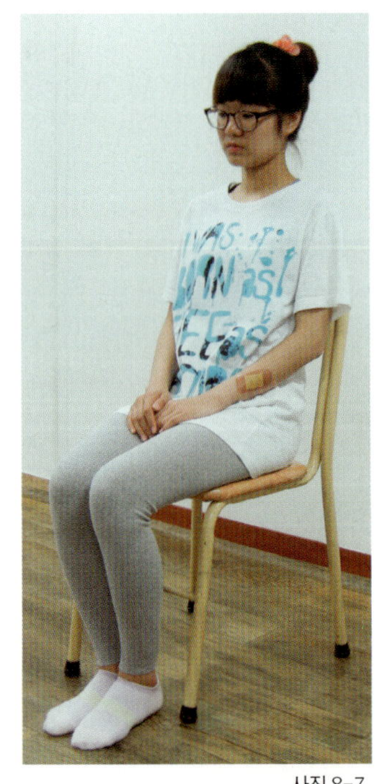

사진 8-7

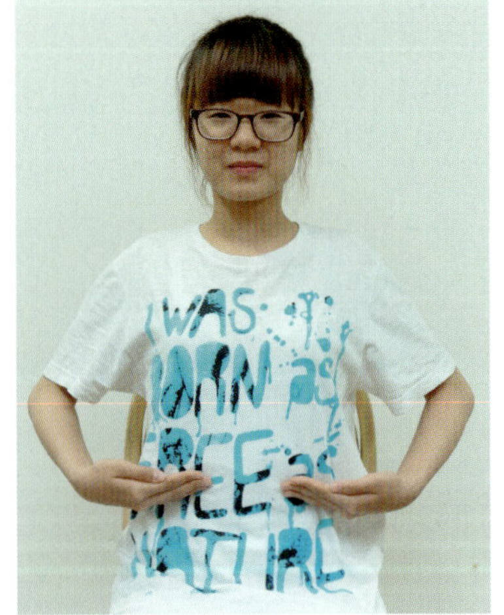

사진 8-8

2. 척추고르기와 같이 젖꼭지 가운데를 중심으로 상체를 위로 당겨 올린 상태에서 늑골(갈비뼈) 하단부에 사진 8-8에서처럼 새끼손가락 끝부분을 살짝 댄다.

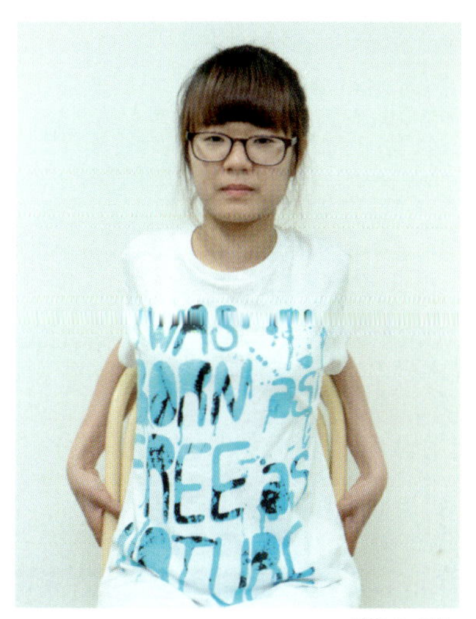

사진 8-9/A

3. 상체를 그대로 유지한 상태에서 늑골의 하단부를 따라 의자 등받이까지 손을 움직여 사진 8-9의 A처럼 등받이를 잡는다. 이때 손은 반드시 사진 B와 같이 손끝이 아래로 향하도록 한다.

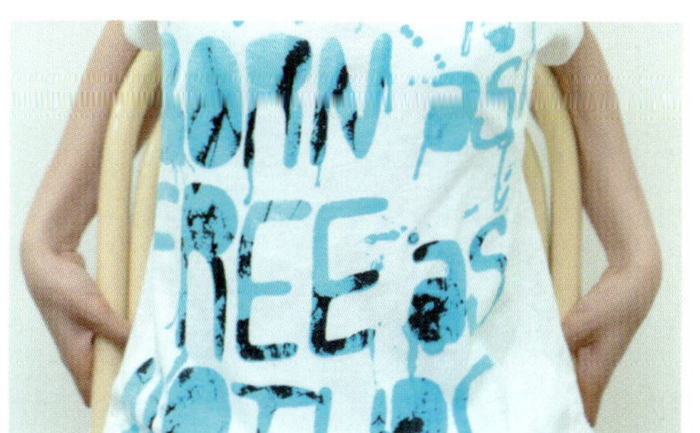

사진 8-9/B

4. 상체를 그대로 유지한 상태에서 사진 8-10과 같이 양팔과 어깨를 최대한 뒤로 젖힌다. 이때 어깨관절이 바르지 않거나 변형 정도가 심하면 뒤로 젖혀지는 두 팔의 범위(각도)는 당연히 다르다. 그렇더라도 본인이 할 수 있는 최대한 젖히도록 한다. 이 상태를 그대로 10초간 유지한다.

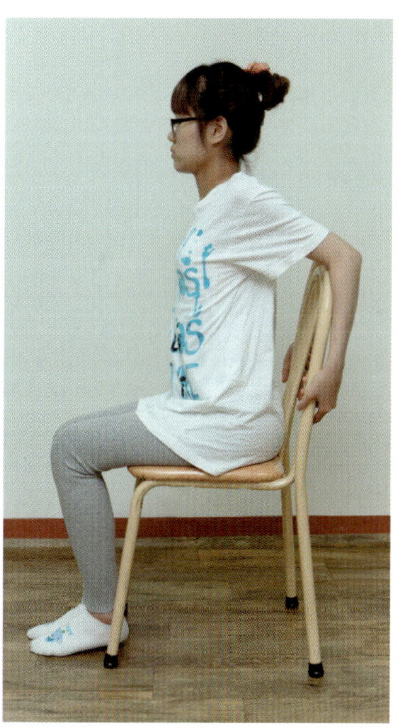

사진 8-10

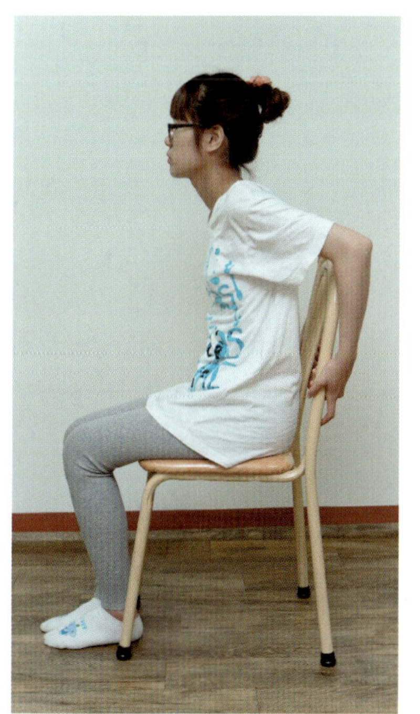

사진8-11

5. 10초가 지나면 다음 사진 8-11처럼 손은 등받이를 그대로 잡은 채로 상체와 팔에만 힘을 빼고 10초간 쉰다.

6. 다시 척추고르기 자세를 취하면서 사진 8-10과 같이 최대한 뒤로 젖혀 10초간 유지한다. 그리고 같은 동작을 5회 반복한다.

이와 같이 5회를 반복하는 것이 한 세트로 약 1분 30초 정도가 소요된다. 그리고 하루 5회 정도를 꾸준히 하는 것이 가장 바람직한 운동량이 된다. 체력이 약할 경우 5회가 무리일 수 있다. 또 통증이 발생하는 경우도 있다. 이때는 당연히 자신의 체력에 맞춰 횟수와 젖히는 정도를 조절하면 된다.

* 참고– 의자를 이용한 이 운동은 흉추의 변형이 크다면 반드시 해야 한다. 모두가 그런 것은 아니지만 카이로프랙틱과 같은 수기요법에 의해 긍정적인 변화를 얻는 경우도 있다. 흉추에 직접적인 영향을 주어 긍정적인 결과를 얻기도 한다는 얘기다. 그러나 누워있는 상태에서 바르게 개선시켰다 해도 그 상태가 유지되기가 매우 어렵다는 조사 결과가 있다. 그러므로 흉추에 발생되어 있는 측만곡의 개선을 위해서는 반드시 해야 할 필요가 있다. 반복해서 꾸준히 하다 보면 몸이 기억하게 된다. 긍정적인 변화를 차츰차츰.

2. 서서 상체 돌리고 숙였다 펴기

먼저 이 운동은 상체나 허리를 위한 동작이 아니라는 점을 알아야 한다. 오로지 다리와 골반과의 연결 관절인 고관절의 회복과 안정에 목적을 두고 있기 때문이다. 그러므로 골반(엉덩이)을 틀거나 다리를 굽혀 숙이거나 상체를 틀어 숙이지 않도록 주의해야 한다.

1. 두 발을 나란히 맞추고 사진 8-12처럼 반듯하게 선 다음 자신의 어깨 폭만큼 두 발 사이를 벌린다.

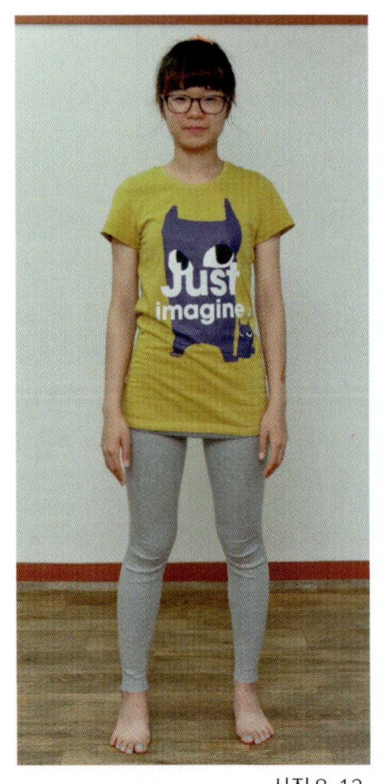

사진 8-12

2. 긴 다리의 발을 사진 8-13에서와 같이 약 5cm 정도(엄지발가락 하나 정도) 뒤로 당겨 놓는다. 예컨대 왼쪽 다리가 길다면 사진처럼 왼쪽 발을 뒤로 당기고 선다. 이때 발끝 부분이 조금이라도 벌어지지 않고 11자와 같이 나란한 상태가 되도록 주의한다.

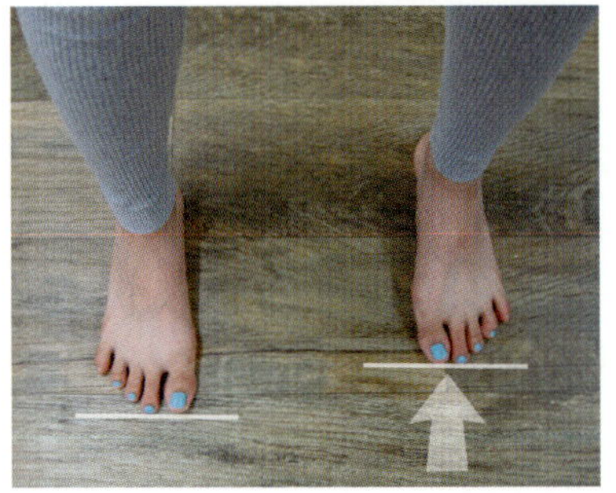
사진 8-13

3. 자세를 갖췄으면 사진 8-14에서처럼 상체를 긴 다리 쪽부터 가볍게 끝까지 돌렸다 짧은 다리 쪽으로도 돌리는 동작을 2회 반복한다. 이때 엉덩이는 그대로 두고 팔만 돌리면 바르지 않은 동작임으로 엉덩이(골반)가 함께 돌아가도록 한다.

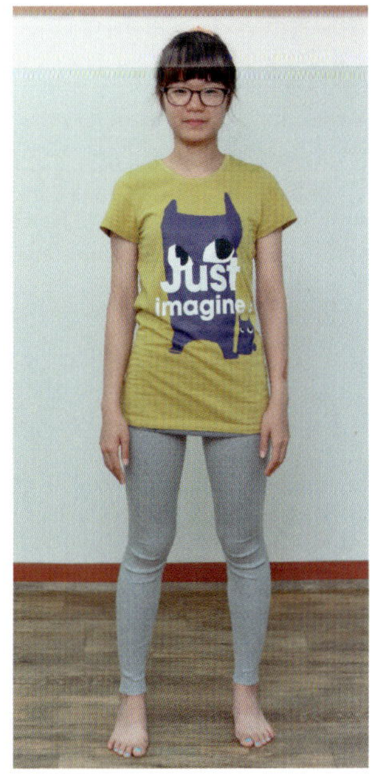

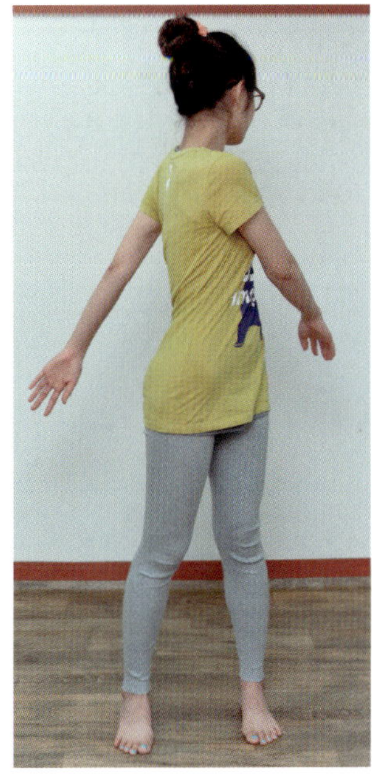
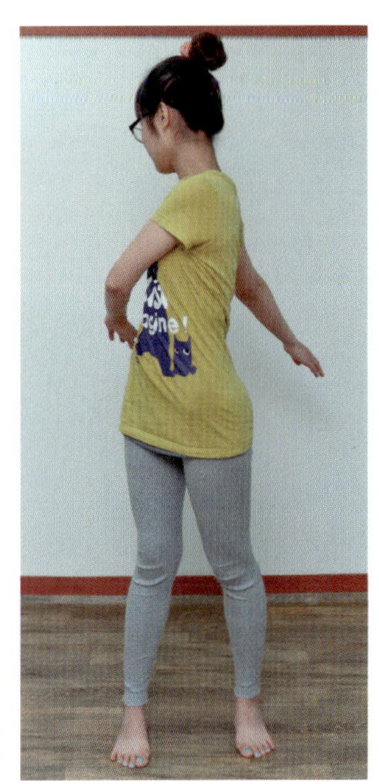

사진 8-14

4. 2회를 돌린 다음 사진 8-15를 참고하여 손바닥이 안쪽을 향하도록 하여 가운데 손가락이 긴 다리의 새끼발가락에 가볍게 닿도록 허리를 굽혔다 편다. 상체가 숙여지지 않으면 가능한 범위까지만 하도록 한다. 무리해서 할 필요는 없다는 뜻이다.

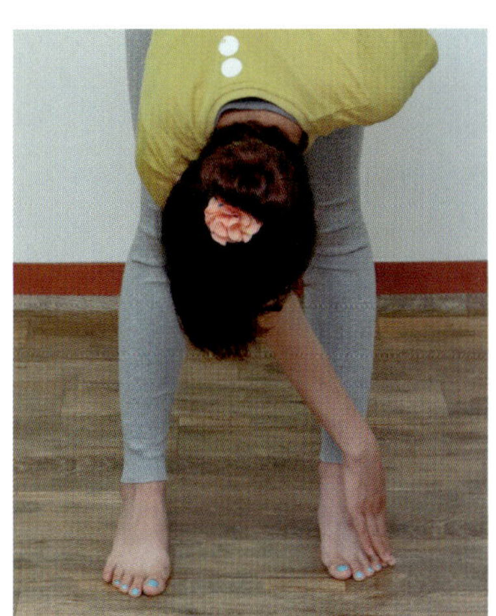
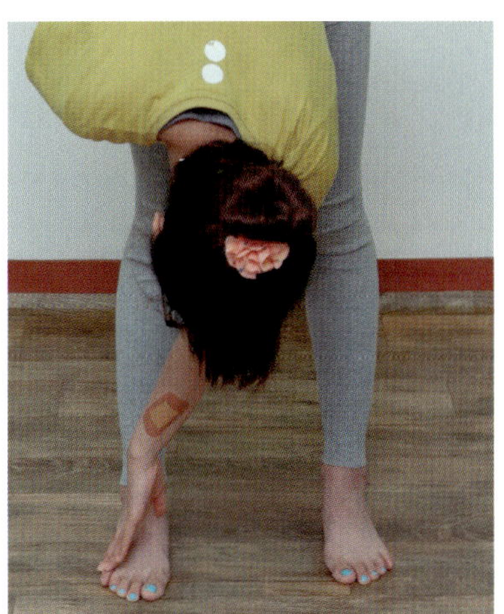

사진 8-15

5. 몸을 숙일 때는 반드시 사진 8-16에서와 같이 상체가 어느 한쪽으로 치우치지 않고 정면으로 반듯하게 숙여지도록 주의한다. 그런 다음 허리를 완전히 폈다가 다시 숙이면서 짧은 다리의 새끼발가락에 반대쪽 가운데 손가락을 댄다.

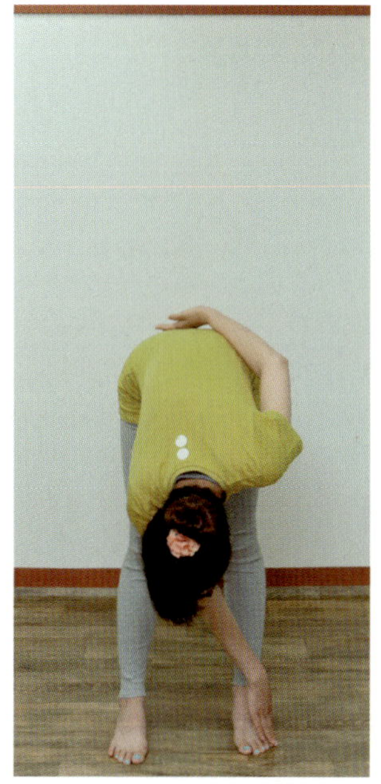
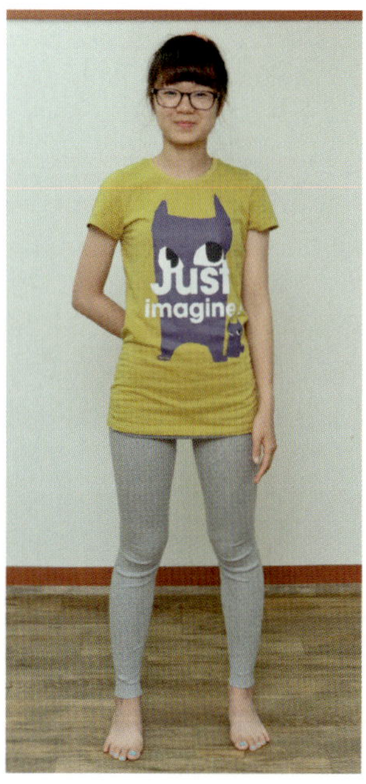

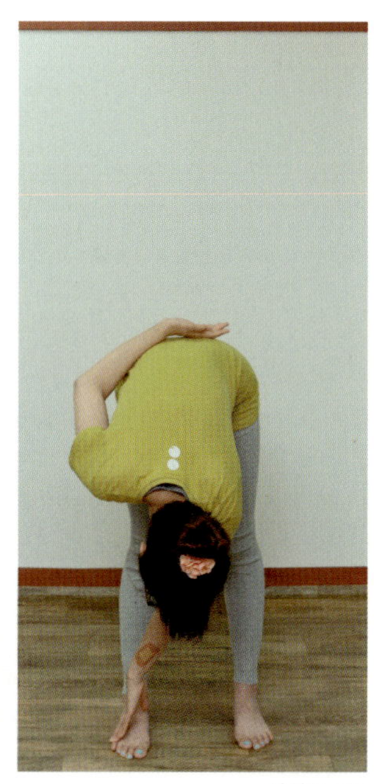

사진 8-16

6. 상체를 세운 다음 다시 긴 다리 쪽부터 상체를 가볍게 2회를 돌린 다음 상체를 숙였다 펴는 동작을 연속해서 5회 반복한다.

7. 이 운동을 하루 다섯 번 정도 틈틈이 한다. 이때도 체력에 무리가 가지 않도록 주의한다. 또 **다리 길이가 같아졌을 때는 다리를 벌린 상태에서 발끝을 나란히 맞추고 하면 된다.**

* 참고- 서서 상체 돌리고 숙였다 펴기는 언제 어디서나 할 수 있는 운동이다. 한편으로는 쉽고 간단하므로 건성으로 하는 경우가 많다. 그러므로 허리를 완전히 폈다 다시 굽히는 동작이 되도록 주의한다.
측만곡이 심각하다면 손끝이 닿지 않을 수도 있다. 이때는 무리하거나 억지로 할 필요가 없다. 꾸준히 하다 보면 굽혀지는 범위가 차츰 늘어나면서 결국 닿게 된다. 이와 같은 변화는 자신의 상태를 가늠할 수 있는 척도가 된다. 숙여지는 범위를 비교해 보면 자신이 만들어 낸 변화를 어느 정도 알 수 있기 때문이다.
한편 손을 닿게 하려는 욕심에 무릎을 꺾거나 허리를 비틀어 숙이는 경우가 있다. 옳은 방법이 아니다. 다구나 예상치 못한 통증이 발생할 수도 있다. 그러므로 가능한 범위 내에서 정확히 하는 것이 중요하다. 또 적당한 속도가 유지되도록 주의할 필요도 있다.

3. 굴신운동 – 무릎 굽혔다 펴기

굴신운동(屈伸運動)이란 다리를 굽히고 펼 때 사용하는 굴근(屈筋)과 신근(伸筋)을 강화시키는 운동을 말한다. 그리고 굽힐 굴(屈) 펼 신(伸)의 첫 글자를 따서 굴신운동이라고 부른다. 자신의 체형에 맞춰 발 위치를 그림 8-1과 같이 둔 상태에서 무릎을 굽혔다 펴는 동작을 반복해 굴근과 신근을 강화시키는 운동이기 때문이다. 동시에 허벅지 근육을 바른 상태로 재생성시키는 목적도 가지고 있다.

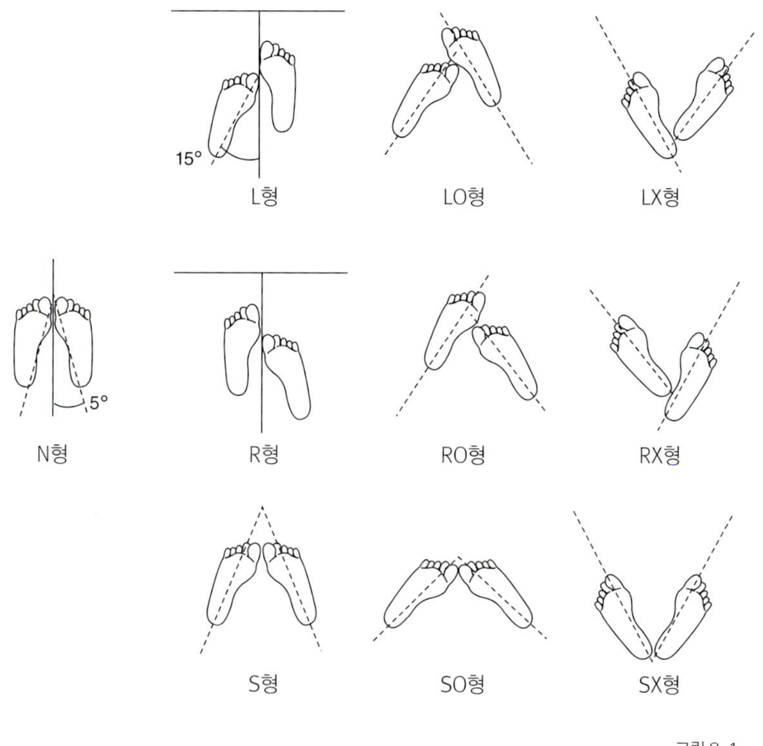

그림 8-1

골반과 무릎 사이에 있는 모든 근육은 골반 상태와 직접적인 상관관계를 가지고 있다. 특히 고관절을 안정적으로 유지하는 데 있어 매우 중요한 역할을 한다. 그러므로 허벅지 근육이 약하거나 좌우 굵기가 다르다면 앞에서 설명했던 것처럼 현재 골반 상태가 정상적이지 않다고 해석해도 틀림이 없다. 따라서 굴신운동은 우리 몸의 중심이라고 할 수 있는 골반을 바른 상태로 유지하기 위해 반드시 필요한 운동이라고 해도 과하지 않다.

골반을 받히고 있는 고관절의 변위를 개선시키기 위해서도 필요하다. 허벅지의 근육들이 강화되면 고관절의 변위 역시 바른 위치를 되찾게 된다. 고관절을 감싸고 있는 근육들을 강화시켜 골반을 안정시켜 준다는 얘기다. 그 결과는 요추의 만곡도 및 회전변위가 회복되는 것으로 나타난다.

굴신운동은 자신의 체형에 맞는 발 모양을 갖추고 서서 무릎을 가볍게 굽혔다 펴는 반굴신운동 4가지와 벽에 손을 대고 엉덩이가 뒤꿈치에 닿도록 깊게 굽혔다 펴는 온굴신운동으로 나눠진다. 그러나 여기에서는 반굴신운동만 소개하고 있다. 온굴신운동은 정확한 자세를 유지하기가 쉽지 않거니와 바르게 하지 못할 경우 상당한 부작용(통증, 측만곡의 증가 등)이 발생할 수 있기 때문이다.

반굴신운동 중 두 가지는 장소와 시간에 관계없이 마음만 먹으면 할 수 있는 운동이다. 나머지 두 가지도 팔을 묶고 해야 한다는 것과 벽에 손을 대고 한다는 자세 때문에 밖에서 하기에는 다소 무리가 따르지만 언제라도 할 수 있다는 조건은 다르지 않다.

굴신운동은 짧은 시간을 하더라도 통증이 발생하는 경우가 많다. 그러므로 처음부터 무리할 필요가 없다. 처음에는 1회당 5분씩 하루 5회 정도로 나눠서 하는 것이 가장 이상적이다. 이때 무릎을 굽혔다 펴는 횟수는 반드시 분당 90~100회를 유지해야 한다. 100회 이상으로 빨리 하면 무릎에서 통증이 발생될 뿐만 아니라 기대하는 결과 또한 얻을 수 없다. 결국 시늉만 내는 불필요한 동작이 되고 만다. 따라서 반드시 적정 속도에 맞춰 해야 할 필요가 있다.

한편 굽혔다 펴는 속도를 일정하게 유지해야 할 필요도 있다. 굽힐 때까지의 속도와 완전히 펼 때까지의 속도가 일정해야 된다는 뜻이다. 간혹 까딱거리듯 무릎을 급하게 굽혔다 펴는 사람들이 있다. 또 무릎을 완전히 펴지 않고 구부린 상태에서 굽혔다 펴는 경우도 있다. 이런 동작은 바로 무릎에 무리를 주게 되고 결국에는 통증이 발생되는 직접적인 원인이 되고 만다. 뿐만 아니라 기대하는 결과를 얻을 수도 없다. 그러므로 까딱거리듯 끊어서 하지 말고 부드럽게 연속적으로, 그리고 자연스럽게 무릎을 굽혔다 펴는 동작이 이어지도록 해야 한다.

동작이 익숙해지면 차츰 시간을 늘려 회당 10분에서 20분 정도를 하루 3회로 나눠서 한다. 이후 완전히 익숙해지고 무릎에 통증 등의 이상이 없다면 오전, 오후 하루 2회, 30분 정도가 가장 이상적이고 적당한 운동량이 된다.

사진과 설명은 지금까지와 마찬가지로 왼쪽 다리가 긴 체형을 기준으로 구성되어 있다. 그러므로 오른쪽 다리가 긴 사람이라면 자신의 체형에 맞는 발 모양을 갖추고 하도록 한다.

1.반굴신운동 - 1

1. 바닥이 반듯한 곳이라면 언제, 어디에서나 자신의 체형에 맞는 발 모양을 갖추고 선다. 참고로 사진 8-17은 LX형에 맞는 자세를 보여주고 있다.

2. 긴장을 푼 상태에서 바르게 서서 체형에 맞춘 발 모양을 갖추고 무릎을 적절히 굽혔다 펴는 동작을 반복한다. 이때 무릎 사이는 자연스럽게 벌어진다. 굽혔다 펴는 횟수는 반드시 1분에 95회 전후가 되도록 주의한다

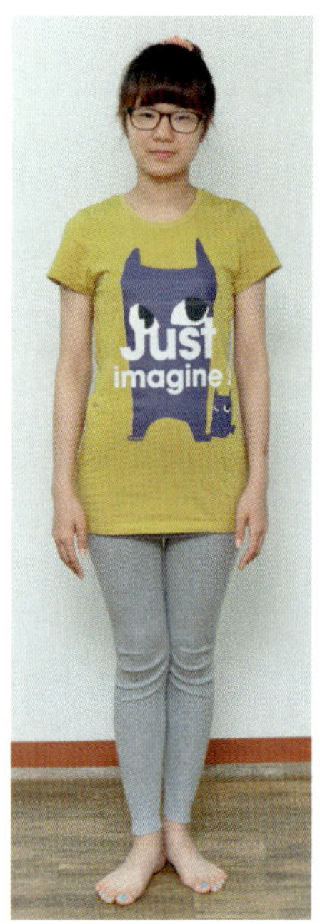

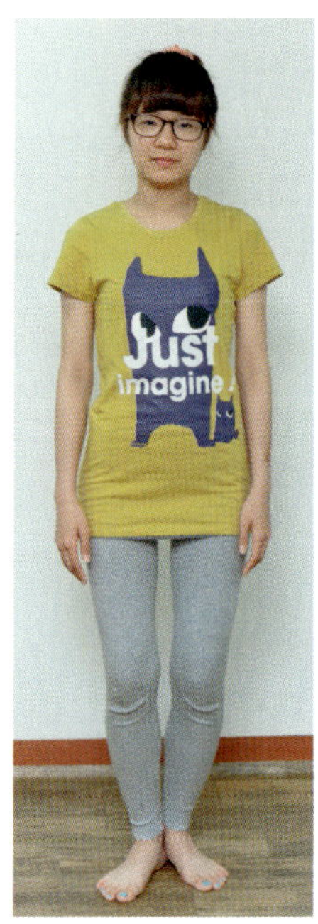

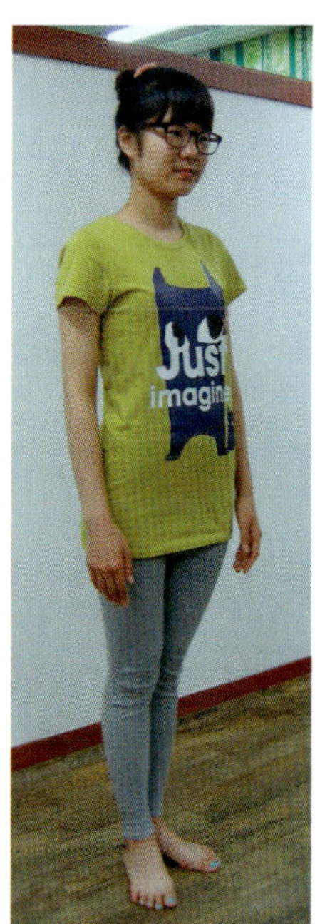
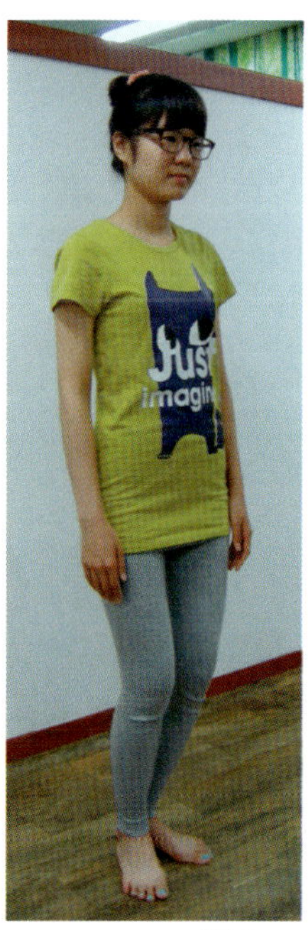

사진 8-17

3. 참고로 왼쪽 다리가 긴 LO형일 때는 무릎이 다음 페이지에 있는 사진 8-18에서처럼 모아지게 된다. 그 결과 내전근이 강화된다.

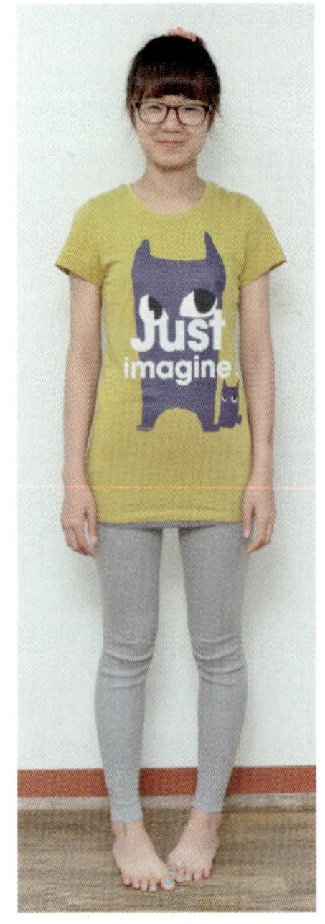
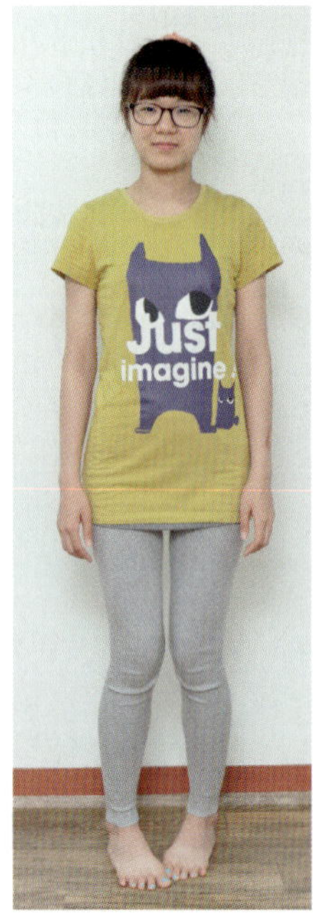
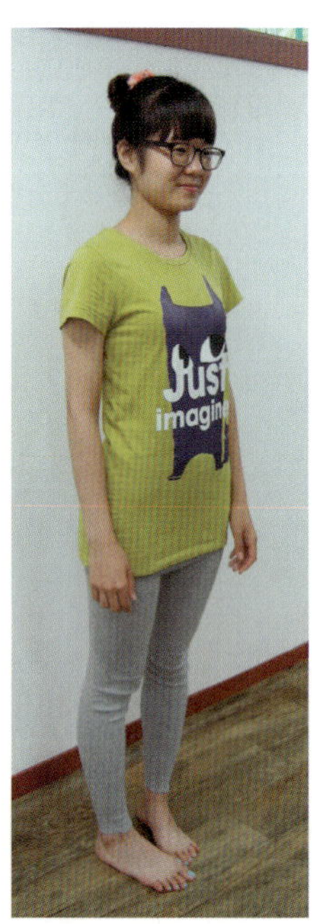
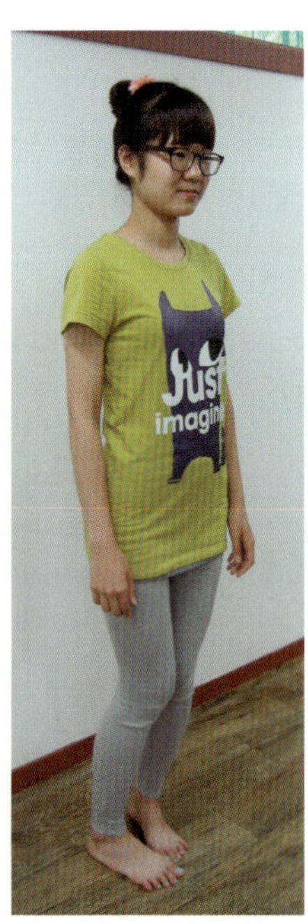

사진 8-18

2.반굴신운동 - 2

1. 반굴신운동 1과 같은 자세에서 사진 8-19에서처럼 두 팔을 뒤로 젖혀 손바닥을 엉덩이 윗부분에 댄다. 이때 손끝은 사진의 점선부분 ⓐ와 같이 아래를 향하도록 한다. 사진은 마찬가지로 LX형 자세를 보여주고 있다.

2. 이 상태에서 젖꼭지 사이를 중심으로 위로 당겨 올리듯 끌어 올린다. 그런 다음 견갑골(어깨뼈)이 서로 닿을 듯 양 팔을 최대한 뒤로 젖힌다. 당겨 올리는 방법과 기준은 필수운동 중에 있는 척추고르기나 의자를 이용한 척추고르기와 같다. 이때 허리에서 통증이 느껴진다면 힘을 과도하게 줬거나 척추의 기울기 혹은 회전변위가 크다는 것을 의미한다. 그러므로 당겨 올리는 힘을 적절하게 조절하도록 한다

3. 두 손은 반드시 엉덩이 윗부분에 대도록 주의한다. 허리에 대고 힘을 주면 요추가 전방으로 밀리면서 과전만이 발생하게 된다. 그러므로 반드시 엉덩이 윗부분에 손끝을 아래로 행하도록 하여 두 손의 손바닥을 대도록 한다.

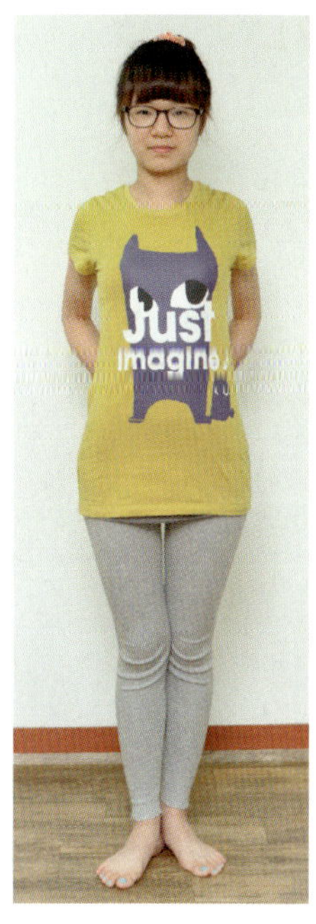

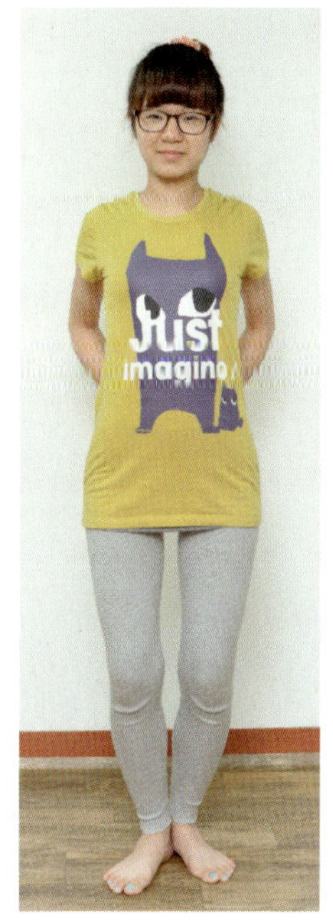

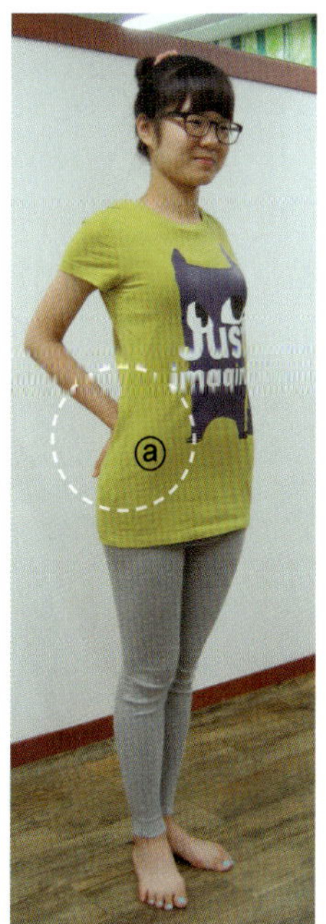

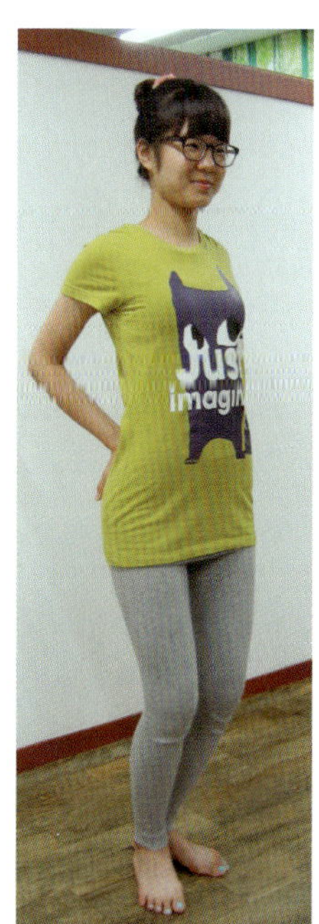

사진 8-19

4. 젖꼭지 사이를 중심으로 상체를 끌어 올리게 되면 가슴부분이 약간 내민 듯한 자세가 되면서 위로 당겨 올린 상태가 된다. 동시에 요추의 만곡도가 생성되면서 골반이 안정적인 상태로 변하게 된다. 이 자세를 유지하면서 무릎을 굽혔다 펴는 동작을 반복한다.

5. 이때 의식하지 않으면 팔에 힘이 빠지면서 뒤로 젖혔던 팔이 서서히 풀려 벌어지게 된다. 그러므로 의식을 가지고 두 팔에 힘을 그대로 유지하도록 한다. 간혹 어깨관절이 바르지 않아 젖히는 양팔의 좌우 각도(범위)가 다른 경우가 있다. 그렇더라도 젖힐 수 있는 최대 범위까지 젖혀 그 상태를 유지토록 한다. 참고로 젖혀지는 각도가 차츰 비슷해 지거나 같아진다는 것은 어깨 관절의 상태가 개선되고 있다는 점검 기준도 된다.

6. 마찬가지로 왼쪽 다리가 긴 LO형일 때는 두 무릎이 다음 페이지에 있는 사진 8-20에서와 같이 모아진다.

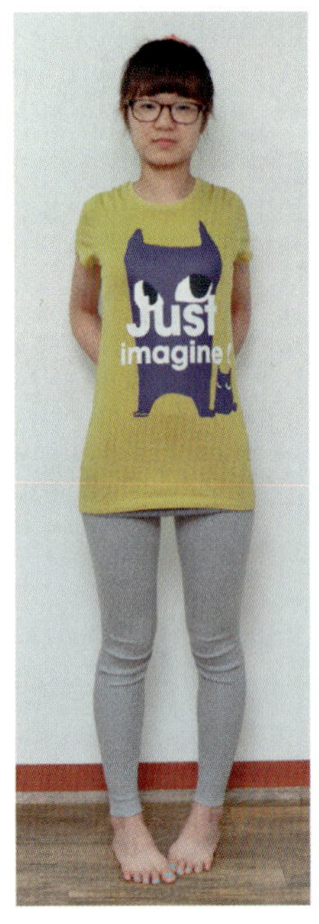
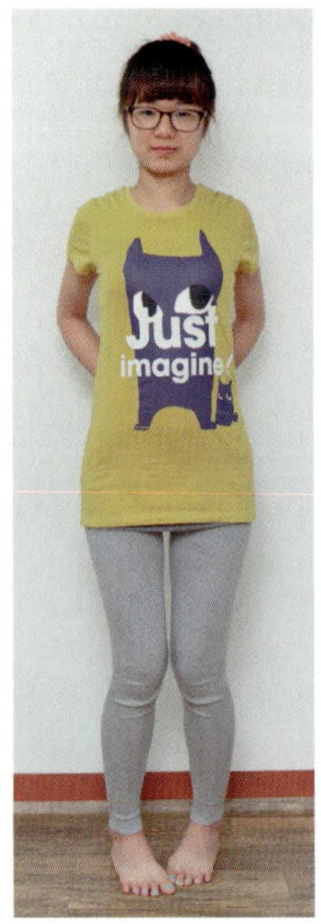
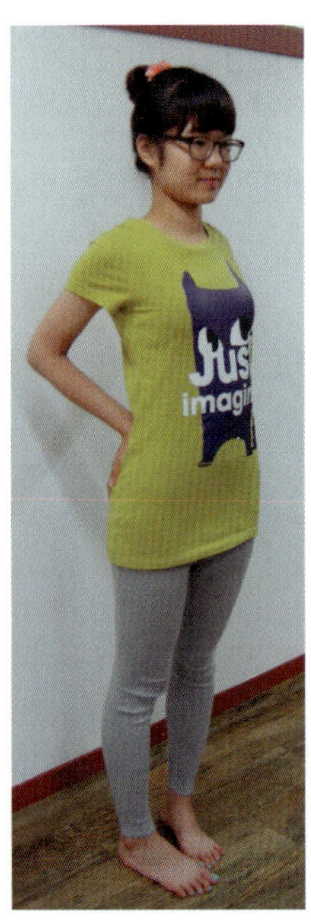
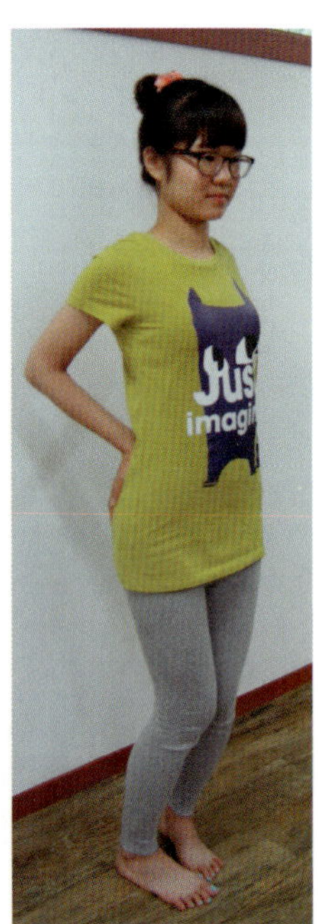

사진 8-20

7. 어느 순간부터 자신도 모르게 두 팔에 줬던 힘이 차츰 빠지면서 정확한 자세를 유지하지 못하게 되는 경우가 많다. 이때(자세를 유지하기가 힘들 때)는 반굴신운동-1과 같이 두 팔을 편하게 두고 자연스러운 상태에서 계속하도록 한다

* 참고– 반굴신운동-2는 반굴신운동-1과 자세가 다르듯 기대하는 결과 역시 상당한 차이가 있다. 가장 대표적인 것은 흔히 S라인이라고 부르는 만곡도의 생성과 요추에 발생되어 있는 기울기의 회복이다. 우리 몸의 구조상 골반이 바르지 않으면 요추 역시 그 영향을 직접적으로 받게 된다. 예컨대 O형 다리의 체형이라면 대부분 엉덩이가 쳐지면서 만곡도가 감소하게 된다. 흔히 일자허리라고 부르는 상태다. 여성이라면 치골부분이 바지를 입기가 민망스러울 정도로 돌출되는 경우도 있다. 그러나 자세를 갖추면 엉덩이가 올라가면서 치골부분의 돌출이 감소된다. 만곡도가 생성되면서 골반이 정상적인 상태로 회복된다는 의미다. 그 결과 요추에 발생되어 있는 기울기는 물론 회전변위까지 개선된다. X형 다리 역시 마찬가지다. 흔히 X형 다리에서 쉽게 볼 수 있는 오리궁둥이는 과전만인 경우가 많다. 이들 역시 자세를 갖추면 과전만인 만곡도가 회복되면서 이상적인 각도를 되찾게 된다.

3. 반굴신운동 – 3

1. 반굴신운동-2의 상태에서 그대로 팔을 묶고 하는 운동이다. 사진 8-21에서처럼 팔이 벌어지지 않도록 윗부분을 끈으로 묶고 한다는 것이다.

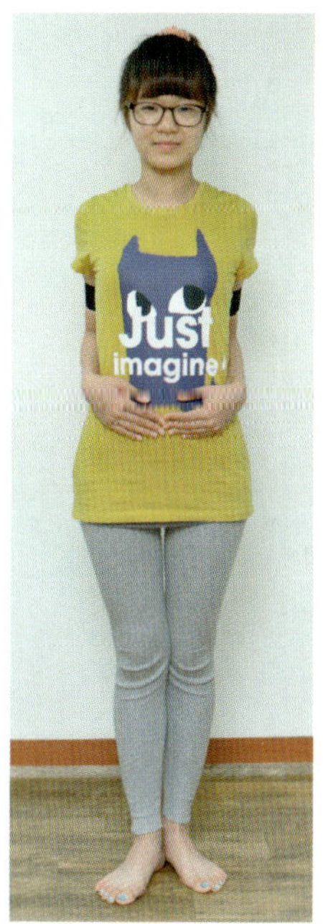
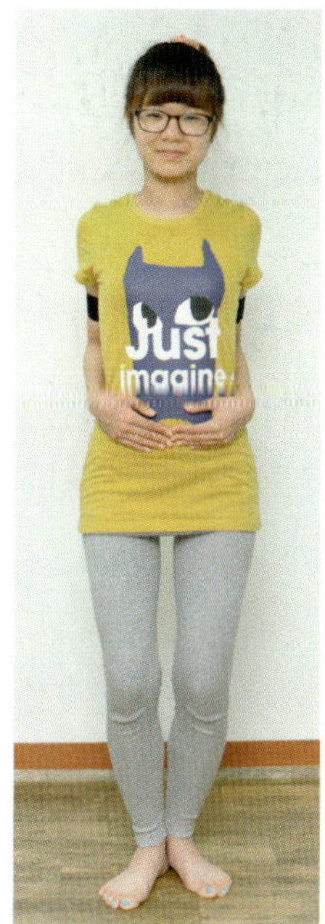
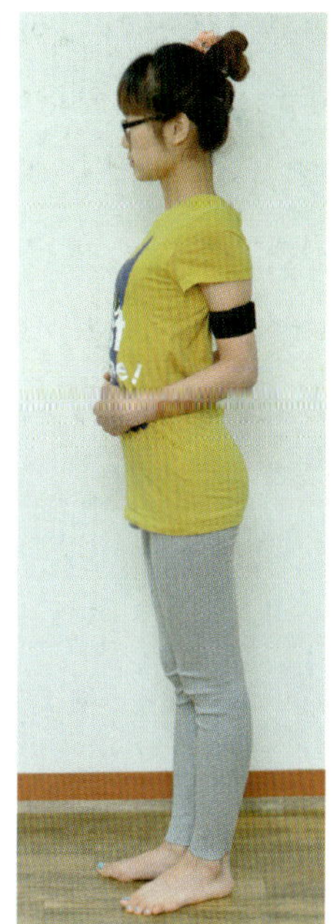
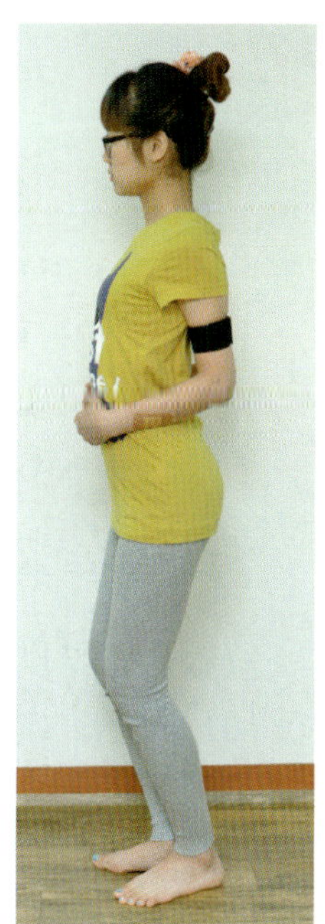

사진 8-21

2. 팔을 끈으로 묶게 되면 2번 자세가 그대로 유지된다. 묶는 띠는 쉽게 구할 수 있는 도복 띠나 넥타이 등도 가능하다. 띠는 누구나 쉽게 묶을 수 있다. 먼저 적당한 크기로 원을 만들어 놓은 다음 혼자 팔에 끼우면 된다. 띠의 길이는 반으로 접은 상태가 자신의 양 겨드랑이 폭 정도면 가장 이상적이다. 그러나 어깨나 쇄골부분이 바르지 않다면 끼울 수가 없을 뿐만 아니라 통증이 발생한다. 그러므로 처음에는 크기를 넓혀서 하고 어깨 상태가 개선되면 점차적으로 겨드랑이 폭만큼 맞춰 줄이도록 한다.

3. 끈을 묶은 다음 두 손을 앞으로 모아 아랫배부분에 가볍게 댄다.

4. 이 자세에서 그대로 무릎을 가볍게 굽혔다 펴는 동작을 반복한다. 사진은 마찬가지로 LX형에 맞는 자세를 보여주고 있다.

* 참고- 반굴신운동-3은 끈을 이용해 반굴신운동-2의 자세를 그대로 유지하며 하는 운동이다. 두 팔을 젖힌 상태를 그대로 유지하기가 결코 쉽지 않기 때문이다. 두 팔을 묶으면 상체가 매우 안정적인 상태에서 동작이 이뤄짐으로써 대부분 편하다는 느낌을 받게 된다.
나이가 어리거나 유연성이 높다면 어깨가 과하게 젖혀지기도 한다. 일부 사람들은 겨드랑이 폭보다 더 젖혀져 팔꿈치가 서로 붙는 경우도 있다. 그렇더라도 띠를 반으로 접었을 때 양 겨드랑이 폭만큼으로 조절하여 묶고 하도록

한다. 과도하게 젖힌 상태에서 하게 되면 도움이 되지 않기 때문이다. 또 팔을 묶고 공개적인 장소에서 하기에는 무리가 따를 수 있다. 그러므로 집에서 TV를 보면서 하거나 음악을 들으면서 하는 것이 바람직하다.

4. 반굴신운동 – 4

1. 반굴신운동-4는 반굴신운동-3의 상태에서 그대로 벽에 상체를 가볍게 기대고 하는 운동이다. 특히 상체가 틀어져 있거나 몸의 중심이 벗어나 있는 경우, 또 어깨 높이나 폭이 다르다면 권하는 자세이기도 하다. 손을 짚고 벽에 기대면 상체의 틀어짐뿐만 아니라 어깨 높이가 같아지기 때문이다.

2. 벽에서 약 20cm 정도(키 170Cm 기준) 떨어진 위치에 서서 자신의 체형에 맞는 발 모양을 갖춘다. 이때 자신의 키에 따라 무릎을 굽혔을 때 무릎이 벽에 닿지 않을 만큼 벽과의 사이를 조절한다. 예컨대 자신의 키가 작으면 더 가까이 다가가고, 키가 크면 좀더 떨어져 무릎을 굽혔을 때 무릎이 벽에 부딪히지 않도록 간격을 조절하면 된다.

3. 양팔을 자신의 어깨 넓이만큼 벌린 상태에서 벽에 가볍게 기댄다. 이때 손을 펴 손끝을 젖꼭지 높이에 맞추고 그대로 기대면 대부분 굽혀진 팔의 각도가 90도 정도가 되면서 가장 이상적인 자세가 된다. 그런 다음 젖꼭지 사이를 중심으로 들어 올린다. 이때도 허리에서 통증이 느껴지지 않을 정도까지만 들어 올리도록 한다.

4. 벽에 기댈 때는 사진 8-22와 같이 손끝을 모두 살짝 구부려 가볍게 기댄다. 운동 중 손가락이 저리거나 통증이 생기면 바른 자세가 아니다. 손가락이 저리거나 아프다는 것은 체중을 손이나 팔에 실어 기댄 결과이기 때문이다. 참고로 팔을 묶을 수 없는 상황이라면 양팔을 뒤로 젖혀 묶은 상태와 같은 자세를 갖추고 하면 된다.

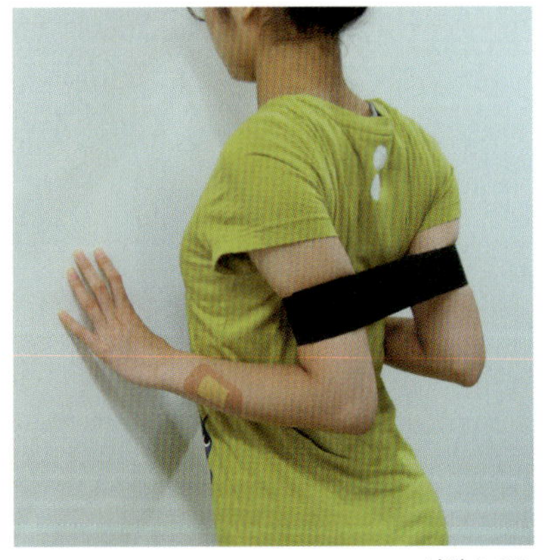

사진 8-22

5. 자세가 갖춰지면 턱을 살짝 당기고 사진 8-23에서와 같이 얼굴이 벽에 닿지 않을 만큼 가까이 있는 상태를 그대로 유지하며 무릎을 굽혔다 펴는 동작을 반복한다. 이때 벽에 기댄 손끝의 좌우 높이가 틀어지거나 움직이지 않도록 주의한다. 운동을 하더라도 처음 손을 댄 그 위치가 그대로 지켜져야 된다는 뜻이다. 또 가슴이 벽에 닿을 정도로 깊게 기댄 상태는 바른 자세가 아니다. 사진은 LX형 자세를 보여주고 있다.

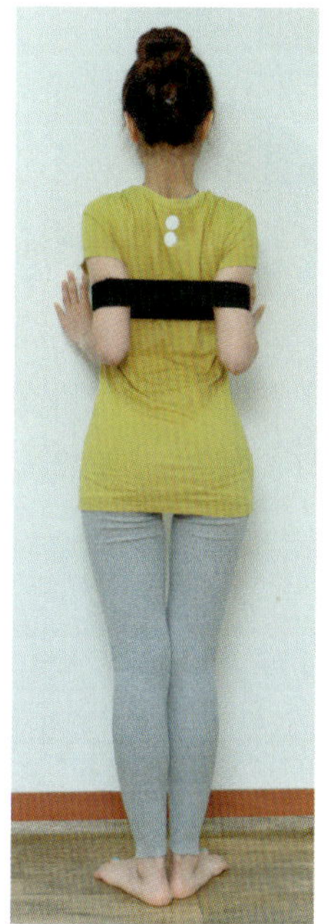
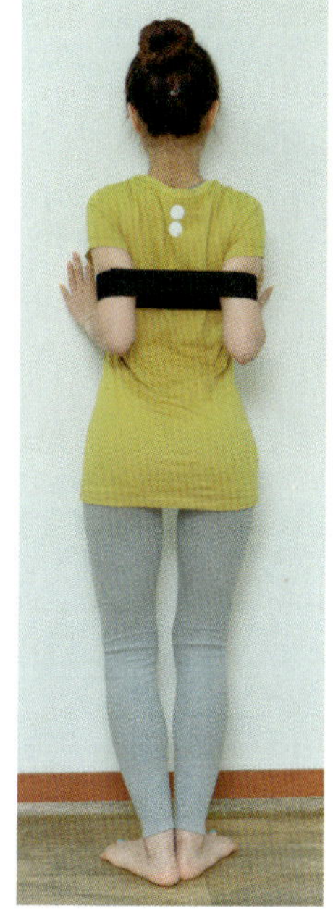
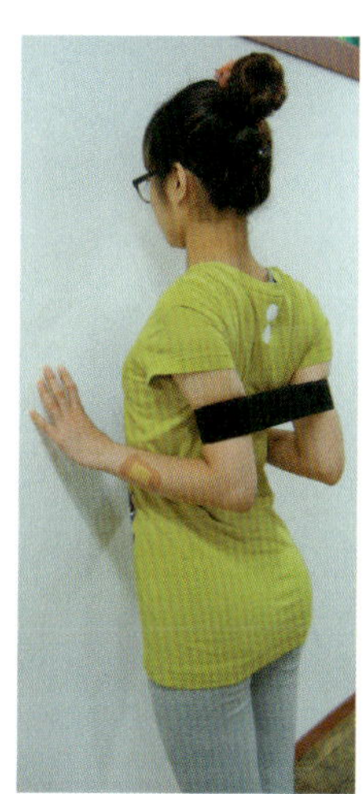
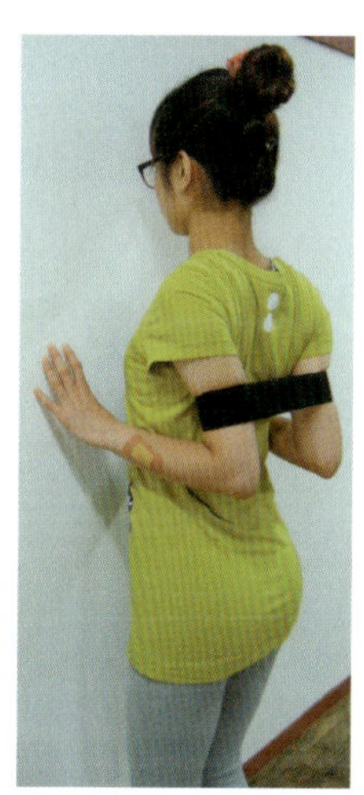

사진 8-23

* 참고- 반굴신운동-4는 지금까지 설명한 반굴신운동 중에서 가장 이상적 자세라고 할 수 있다. 척추의 전반적인 틀어짐뿐만 아니라 어깨의 불균형까지 함께 개선되는 결과를 얻을 수 있기 때문이다. 실제로도 자세를 갖추고 자신의 몸을 살펴보면 이미 나타나 있던 불균형 등이 바르게 바뀌는 것을 확인할 수 있다. 그러므로 만성적인 어깨통증이나 편두통, 어지럼증, 사경 등의 긍정적인 변화는 물론 실조되었던 균형감각의 회복도 기대할 수 있다.

간혹 몸치라는 표현이 너무나 잘 어울릴 정도로 리듬 감각이 없는 사람들이 있다. 그런 사람들은 대부분 무릎을 굽혔다 펴는 연속동작을 하지 못하고 엇박자로 무릎을 굽혔다 펴거나 적정 속도를 유지하지 못한다. 또 굽히는 정도도 조절하지 못한다. 한번은 깊게 한번은 낮게 굽히거나 반만 굽혔다 편다는 얘기다. 그런 경우라면 동작을 정확히 하는 것을 우선으로 천천히 하다가 익숙해지면 적절한 속도를 유지하며 하도록 한다.

또 굴신운동 중 발목이나 무릎에 통증이 쉽게 발생되는 사람들은 대부분 자신의 몸 상태에 맞지 않는 발 위치와 각도로 했던 것으로 조사되었다. 나머지는 무릎을 과도하게 굽혔거나 무릎을 꺾듯 급하게 굽혔다 편 경우, 혹은 자신의 체력을 벗어날 정도로 많이 한 경우로 확인되었다.

그러므로 통증이 발생할 경우 동작을 정확히 함과 동시에 발 위치와 각도는 사진 8-24에서처럼 두 발을 조금 더 벌리거나 움직여 통증이 발생되지 않는 위치와 각도를 찾아야만 된다. 다음 장에 설명하고 있는 앉아 있는 자세에서 자신의 몸 상태에 가장 이상적인 위치를 찾아 뒤로 당겨 둔 긴 다리 쪽 엉덩이를 약간씩 움직여 조절하듯, 통증이 발생되지 않는 발 위치와 각도를 스스로 찾아야 된다는 것이다. 그렇게 해서 통증이 발생하지 않으면 그 각도와 위치가 자신에게 맞는 것이다.

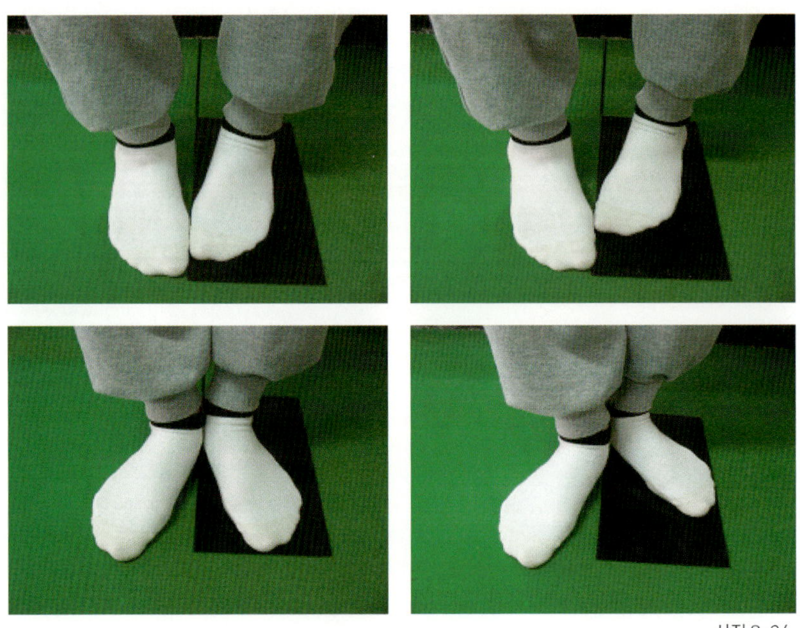

사진 8-24

▲ 발 위치와 각도를 조금씩 옮긴 상태를 보여주고 있다.

Part 9
지켜야 할 자세와 바른 걷기

바르고

건강한 몸은

스스로가 의식을 가지고

꾸준히 노력해야

얻을 수 있고

지킬 수도 있다.

Part 9

지켜야 할 자세와 바른 걷기

1. 서 있을 때

사람은 기본적으로 서서 이동하고 움직인다. 그에 따라 버스나 지하철 등을 기다리면서도 각자의 성향에 따라 여러 모양의 자세로 서 있게 된다. 이때 자신도 모르게 어느 한쪽 다리에만 체중을 싣고 있는 경우가 많다. 흔히 짝 다리라고 부르는 자세다. 이런 경우 대부분은 짧은 다리에 체중을 싣고 서 있는 것이 더 편하다는 느낌을 받는다. 이러한 현상은 자신도 모르게 긴 다리가 더욱 길어질 수밖에 없는 조건을 자연스럽게 갖추게 된다. 그 결과 골반뿐만 아니라 이미 발생해 있는 측만곡에도 부정적인 영향을 주게 된다. 그러므로 반드시 자신의 체형에 맞춰 서 있을 필요가 있다.

방법은 간단하다. 사진 9-1에서처럼 긴 다리의 발을 짧은 다리에 비해 엄지발가락 하나 만큼(약 5cm 정도) 뒤로 빼고 서 있으면 된다. 버스나 지하철 등을 타고 있을 때는 몸의 중심을 잡기 위해 필요한 만큼 약간 더 벌리더라도 발을 뒤로 뺀 상태는 그대로 유지하면 된다.

평상시에는 두 발의 사이를 약 5cm 정도로 약간 벌린 상태에서 서 있도록 한다. 또 두 발이 항상 11자가 유지되도록 주의한다. 그런 다음 의식적으로 체중이 양쪽 다리에 동일하게 실리도록 하면 된다. 그러면 어렵지 않게 체중이 분산된다.

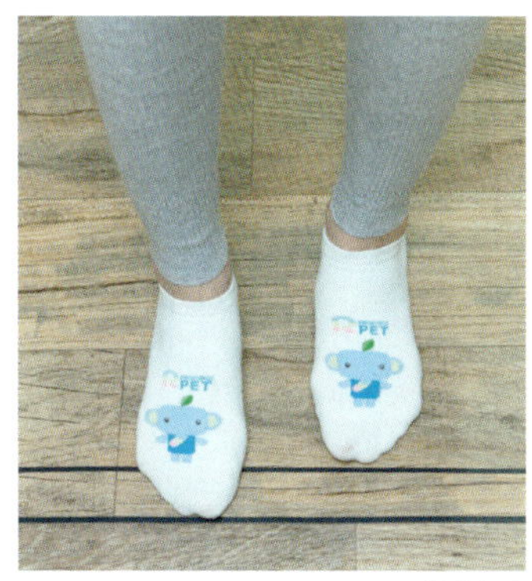
사진 9-1

이렇게 자세를 취해야 하는 이유는 평소와 같이 의식하지 않고 서 있게 되면 다리 길이의 차이로 인해 골반의 뒤틀림이 그대로 유지되고 결국 척추에도 지속적인 영향을 주기 때문이다. 그러므로 지금과 같은 발 위치를 의식적으로 갖출 필요가 있다. 습관화되고 익숙해진 자세는 의식을 가지고 하나하나 고쳐 나가야만 바꿀 수 있다. 따라서 지금과 같이 서 있는 자세부터 하나씩 바꿔 나가도록 한다. 측만곡이 더 진행되는 것을 막는 방법은 그럴 수 있는 원인을 제거하는 것만이 최선이라는 사실을 기억하면서.

긴 다리를 뒤로 빼고 서 있는 이 자세는 이어서 설명하고 있는 모든 자세에도 적용된다. 다리가 길어져 있다는 것은 일단 그 다리의 고관절에 외전·외선 현상(전방변위)이 발생되어 있음을 뜻한다. 양쪽 고관절에 내전·내선 현상이 발생되어 있는 상태(X형 다리) 역시 상대적으로 긴 다리 쪽에 외전·외선 현상이 더 크다. 그러므로 이를 개선시키기 위해서는 지금과 같이 서 있을 때를 포함하여 모든 동작(일상생활에서도)에서 긴 다리를 뒤로 두어야만 된다. 긴 다리의 발을 뒤로 두는 것은 곧, 긴 다리의 고관절에 발생되어 있는 외전·외선 현상을 개선시킬 수 있는 기본 조건이 되기 때문이다. 그리고 골반을 안정적으로 유지시켜 측만곡의 진행을 막을 수 있는 기본적인 구조가 갖춰진다.

2. 바르게 걷기

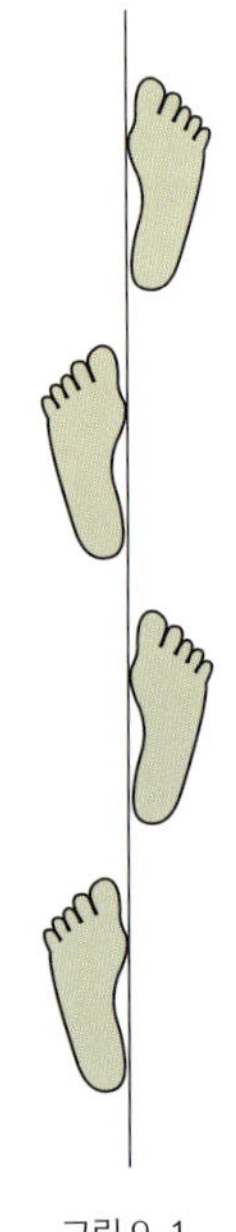
그림 9-1

우리는 두 다리를 이용해 기립 상태를 유지하며 살아간다. 그러므로 바른 걸음걸이는 매우 중요하다. 두 다리로 걸어야 하는 우리 몸의 구조로 인해 걷는 자세가 바르지 않다면 그 영향을 그대로 받을 수 밖에 없기 때문이다. 따라서 바른 걸음걸이가 아니라면 걷는 동안 내내 부정적인 영향을 끊임없이 받게 된다.

만약 누군가가 쩔뚝거리고 걷는다면 어떻게 될까. 발을 옮길 때마다 몸이 흔들리면서 반복적으로 불안정한 상태에 놓이게 된다. 뿐만 아니라 발이 바닥에 닿을 때마다 부정적인 힘이 골반은 물론 척추에까지 영향을 주게 된다. 그러다 이 충격이 쌓이면 결국 실체가 현실로 나타난다. 첨족(까치발)에 의한 파행(쩔뚝거리면서 걷는)의 결과로 척추가 옆으로 휘어진 사람들을 보면 결코 부정할 수 없다.

바른몸운동에서는 그림 9-1과 같이 발이 항상 11자가 유지되도록 걷기를 적극 권하고 있다. 길을 걸을 때는 가상의 선을 그어 놓고 그림과 같이 일직선으로 걸으라는 것이다. 그래야만 바른 걸음걸이가 된다. 하지만 사람들은 팔(八)자와 같이 양 발끝을 벌리고 걷는 경우가 많다.

이와 같은 걸음걸이는 무릎뿐만 아니라 고관절과 골반에도 부정적인 영향을 미치게 된다. 그러다 결국에는 더 벌리고 걷는 쪽의 고관절에 이상이 먼저 발생하게 되고, 차츰 다리 길이가 달라지면서 무릎이나 발목에도 변형이 나타나게 된다.

그 결과는 일단 통증으로 나타난다. 이에 대한 증거는 주위에서 무릎통증을 호소하는 사람이 있을 경우 당장 확인해 봐도 알 수 있다. 대부분 아픈 쪽 무릎의 발끝을 더 벌리고 걷는 것을 볼 수 있기 때문이다.

특히 심한 팔자 걸음의 경우 대부분 허리 상태가 비정상적이라는 조사 결과가 있다. 그러므로 허리나 엉치부분의 통증은 당연할 뿐만 아니라 발목 역시 비틀린 상태가 되면서 연관된 이상(내반족, 외반족 등) 등이 나타나게 된다. 이러한 이상은 측만곡이 발생되어 있는 척추에 지속적인 악영향을 주게 된다.

또 몸의 균형을 유지하려는 에너지의 과소비로 인해 쉽게 지치거나 만성적인 피로가 쌓이는 원인으로도 작용한다. 더구나 이런 사람들은 발을 앞으로 옮길 때 발끝이 바깥쪽으로 돌면서 걷는 회전현상을 함께 보인다. 그러므로 긴 다리의 발에 걸려 자주 넘어지거나 접질리는 경우가 많아진다.

이러한 사실은 바른 걸음걸이가 매우 중요하고 기본적으로 지켜져야 된다는 점을 분명하게 알려준다. 그러므로 상체를 바르게 펴고 발끝이 벌어지지 않도록 반드시 11자를 유지하며 걷도록 한다. 이때 턱은 약간 당긴 듯하면서 무릎 사이가 스치듯 걸으면 된다.

발을 옮길 때 발의 회전 정도가 클수록 11자를 유지하기가 힘들고 어렵다. 특히 O형 다리라면 더욱 어려움을 느낀다. 하지만 의식을 가지고 꾸준히 노력할 가치는 충분히 있다고 생각한다.

* 참고- 조사 결과에 의하면 바르게 걷게 되기까지 의식을 가지고 노력했을 경우 회전현상이 사라지기까지 약 3~6개월 정도가 소요되는 것으로 나타난다. 그리고 청소년층 이하에 많은 X형 다리이면서 팔자로 걷는다면 더욱 심각한 상태라고 판단해도 무리가 없다. 구조적으로 보더라도 후방변위에서부터 발끝까지 다리 전체의 회전 상태나 이상이 심각하다는 사실을 알려주기 때문이다.

3. 바닥에 앉아 있을 때

척추측만증은 우리 몸에 나타나 있는 심각한 변형의 결과라는 사실을 반복해서 설명할 필요는 없을 것이다. 따라서 여기에서 벗어나기 위해서는, 혹은 더 이상의 진행을 막고자 한다면 많은 노력과 주의가 필요하게 된다. 앉아 있을 때나 일어날 때도 바람직한 자세나 동작이 반드시 필요하다는 얘기다. 그러므로 다음 자세와 동작들을 반드시 지키도록 한다.

사진과 설명은 지금까지와 같이 왼쪽 다리가 긴 체형을 기준으로 구성되어 있다. 그러므로 오른쪽 다리가 긴 체형이라면 반대 자세를 취하도록 하고 방향 역시 반대 순서로 일어서도록 한다.

1. 편좌(책상다리)로 앉아 있을 때

우리는 방이나 거실에서 흔히 아빠다리라고 부르는 편좌나 무릎을 꿇고(정좌) 앉게 된다. 물론 의자나 소파에 앉을 수도 있다. 하지만 아직까지는 바닥에 앉는 경우가 많다. 그러므로 대부분의 사람들이 흔하게 앉는 편좌에 대해 먼저 알아보도록 하겠다.

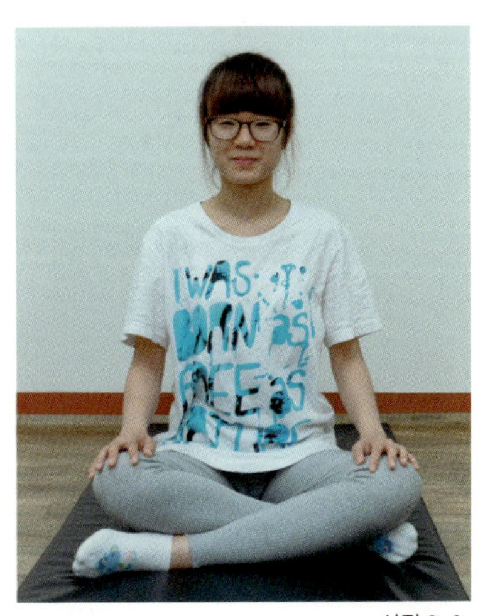

사진 9-2

사진 9-2와 같이 앉는 자세를 편좌(좌골과 양쪽 복사뼈가 바닥에 닿는)라고 했다. 그런데 이렇게 앉아 있는 사람들을 살펴보면 대부분 긴 다리를 안쪽에 넣고 있는 것을 확인할 수 있다. 익숙하고 편하기 때문이다. 하지만 인체역학적인 관점에서 보자면 안쪽에 있는 다리가 길어진다. 달리 보면 안쪽에 있는 다리가 이미 길어져 있기 때문에 습관적으로 안쪽에 넣는다는 해석도 가능하다.

그렇다면 어떻게 앉아야만 측만곡의 진행을 막는 자세인지 알아보도록 하겠다. 먼저 자신의 체형을 알고 있는 상태라면 당연히 긴 다리를 바깥쪽에 두어야 된다. 즉, 습관적으로 안쪽에 넣고 있던 긴 다리를 더 이상 길어지지 않도록 의식을 가지고 바깥쪽에 둬야 된다는 뜻이다.

하지만 다리만 바꾼다고 해서 끝은 아니다. 사진 9-3의 ⓐ와 같이 긴 다리 쪽 엉덩이를 약간 뒤로 빼고 앉아야 된다. 긴 다리 쪽 좌골이 짧은 다리 쪽 좌골에 비해 앞에 놓여지지 않도록 의식적으로 엉덩이를 뒤로 약간 빼고, 그 상태를 그대로 유지하며 앉아 있어야 된다는 것이다. 그래야만 골반이 예전 상태로 되돌아가려는 작용(요요현상)을 막으면서 자신에게 도움되는 상태가 유지된다.

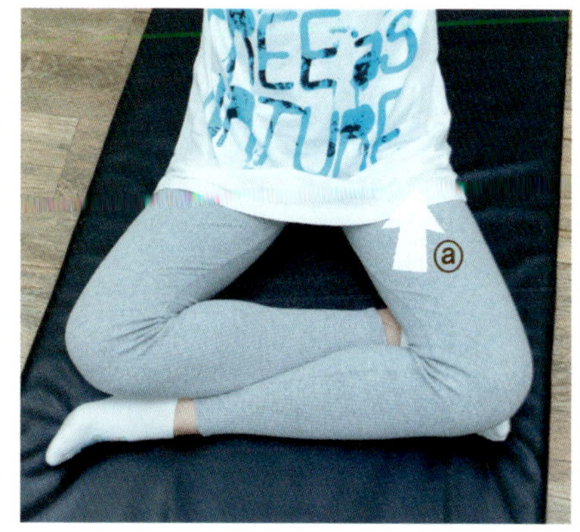

사진 9-3

그러나 의식하지 않고 평소와 같이 앉게 되면 대부분 긴 다리 쪽 골반이 상대적으로 돌출된다. 변기에 앉더라도 긴 다리의 발이 앞쪽에 놓이면서 골반 역시 앞으로 나가있는 것을 확인할 수 있다. 습관이 골반의 틀어짐을 발생시키고, 그 틀어짐이 결국 자연스러운 골반의 돌출을 만들어 낸 것이다.

그러므로 자신의 체형에 맞춰 앉아 있으면 대부분 편안함을 느끼게 된다. 골반의 틀어짐으로 인한 척추의 압박이 감소된 결과다. 단, 뒤로 당기는 정도는 몸으로 느끼면서 스스로 조절해야 된다. 개개인의 변형 정도와 상태에 따라 조건이 다르므로, 그리고 운동을 통해 나타나는 골반의 변화에 따라 상태 역시 변함으로 앞뒤로 조금씩 움직여 가장 편한 위치를 찾아야만 된다.

같은 자세를 계속 유지한다면 오히려 안쪽에 뒀던 짧았던 다리가 길어지기도 한다. 앞에서 설명했듯 역학적으로 안쪽에 놓은 다리가 길어지기 때문이다. 그러므로 다리를 서로 바꿔줄 필요가 있다. 즉, 긴 다리가 바깥에 있는 시간이 7이라면 짧은 다리가 바깥쪽에 있는 시간이 3이 되도록 조절할 필요가 있다는 얘기다.

이때 주의할 점은 평소 습관대로 바꾸는 것이 아니라 사진 9-4와 같이 두 팔을 뒤로 뻗어 상체를 비스듬하게 기대고 동시에 두 다리를 바꾸도록 한다. 그래야 조절해 놓은 엉덩이(좌골)가 움직이지 않고 다리만 바꿀 수 있다. 이 동작이 익숙해지면 상체를 뒤로 기대지 않고 다리만 움직여 바꿀 수 있고 또, 모두가 그렇게 하고 있다.

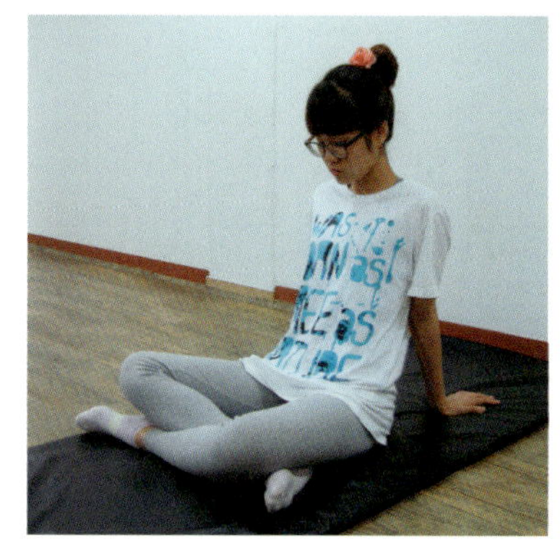
사진 9-4

또 한 가지는 두 발을 몸 가까이 당겨서 앉지 않아야 된다. 앞서 봤던 사진 9-3에서처럼 두 발이 무릎 밑에 바로 놓이면서 최대한 넓혀 앉아야 된다. 그래야만 바닥에 닿는 좌골과 복사뼈가 넓게 펴지게 된다. 바닥 면적이 넓다는 것은 상식적으로 생각해도 상체가 안정적으로 유지될 수 있는 조건이 된다. 바닥 면적이 넓기 때문에 상체가 안정적으로 유지될 수밖에 없는 것이다.

* 참고- 인체는 앉아 있을 때 작용하는 역학적인 힘과 서 있을 때 작용하는 힘이 다를 수밖에 없다. 우선 기립 상태에서는 다리 길이의 차이에 의한 보상작용이 이뤄진다. 즉, 다리 길이의 차이가 몸 전체에 직접적으로 영향을 미친다는 뜻이다. 그러나 앉아 있을 때는 그렇지 않다. 다리 길이의 차이보다는 골반 상태에 의한 영향을 우선적으로 받게 된다.
엉덩이를 뒤로 당겨 두는 가장 큰 이유는 짧은 다리 쪽으로 휜 요추의 기울기를 바르게 개선시키면서 상체의 역학적인 부담을 줄이려는 목적을 가진다. 따라서 긴 다리 쪽 엉덩이(좌골 부분)를 뒤로 당긴 상태에서 앉아 있어야만 상체가 바르게 유지되면서 한편으로는 측만곡이 진행될 수 있는 조건을 없애준다.

● 일어설 때는

앉아 있는 자세를 이해했다면 "일어설 때는 어떻게 일어서야 하는가?"라는 의문이 들어야 된다. 실제로 사람들은 거의가 일어나는 동작에 대해 무관심하다. 습관대로 평소와 같이 아무런 의식 없이 벌떡 일어난다. 그러면서 대부분 긴 다리를 먼저 세우거나 의지해 일어나게 된다. 이러한 현상은 평소 습관대로 일어나 보면 쉽게 확인할 수 있다.

그러나 그러한 습관적인 행동은 체형에 맞춰 앉아 있었던 수고에 전혀 도움이 되지 않는다. 한편으로는 예전 상태로 되돌아가는 원인으로도 작용한다. 그러므로 다음과 같은 순서에 따라 일어설 필요가 있다. 이렇게 일어서면 자신의 몸에 영향을 줄 수 있는 부정적인 힘이 작용하지 않게 된다. 그 결과 몸이 틀어지지 않으면서도 편하고 수월하게 일어설 수 있다.

1. 먼저 사진 9-5와 같이 긴 다리를 세우면서 긴 다리의 발을 짧은 다리의 발목 앞에 옮겨 놓는다.

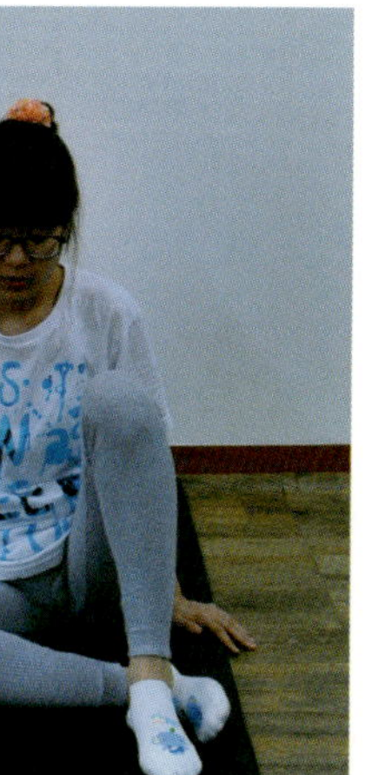

사진 9-5

2. 세운 긴 다리를 사진 9-6에서처럼 짧은 다리 쪽으로 숙인다. 간혹 자신의 마음과는 달리 무릎을 숙이기 힘들어 하는 사람들이 있다. 마음은 앞서지만 몸이 따라주지 않기 때문이다. 이때는 긴 다리의 무릎에 손을 대고 밀어 넘겨도 된다.

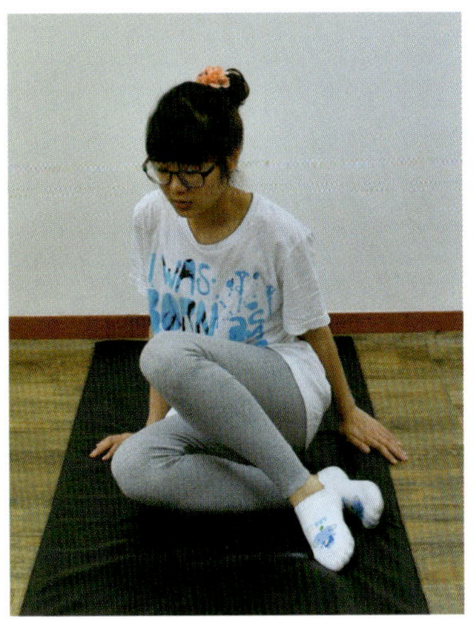

사진 9-6

3. 사진 9-7의 A와 같이 상체를 그대로 이동시켜 무릎을 꿇은 다음 사진 B에서처럼 두 손을 양 무릎 앞 자신의 손바닥 길이 정도 떨어진 위치에 나란히 둔다. 이때 무릎을 꿇은 상태가 되기까지 다리가 움직이지 않아야 된다. 즉, 두 무릎은 그대로 두고 엉덩이를 움직여 자세를 갖춰야 된다는 뜻이다.

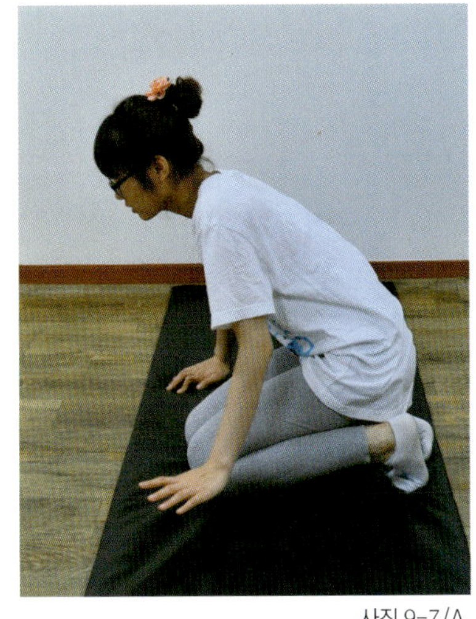

사진 9-7/A

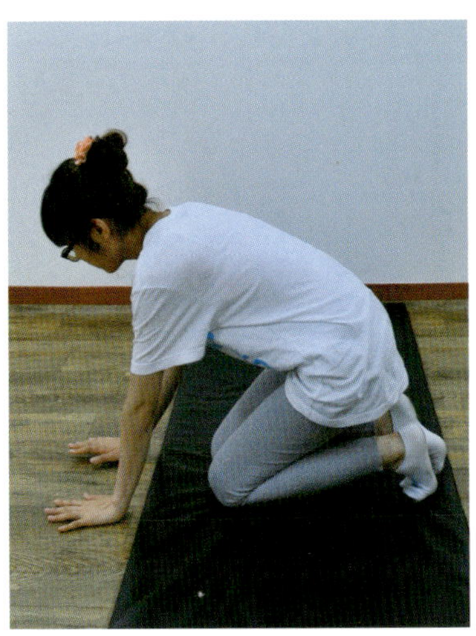

사진 9-7/B

4. 이어서 사진 9-8에서와 같이 두 팔에 상체를 의지하면서 엉덩이를 들어 올린다. 그런 다음 짧은 다리부터 움직여 세우면서 발끝을 무릎이 있던 위치에 둔다. 참고로 다음부터의 동작은 필수운동을 마치고 일어나는 과정과 같다.

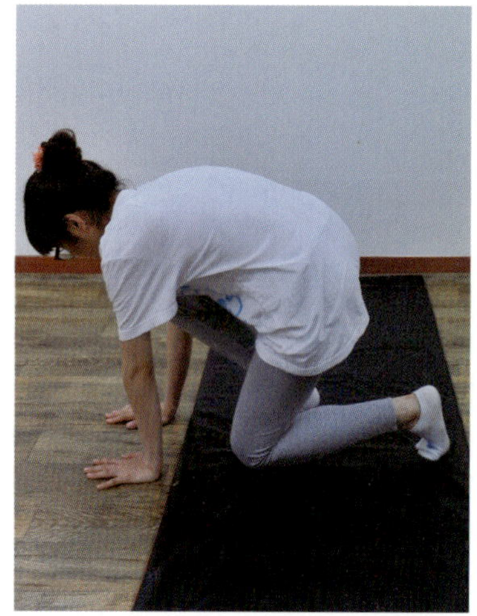

사진 9-8

5. 짧은 다리를 펴면서 긴 다리의 발을 사진 9-9의 A에서처럼 짧은 다리의 발 옆에 가져온다. 이 상태에서 두 팔과 다리에 동일한 힘을 주고 완전히 펴면서 사진 B처럼 상체를 천천히 일으켜 세운다.

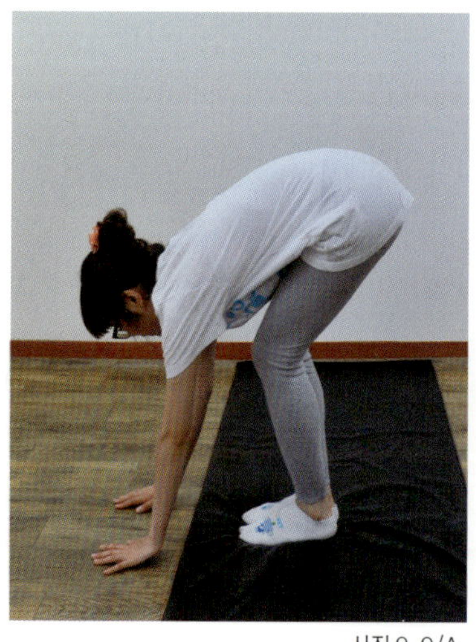

사진 9-9/A

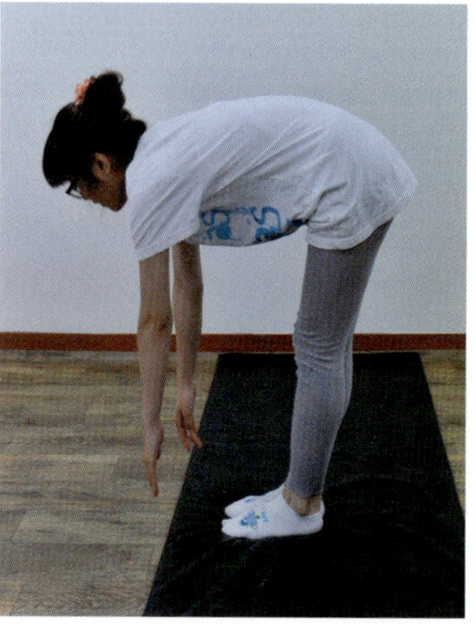

사진 9-9/B

6. 사진 9-10와 같이 완전히 일어선 다음 긴 다리를 축으로 하여 긴 다리 방향으로 두 바퀴를 돈 다음 이동하면 된다.

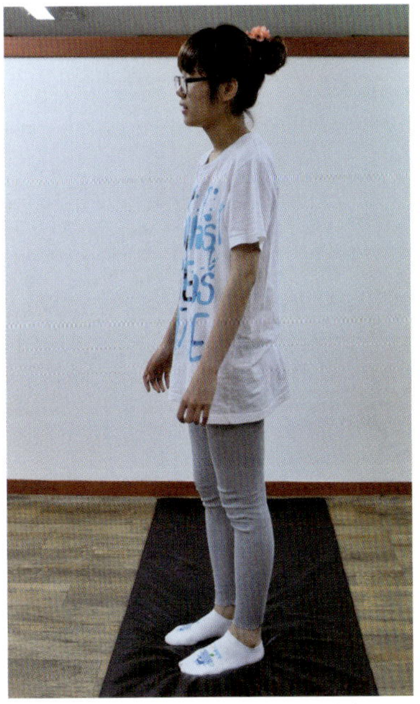

* 참고- 이와 같은 순서로 일어서 보면 처음에는 다소 어색할 수도 있다. 그러나 익숙해지면 자연스럽고 편하다는 것을 느끼게 된다. 그만큼 신체 전반에 무리를 주지 않기 때문이다.

사진 9-10

2. 정좌(무릎을 꿇고 앉는)로 앉아 있을 때는

다음은 정좌에 대해 살펴보도록 하겠다. 우리는 사진 9-11과 같이 무릎을 나란히 붙이고 꿇어 앉아 있는 자세를 정좌라고 부른다. 이 정좌 역시 개개인의 체형에 따라 그에 맞춘 자세를 취하고 앉아야만 된다. 발을 어떻게 놓고 앉아 있느냐에 따라 다리 길이뿐만 아니라 골반과 척추에 직접적인 영향을 미치기 때문이다.

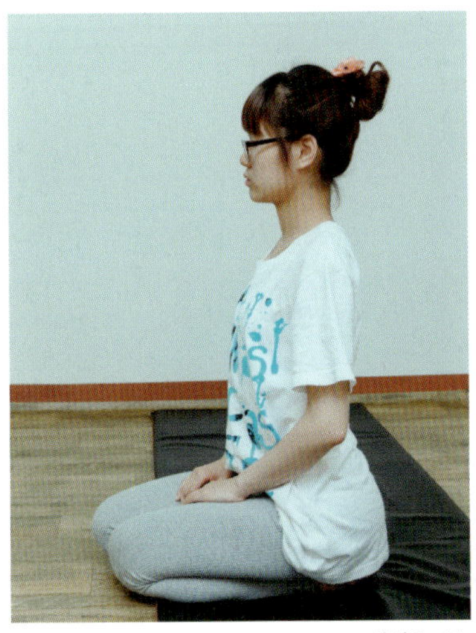

사진 9-11

먼저 X형 다리를 가진 사람들은 습관적으로 어느 한쪽 발을 사진 9-11에서처럼 다른 발의 발바닥 위에 올려 놓고 있는 경우가 많다. 어린 아이들은 두 발을 엉덩이 바깥으로 벌리고 앉지 않은 이상 대부분 같은 자세를 취하는 것으로 확인된다.

문제는 반대편 발 위에 올려 놓은 발의 다리가 역학적인 작용으로 인해 길어진다는 사실이다. 그러므로 현재 긴 다리가 더 길어지지 않도록 주의할 필요가 있다. 하지만 대부분의 사람들은 이러한 사실을 모르고 지나치거나 무관심하다. 참고로 O형 다리라면 이렇게 앉아 있기도 힘들거니와 무릎 사이가 자연스럽게 벌어지게 된다. 더구나 도움도 되지 않는다.

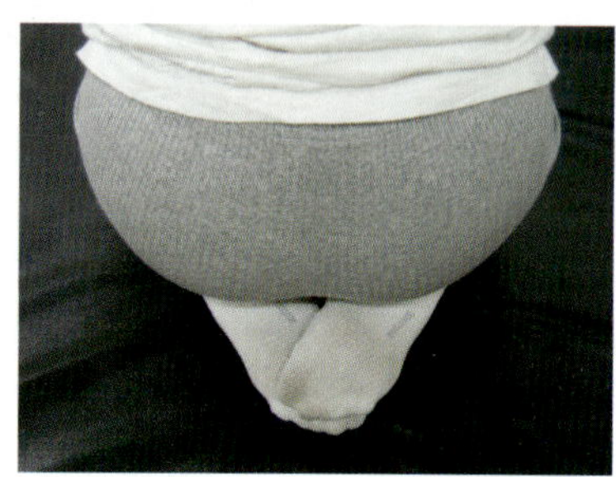

사진 9-12

그렇다면 어떻게 앉아 있는 것이 가장 이상적인 자세인지 알아보도록 하겠다. 먼저 X형의 경우 발바닥 위에 올려 놓은 발의 다리가 길어진다고 했다. 그러므로 의식적으로 발을 바꿔 올려야만 된다. 즉, 현재 짧은 다리의 발을 위로 올리고 앉아야 된다는 것이다. 동시에 예전 상태로 되돌아가려는 작용도 막아야 한다. 그러기 위해서는 사진 9-12에서처럼 현재 긴 다리의 무릎을 ⓐ와 같이 약간 뒤로 당긴 상태(약 5cm 정도)에서 상체를 바르게 펴고 앉도록 한다. 체형이 다르다면 그림 9-2를 참고하여 자신의 체형에 맞춰 앉도록 한다.

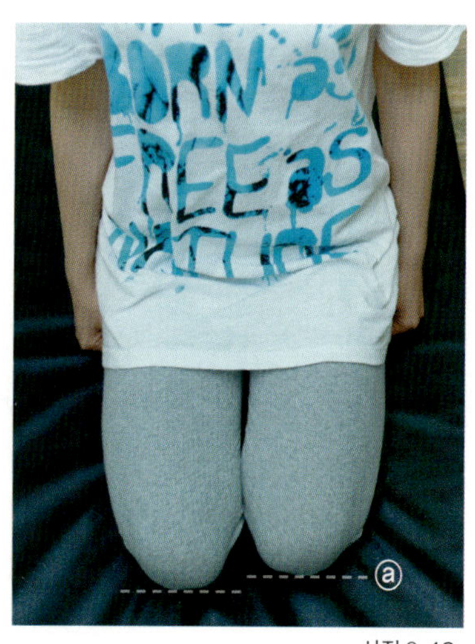

사진 9-13

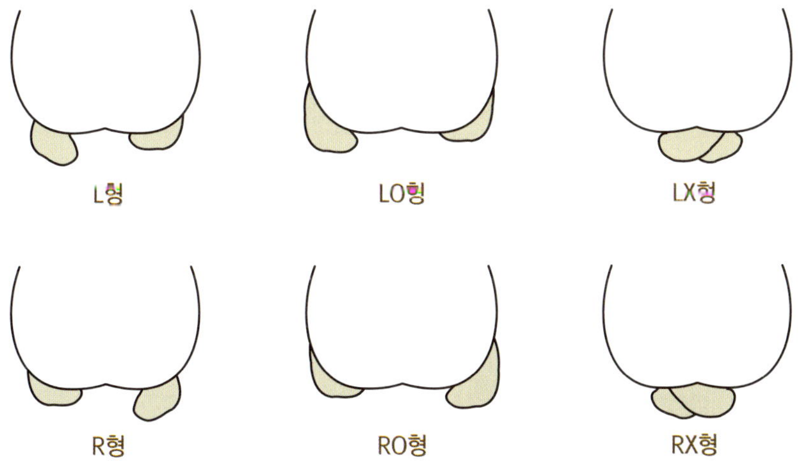

그림 9-2

O형 다리라면 반드시 두 발을 벌리고 앉아야 된다. 두 발을 벌려야만 무릎이 자연스럽게 모아지기 때문이다. 즉, 무릎 사이가 벌어지지 않고 붙게 된다는 뜻이다. 그래야만 O형 다리의 개선에 도움이 된다. 다리가 반듯한 H형 다리라면 현재 긴 다리의 발만 약간 벌린 상태에서 앉으면 된다.

또 엉덩이가 두 발뒤꿈치 위를 벗어나지 않도록 주의할 필요가 있다. 엉덩이 위를 벗어나게 되면 무릎이 어긋나거나 틀어져 예상치 못한 통증이 발생할 수 있다. O형 다리 역시 두 발을 과도하게 벌리지 않도록 주의한다. 너무 많이 벌릴 경우 무릎이 붙는 것에 앞서 무릎과 골반(엉치부분)에 통증이 발생하게 된다. H형 다리도 마찬가지다.

뒤로 당기는 정도는 편좌에서도 설명한 것처럼 본인이 조금씩 옮겨가며 찾아야 된다. 뒤로 당겨두는 위치에 따라, 운동을 통해 골반에 나타나는 변화에 따라 예전과는 다른 통증이나 불편함이 발생할 수 있기 때문이다. 그러므로 편좌와 같이 자신의 몸 상태에 맞춰가며 스스로 조절해야 된다.

처음에는 불편할 수도 있다. 하지만 자신에게 맞는 자세가 차츰 익숙해지면 예전에 비해 훨씬 편안함을 느끼게 된다. 골반의 뒤틀림과 척추가 차츰 안정되면서 상체의 긴장이 감소된 결과다.

● 일어설 때는

편좌와 마찬가지로 습관대로 일어선다면 체형에 맞춰 앉아 있었던 수고에 전혀 도움이 되지 않는다. 그러므로 일어날 때는 반드시 자신의 체형에 맞춰 순서대로 일어서도록 한다. 순서는 필수적인 운동이나 편좌에서 일어나는 것과 같다.

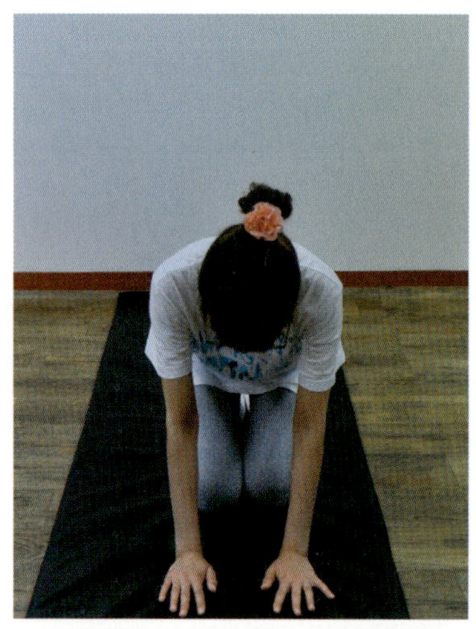
사진 9-14

1. 먼저 두 팔을 펴고 사진 9-14에서와 같이 두 손을 양 무릎 앞 자신의 손바닥 길이 정도 떨어진 위치에 나란히 둔다. 그런 다음 엉덩이를 들어 올린다.

2. 엉덩이를 들어 올린 상태에서 두 팔에 상체를 의지하며 사진 9-15처럼 짧은 다리부터 움직여 세우면서 발끝을 짧은 다리의 무릎이 있던 위치에 둔다. 다음부터는 편좌에서 일어서는 동작과 같다.

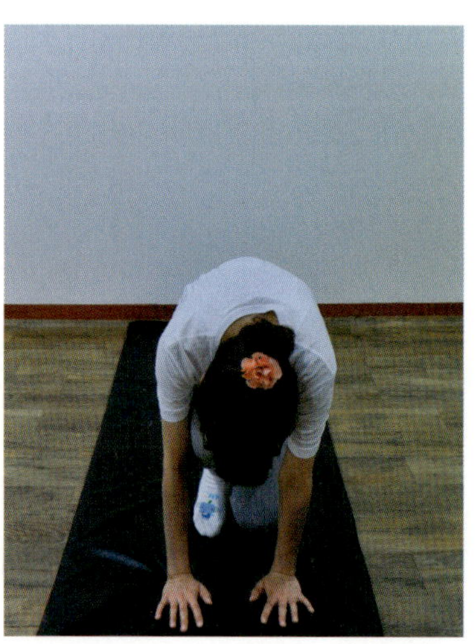
사진 9-15

3. 짧은 다리를 펴면서 무릎이 거의 펴진 상태가 되면 사진 9-16에서와 같이 긴 다리의 발을 짧은 다리의 발 옆에 가져다 둔다. 그런 다음 두 팔과 다리에 동일한 힘을 사용해 다리를 완전히 펴면서 상체를 천천히 일으켜 세운다.

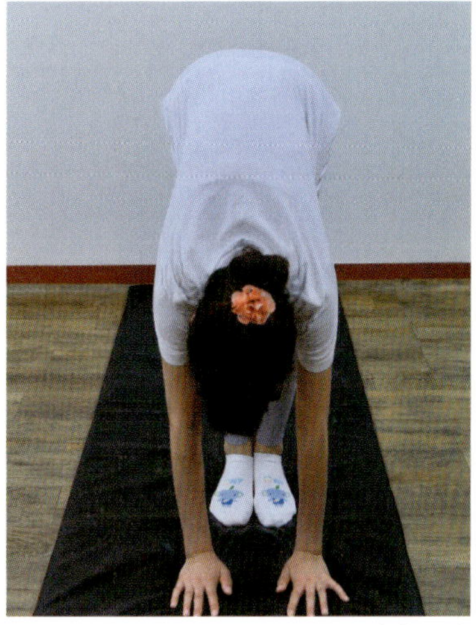

사진 9-16

4. 사진 9-17에서처럼 허리를 완전히 펴고 일어선 다음 다른 동작들과 마찬가지로 긴 다리를 축으로 해서 긴 다리 방향으로 두 바퀴를 돈 다음 이동하면 된다.

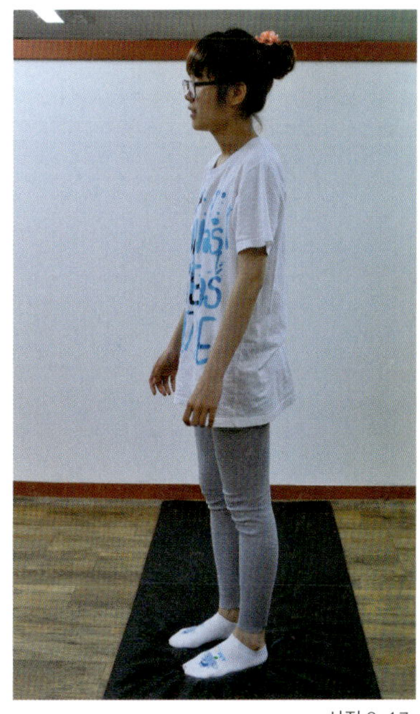

사진 9-17

참고로 사진 9-18에서처럼 여성들이 즐겨 앉는 자세를 보도록 하자. 이 자세는 다리를 꼬고 앉는 것과 같이 신체 전반에 부정적인 영향을 준다. 측만증이라면 더욱 그런 경향이 높을 수 밖에 없다. 사진 속 뼈 그림처럼 두 다리를 한쪽으로 모아 두면 두 다리를 두는 쪽 골반이 들리기 때문이다.

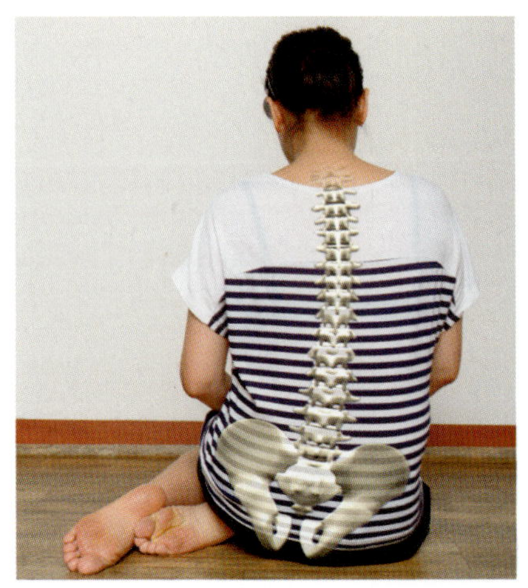

사진 9-18

그림을 봐도 골반과 연결되어 있는 척추가 직접적인 영향을 받아 반대쪽으로 휘어 있다. 이러한 구조적인 변화는 척추측만증에 악영향을 주는 조건이 된다. 다리를 꼬고 앉는 자세 역시 동일한 변화를 보인다. 그러므로 다리를 꼬고 앉거나 지금과 같은 자세는 가급적 하지 않도록 한다. 척추측만증의 여성 발병률이 높은 현실적인 문제를 떠나 여성들이 즐겨 앉는 자세이기에 더욱 그렇다.

4. 의자에 앉아 있을 때는

척추측만증이라면 앉아 있는 자세에 따라 척추가 직접적인 영향을 받을 수 밖에 없다. 그 결과 일부이긴 하지만 무척 힘들어 하는 경우도 확인된다. 피로감도 몸이 바른 사람에 비해 훨씬 빠르게 느낀다. 의자에 앉아 있는 시간이 많은 학생이라면 대부분 몸을 자주 틀거나 움직인다. 본능적으로 편한 상태를 찾기 때문이다. 그러므로 의자에 앉아 있을 때도 안정적인 상태를 그대로 유지할 수 있는 적절한 조치가 필요하게 된다.

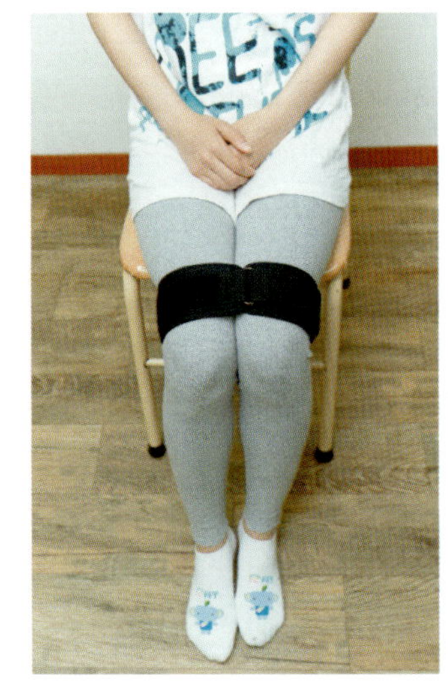

사진 9-19

기본적으로는 의자나 소파에 앉을 때도 편좌나 정좌와 마찬가지로 긴 다리 쪽 엉덩이를 약간 뒤로 당긴 상태를 유지하면 된다. 그러나 긴 시간을 앉아 있어야 되는 경우라면 상황이 달라진다. 오랜 시간 차를 탈 때도 마찬가지다. 엉덩이를 뒤로 당겨놓은 상태를 그대로 유지하기가 쉽지 않아서다.

이때는 체형에 맞춰 앉은 다음 사진 9-19에서처럼 무릎 위를 단단히 묶고 앉아 있으면 된다. 무릎 위를 묶으면 자연스럽게 허리가 펴지면서 몸이 바르게 유지된다. 한편으로는 체형에 맞춘 상태에서 다리를 묶고 있기 때문에 골반이 안정적인 상태를 유지한다. 척추 역시 마찬가지 영향을 받는다. 앞에서 예로 들었던 화분이 안정적으로 고정된 결과다. 이런 변화는 100번의 설명보다 직접 실천해 보면 당장 경험할 수 있다.

방법은 먼저 의자에 앉은 다음 긴 다리 쪽 엉덩이를 약간 뒤로 빼고 사진 9-20에서와 같이 자신의 체형에 맞춘 발 모양을 갖추고 묶으면 된다. 여기에서 사진 A는 LO형일 경우의 발 모양이고, 사진 B는 LX형일 때의 발 모양이다. 그리고 묶을 때 발을 벌리는 범위는 굴신운동에서 벌리는 각도보다 좀더 벌리는 것이 좋다. 묶은 다음 무릎 아래는 본인이 편한 대로 두면 된다.

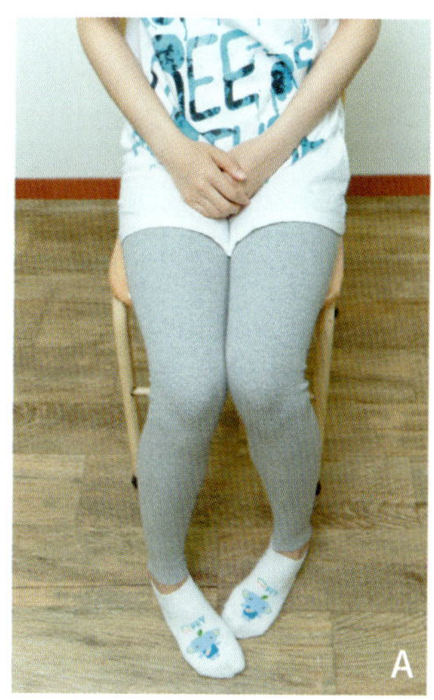

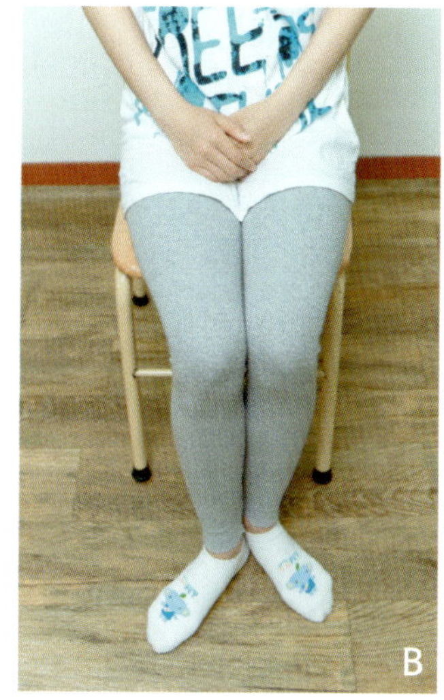

사진 9-20

▲ LO형 다리일 때(사진 A) 발 모양 과 LX형 다리일 때(사진 B) 발 모양을 보여주고 있다.

그러나 일부는 다리에 통증이 발생하기도 한다. 또 쥐나 저림 현상이 날 수도 있다. 이러한 현상은 대부분 X형 체형이거나 O형이면서 골반의 변형 정도가 클 때, 그리고 몸이 비대한 경우 나타나는 것으로 조사된다. 드물지만 혈액순환의 장애로 묶은 곳이 가려우면서 빨갛게 부풀어 오르는 경우도 있다. 하지만 걱정할 필요가 없다.

바른몸운동을 꾸준히 하면서 항상 다리를 묶고 있다 보면 자신도 놀랄 정도로 다양한 변화를 경험하게 된다. 오랜 시간을 앉아 있어도 몸이 편할 뿐만 아니라 피부가 좋아지면서 스스로 확인할 수 있는 긍정적인 변화가 나타난다. 혈액순환 역시 원활해지면서 차가웠던 발도 따뜻해진다. 그러므로 항상 묶도록 한다. 그래야만 척추가 틀어지지 않을, 그리고 더 나빠지지 않을 조건을 스스로 갖추는 것이 된다.

* 참고- 이렇듯 묶고만 있어도 무릎의 높이나 돌출 차이, 달랐던 발 크기 등이 대부분 같아진다. 앉아 있는 내내 골반이 안정적인 상태를 유지하기 때문이다. 척추에 가해지는 부정적인 작용도 감소한다. 그러므로 앉아 있는 시간이 많은 학생라면 반드시 묶을 필요가 있다. 골반의 안정은 신체 전반에도 영향을 주어 몸을 편하게 해 집중력이 훨씬 높아지는 것으로 나타난다. 남학생일 경우 고환이 허벅지 사이에 끼지 않도록 적절한 조치를 한 다음 묶도록 한다.

한 방울씩

떨어지는 낙숫물에도

바위에 구멍이 뚫린다는 사실을

기억해야 합니다.

앞으로 만들어 낼 결과도

그와 같은 인내와 끈기가 필요합니다.

Part 10
부모가 자녀에게 해줄 수 있는 보조운동

바른몸운동은

인간이 살아가면서

가장 기본적이고 근본적인

건강한 몸을 만들기 위한

운동이다.

Part 10

부모가 자녀에게 해줄 수 있는 보조운동

마지막으로 자녀에게 도움이 되는 보조운동에 대해 알아보도록 하겠다. 자녀가 어리다면 스스로 운동을 한다고 해도 대부분 동작을 정확하게 하지 못한다. 또 운동하라는 말에 시늉만 내는 경우도 많다. 당장 아프지도 않거니와 심각하게 느끼지 않기 때문이다. 그러므로 자녀의 운동은 결국 부모의 몫이 된다. 부모 마음과는 달라 하나하나 챙겨줘야만 된다는 얘기다.

자녀의 몸에서 측만증이 나타나 있거나 불균형이 쉽게 확인된다면 다음과 같은 보조운동을 매일 잠자기 전에 해주도록 한다. 정도가 심하다고 판단되면 아침에도 해주도록 한다. 즉, 아침과 저녁 두 차례를 해주라는 것이다.

자녀의 변형 정도가 심하지 않을 경우 곧바로 다리 길이가 같아진 것을 확인할 수 있다. 다리 길이가 같아진 것이 확인되면 반드시 무릎 위를 묶어 재우도록 한다. 그래야만 다리 길이가 같아진 상태를, 그리고 골반이 안정된 상태를 몸이 기억하게 되고 빠르게 긍정적인 변화를 보이게 된다. 또 그 상태가 그대로 유지된다.

처음에는 대부분 불편하다고 투정을 부릴 것이다. 하지만 어느 고비만 넘기면 곧 잘 익숙해지고 편한 숙면을 취하게 된다. 만약 보조운동을 꾸준히 했음에도 불구하고 다리 길이가 같아지지 않는다면 현재 상태가 매우 심각하다고 생각해야 된다. 이때는 전문가의 도움을 받는 것이 가장 최선의 방법이다. 그럼 운동 방법을 자세히 알아보도록 하겠다.

1. 체형 판단 및 무릎 상태의 확인

먼저 위를 보고 반듯하게 눕힌 다음 앞의 5장을 참고하여 다리 상태와 길이 차이를 확인한다. 이때 아이의 엉덩이를 잡고 가볍게 들었다 툭~ 놓기를 3~4회 정도 해준 다음 몸을 반듯하게 눕히면 정확한 판단에 도움이 된다.

1. 자녀의 발목을 사진 10-1의 A와 같이 잡고 복사뼈를 가볍게 붙인 상태에서 B와 같이 반대편 손을 움직여 무릎 사이를 확인한다. 이때 손이 무릎 사이를 통과하지 못하면 X형 다리라고 판단하고, 무릎 사이가 벌어져 쉽게 지나다닌다면 O형 다리라고 판단한다. 만약 자녀의 체구가 커 손으로 잡기가 어렵다면 5장에 있는 방법(두 발을 이용해 복사뼈를 가볍게 붙이는)으로 확인하면 된다.

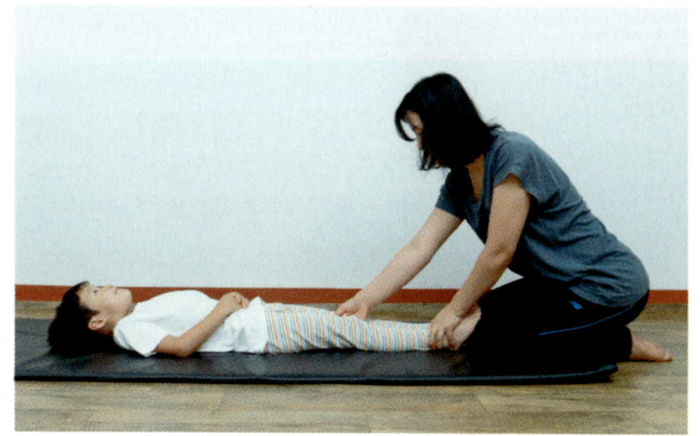

사진 10-1/A

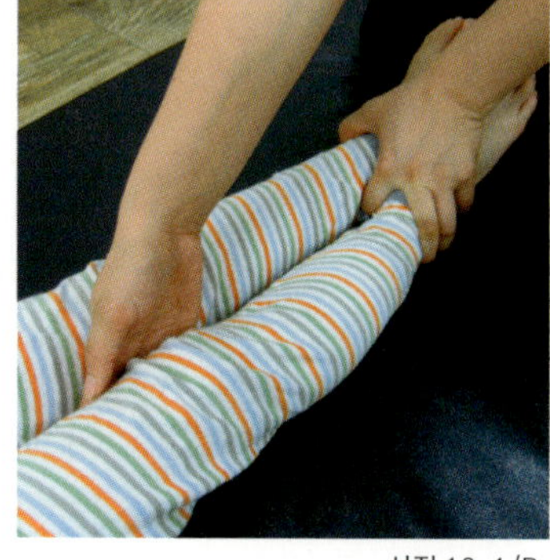

사진 10-1/B

* 참고- 청소년기까지는 성장 과정에서 나타나는 인체의 구조적인 변화에 따라 무릎 사이가 붙는 X형 다리 형태를 보이는 것이 일반적이다. 그러므로 무릎 사이가 많이 벌어진 O형 다리라면 고관절은 물론 골반이 정상적이지 않다고 생각해도 틀림이 없다. 무릎이 겹치도록 붙거나 심한 안짱다리 역시 마찬가지다.

2. 그런 다음 사진 10-2와 같은 위치에서 다리에 나타나 있는 길이 차이를 확인한다. 이때 발을 잡는 방법은 사진 10-3과 같다.

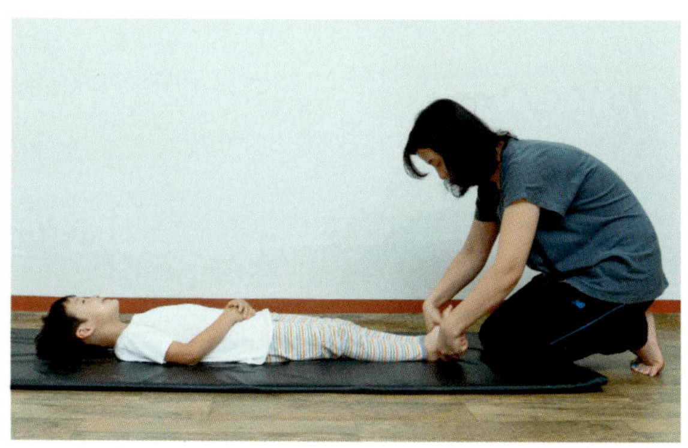

사진 10-2

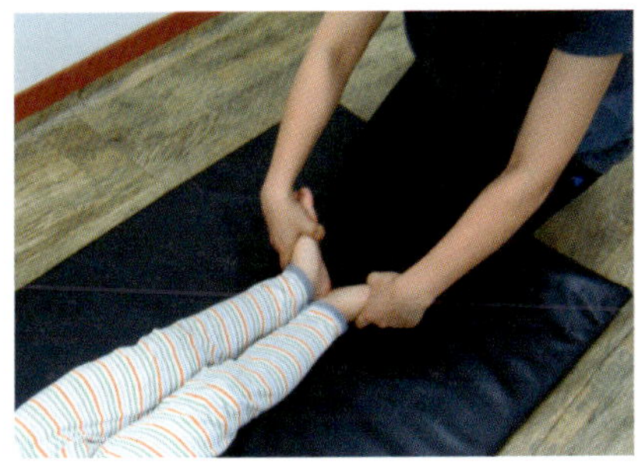
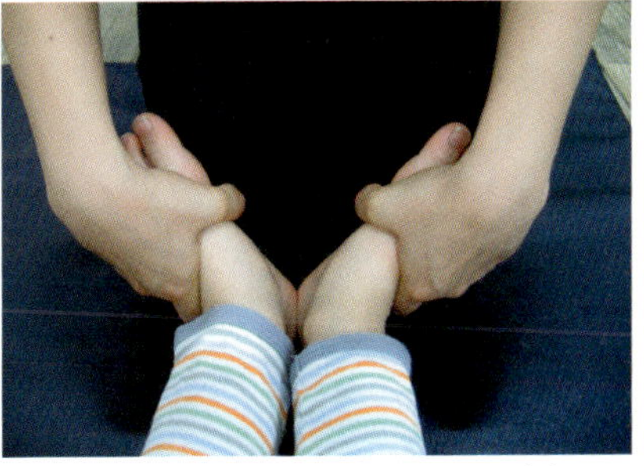

사진 10-3

3. 확인이 끝났다면 사진 10-4에서와 같이 발목을 잡고 뒤꿈치를 나란히 맞춘 다음 무릎의 높이(사진 A)와 돌출 상태(사진 B)를 살펴보도록 한다.

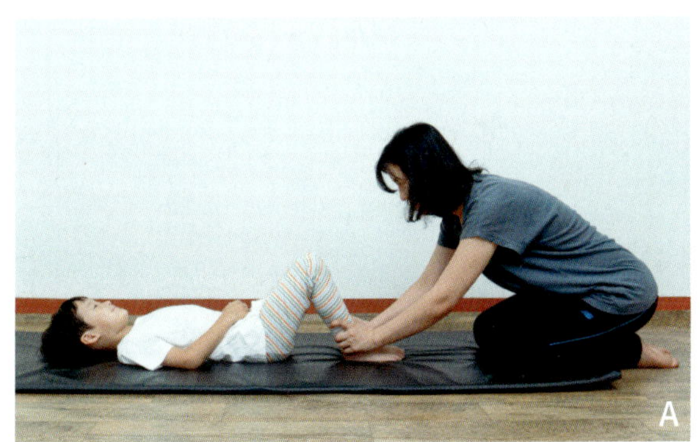

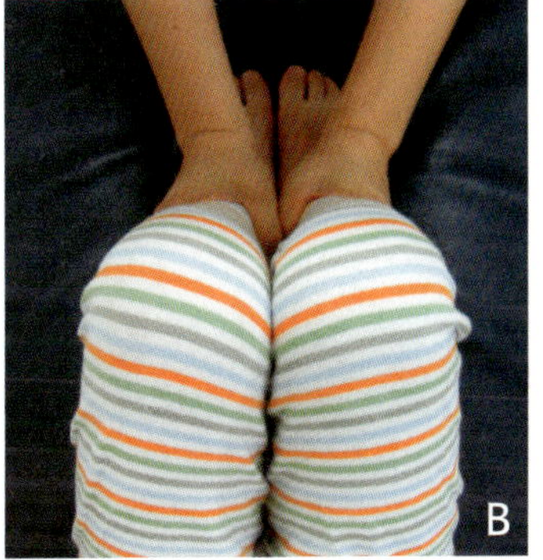

사진 10-4

4. 무릎 상태를 확인했다면 앞서 설명한 두 가지 방법(사진 4-4와 4-5 참조)으로 발 크기를 함께 비교해 모두를 기록해 두도록 한다. 즉, 다리 길이의 차이와 무릎 상태, 발 크기 차이를 기록해 두라는 얘기다. 보조운동 후 아이에게 나타난 변화를 확인, 비교하기 위함이다.

2. 보조운동의 방법과 순서

1. 체형 판단 및 확인이 끝나면 다음 페이지에 있는 사진 10-5와 같은 위치와 자세로 선다. 이번 사례 역시 왼쪽 다리가 긴 LX형을 기준으로 설명하고 있다.

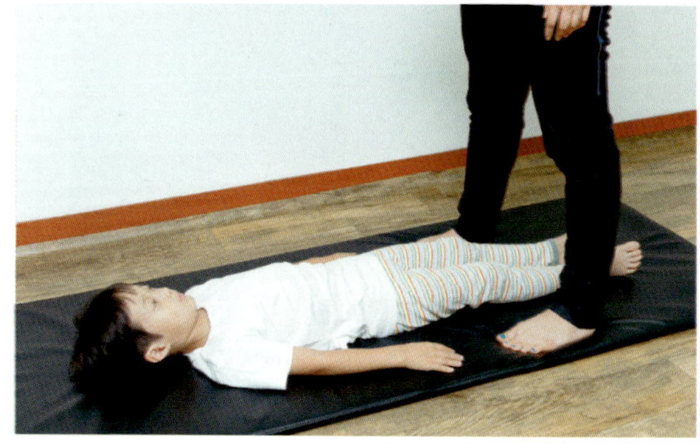
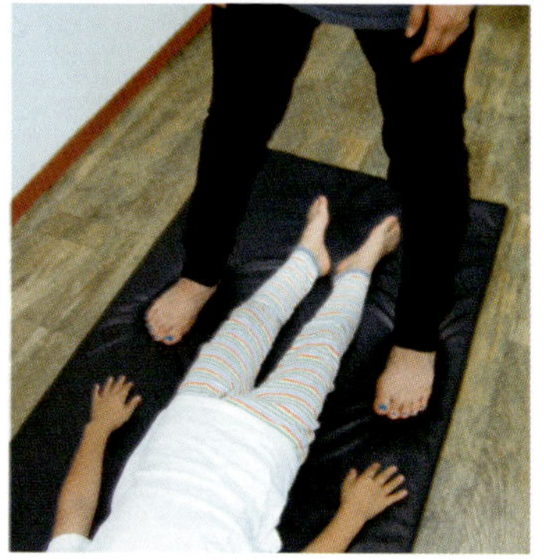

사진10-5

2. 긴 다리의 무릎과 발목을 사진 10-6에서와 같이 두 손으로 각각 잡는다. 잡는 방법은 사례와 같이 왼쪽 다리가 길다면 사진에서처럼 오른손은 무릎을, 왼손은 발목을 잡으면 된다.

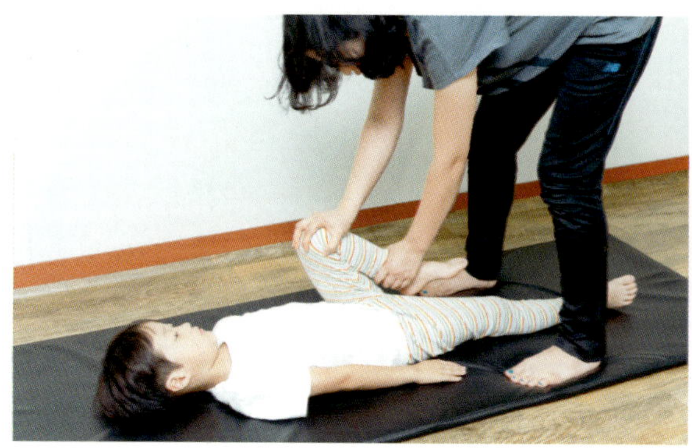
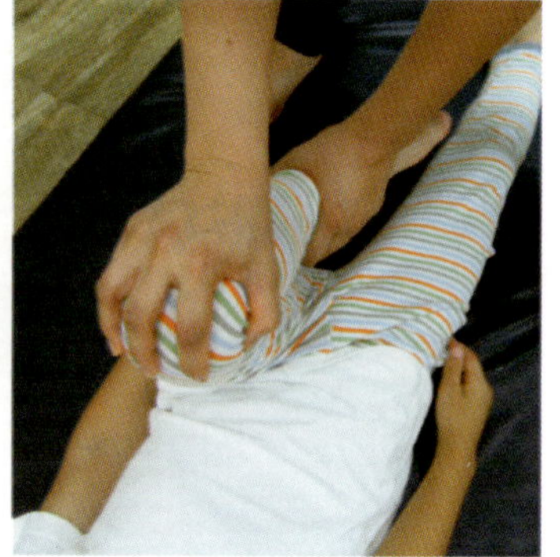

사진 10-6

3. 그런 다음 사진 10-7에서처럼 그대로 가슴 가까이까지 2~3회를 밀었다 놨다를 반복한다. 이때 미는 방향은 체형에 따라 다르다. X형이라면 같은 쪽 가슴으로, O형 다리라면 반대쪽 가슴을 향해 민다. 만약 아이의 체구가 크다면 두 손으로 무릎을 잡고 누른 다음 다시 같은 위치를 손으로 잡도록 한다.

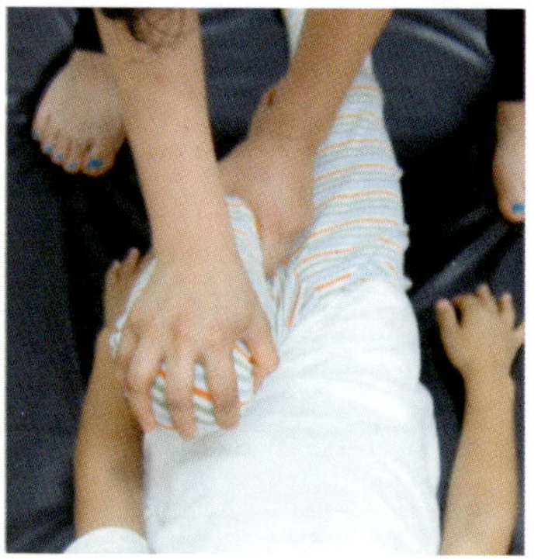

사진 10-7

4. 2~3 차례 민 다음 가슴 가까이에서 시작하여 최대한 넓게 몸 바깥쪽으로 반원을 그리면서 사진 10-8의 A, B, C처럼 천천히 3바퀴를 돌려준다. X형 다리라면 바깥쪽으로, O형 다리라면 안쪽으로 돌리는 것이다. 천천히 돌려보면 반원을 그리게 된다. 그대로 민 다음 돌리기 때문에 원이 아니라 반원이 된다. 이때 돌리는 횟수는 3회 정도가 가장 적당하다.

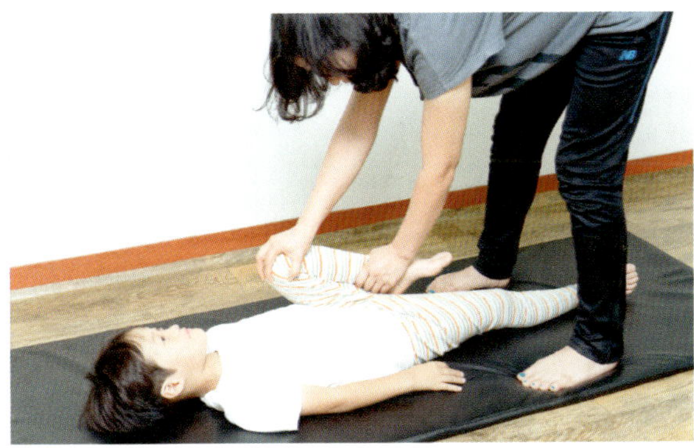
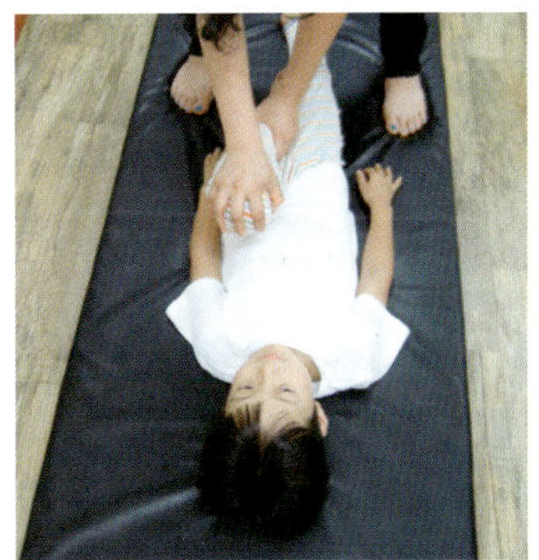

사진 10-8/A

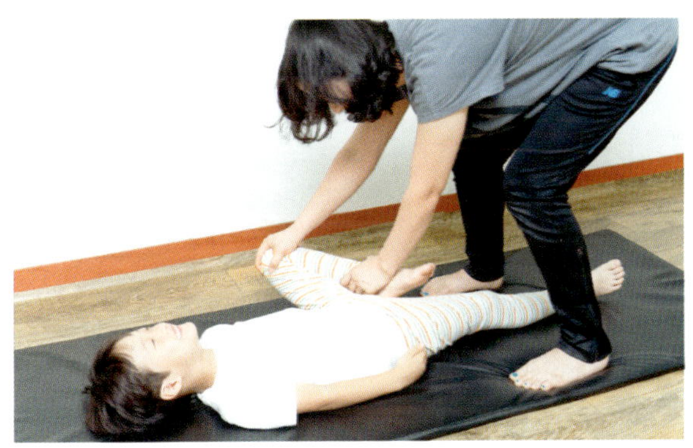
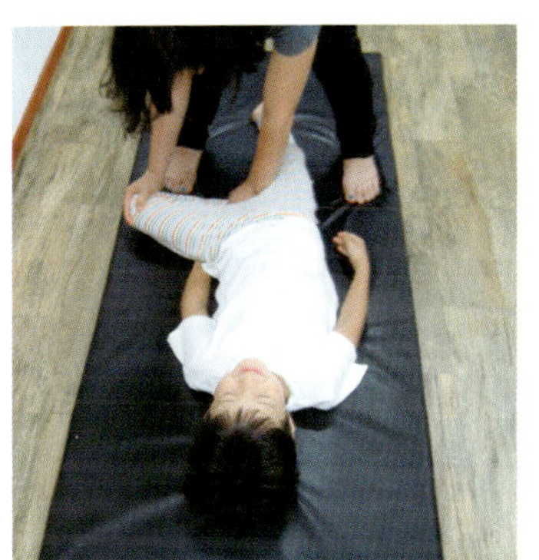

사진 10-8/B

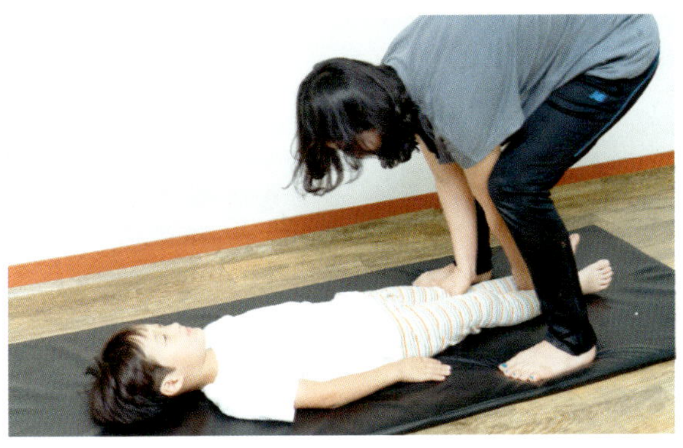
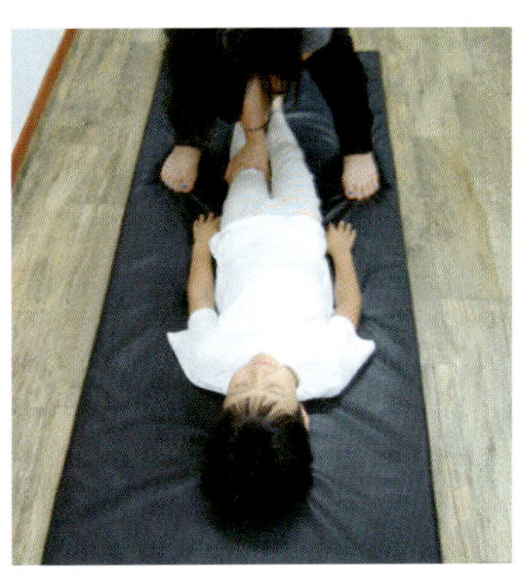

사진 10-8/C

5. 긴 다리의 돌리기를 마쳤다면 반대쪽(짧은 다리) 다리의 무릎과 발목을 긴 다리와 같은 방법으로 잡는다. 이때 잡은 두 손은 방향에 맞춰 사진 10-9와 같이 바꿔 잡도록 한다. 왼손은 무릎을, 오른손은 발목을 잡으라는 것이다.

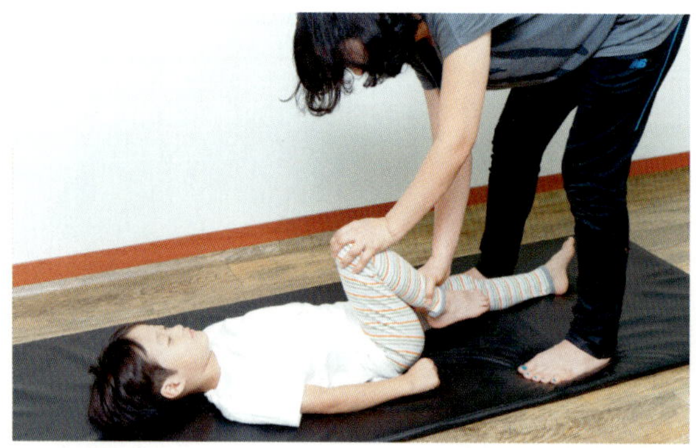

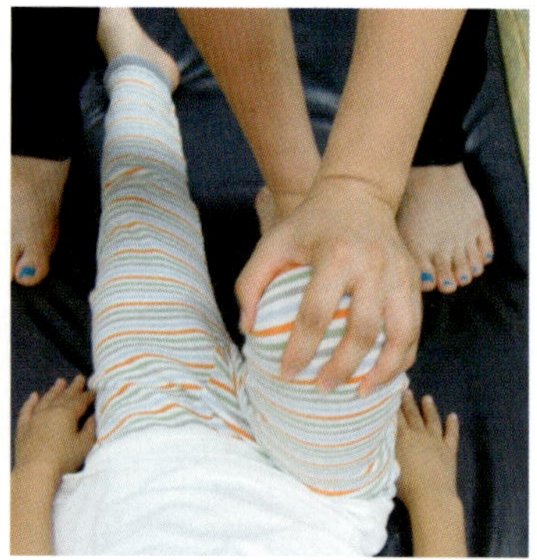

사진 10-9

6. 마찬가지로 가슴 가까이 2~3회를 밀었다 놨다를 반복한다. 이때도 체형에 따라 미는 방향이 다르다. X형이라면 같은 쪽 가슴으로, O형 다리라면 반대쪽 가슴으로 민다. 그런 다음 긴 다리와 같이 사진 10-10의 A, B, C처럼 최대한 넓게 반원을 그리면서 천천히 세 바퀴를 돌려준다. 이때도 X형 다리라면 바깥쪽으로, O형 다리라면 안쪽으로 돌린다.

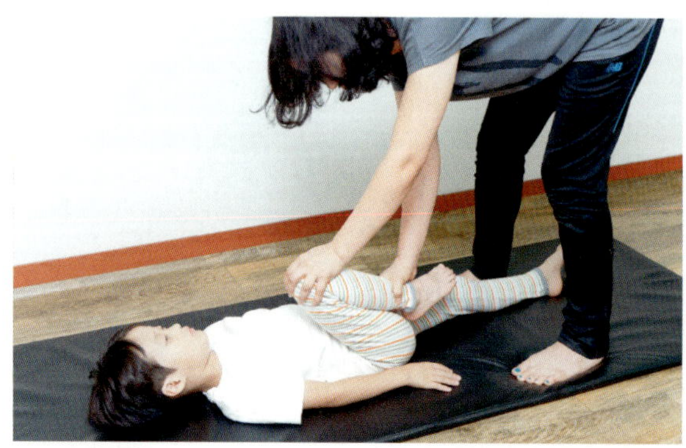

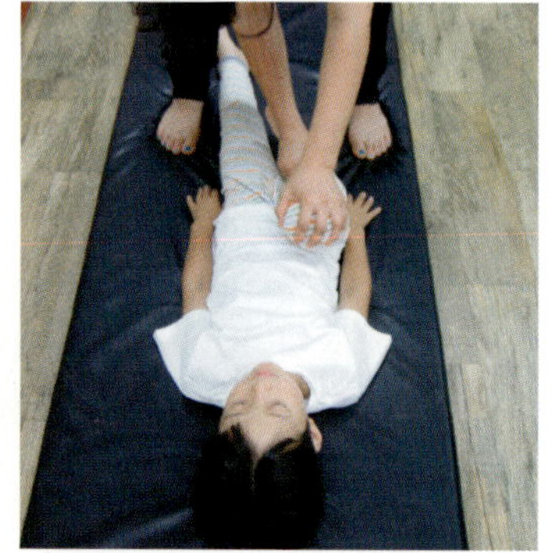

사진 10-10/A

* 참고- 일부 아이들은 무릎을 잡고 누르거나 돌릴 때 몸을 심하게 틀거나 통증을 호소하기도 한다. 그러나 대부분은 무시해도 된다. 엄마나 아빠가 해주는 동작이기에 아이들이 장난과 같이 생각하는 경향이 높기 때문이다. 따라서 그런 행동을 보인다면 장난인지 아닌지를 잘 판단해야 된다.

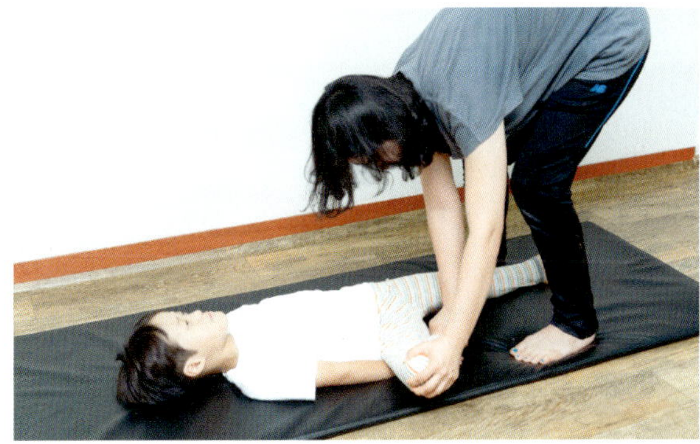

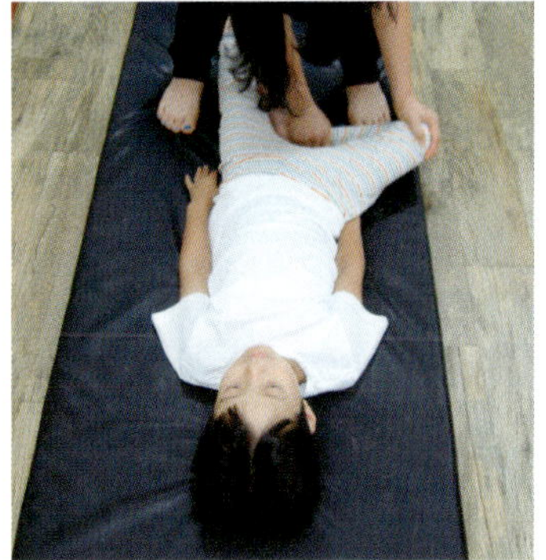

사진 10-10/B

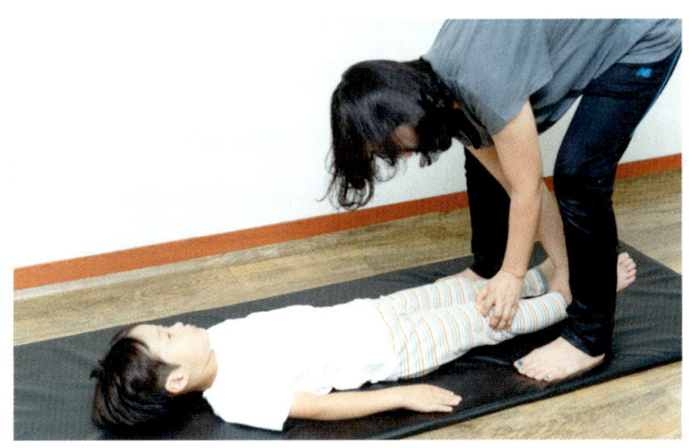

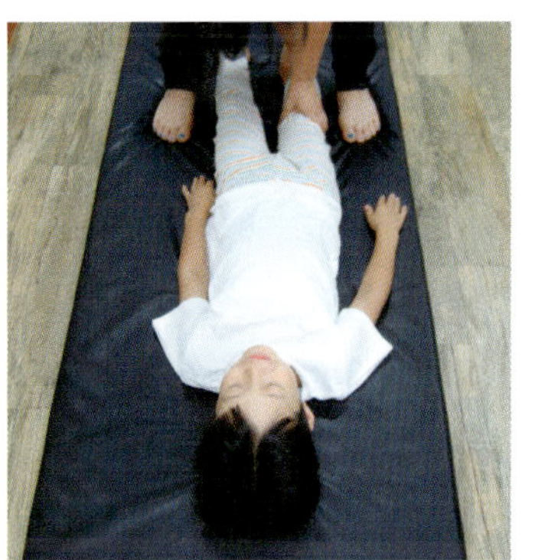

사진 10-10/C

7. 양쪽 다리를 돌려주는 동작을 마쳤으면 사진 10-11의 A와 같이 두 손으로 무릎을 잡고 무릎이 신체 중앙에서 벗어나지 않도록 주의하며 새우운동(밀었다 놨다의 반복 동작) 과 같이 가볍게 20회 정도를 흔들어 준다. 무릎을 흔드는 범위는 기존의 새우운동처럼 90도에서 70도(사진 B참조) 사이를 벗어나지 않도록 주의한다.

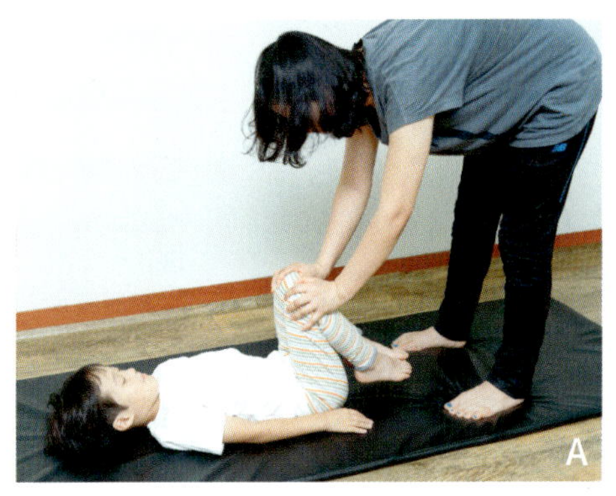

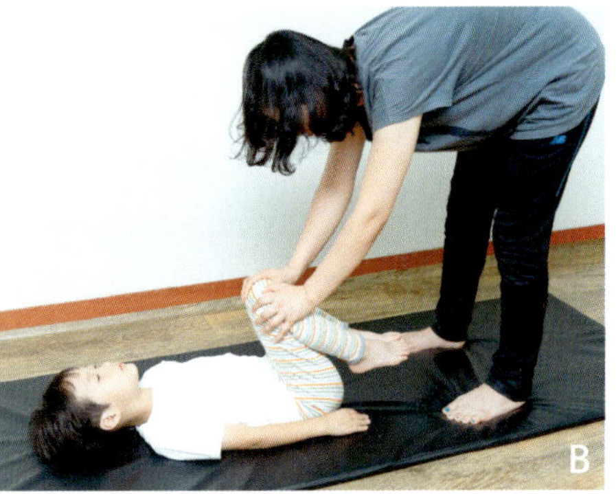

사진 10-11

8. 무릎을 잡을 때는 반드시 사진 10-12와 같이 두 손으로 정확히 잡도록 한다. 이렇게 잡고 하지 않으면 흔들 때 무릎 사이가 몸 중앙에서 벗어나고 만다. 무릎이 틀어지거나 어긋나면서 벗어난다는 것이다. 이런 현상은 변형이 이미 상당히 진행된 상태일 때 나타난다. 그럴 경우 두 손에 힘을 줘 두 무릎 사이가 몸 중심에서 벗어나지 않게 유지하면서 흔들도록 한다.

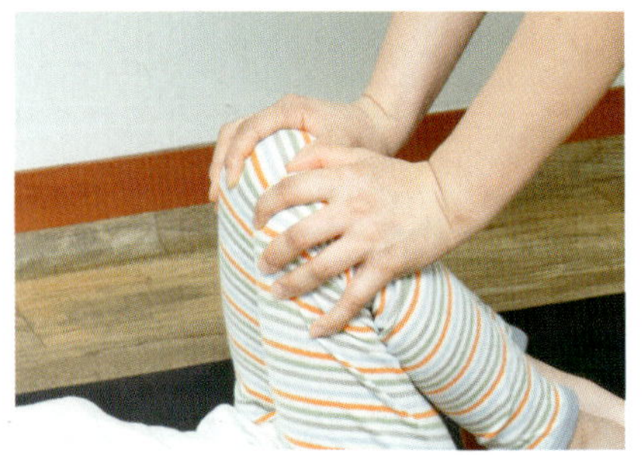
사진 10-12

10. 모든 동작을 마치면 다리 길이와 무릎 상태, 발 크기 등을 확인해 본다. 모두 같아졌다면 무릎 위를 묶어 재우도록 한다. 간혹 같아지지 않는 경우도 있다. 그런 경우 변형 정도가 다소 심각한 범주에 속한다고 판단해도 무리가 없다. 하지만 나이가 어리기 때문에 꾸준히 반복하면 빠르게 같아진다. 그러나 1주일 이상 했음에도 불구하고 다리 길이의 차이와 무릎 상태 등이 같아지지 않으면 전문가를 찾는 것이 아이에게 도움이 된다.

다음은 자녀의 다리가 O형인 경우에 하는 방법이다. 아이들은 O형 다리인 경우가 매우 드물다. 그렇더라도 항상 예외가 있는 만큼 자녀가 O형 다리라면 다음과 같이 보조운동을 마친 다음 다리를 묶고 재우면 긍정적인 변화를 확인할 수 있다.

1. 긴 다리의 무릎과 발목을 사진 10-13에서와 같이 두 손으로 각각 잡는다. 왼쪽 다리가 길다면 사진과 같이 왼손은 무릎을, 오른손은 발목을 잡도록 한다. 이때 무릎을 잡는 손의 위치는 X형 다리와는 반대가 된다. 힘을 정확하게 주기 위함이다.

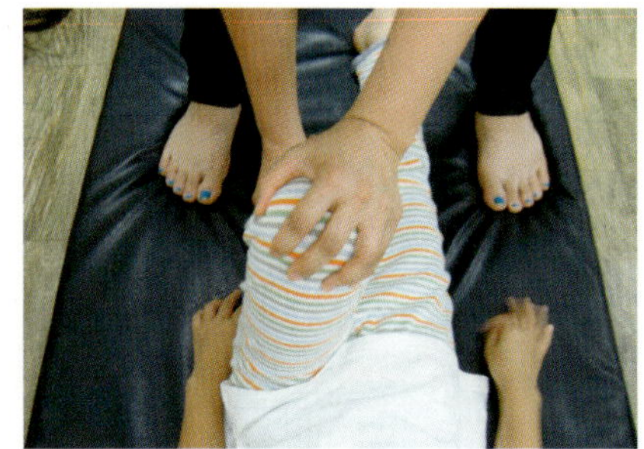
사진 10-13

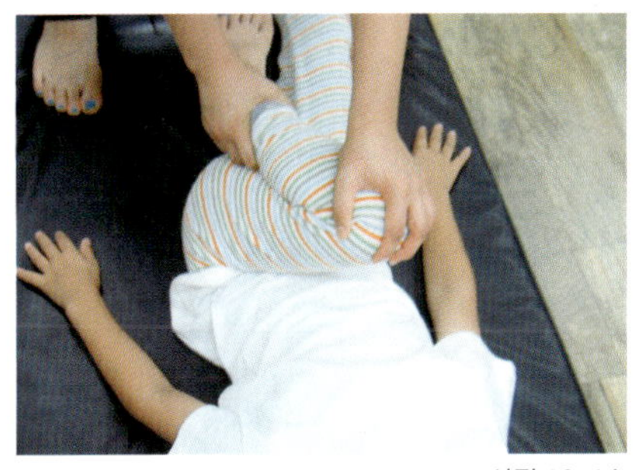

사진 10-14

2. 그런 다음 사진 10-14에서 처럼 같이 짧은 다리 쪽 가슴 가까이까지 2~3회를 밀었다 놨다를 반복한다. 이때도 아이의 체구가 크다면 두 손으로 무릎을 잡고 누른 다음 다시 같은 위치를 손으로 잡도록 한다.

3. 2~3 차례 밀었다면 가슴 가까이에서 시작하여 최대한 넓게 원을 그리면서 사진 10-15의 A, B, C처럼 천천히 3바퀴를 돌려준다. 이때도 돌려보면 몸 안쪽으로 반원을 그리게 된다. 돌리는 횟수는 3회 정도가 가장 적당하다.

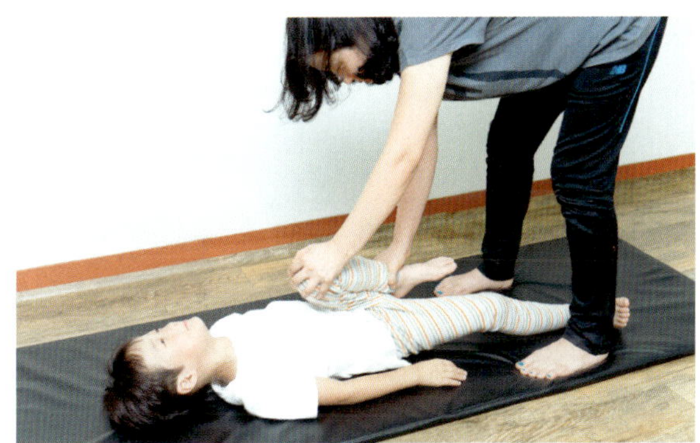

사진 10-15/A

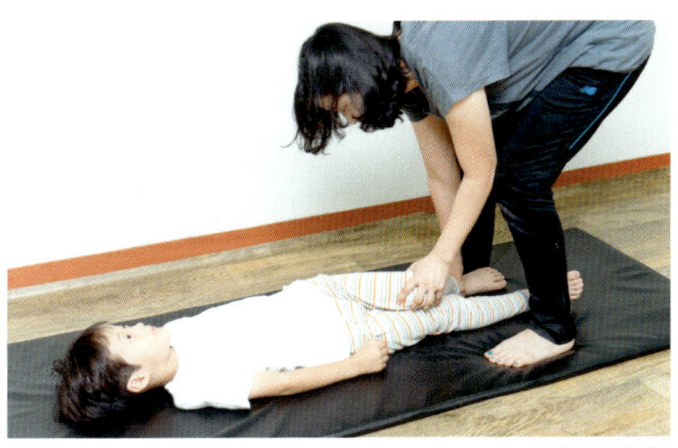

사진 10-15/B

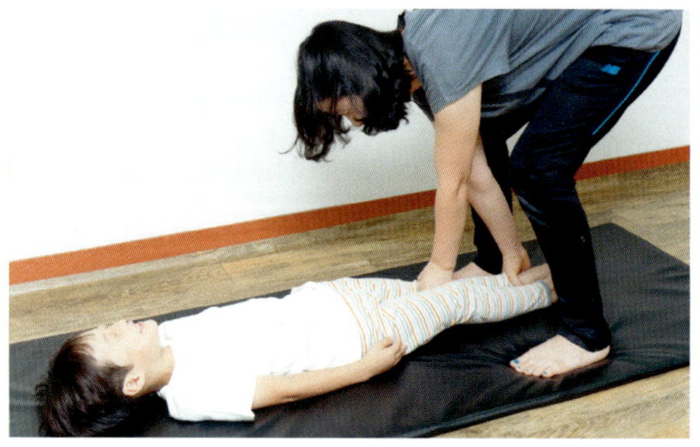

사진 10-15/C

4. 이번에는 사진 10-16과 같이 반대쪽(짧은 다리)인 오른쪽 무릎과 발목을 잡고 왼쪽 다리와 같은 방법으로 긴 다리인 왼쪽 가슴 방향으로 2~3회를 밀었다 놨다를 반복한다. 이때도 손을 잡는 위치는 달라진다. 오른손은 무릎을, 왼손은 발목을 잡는다는 얘기다.

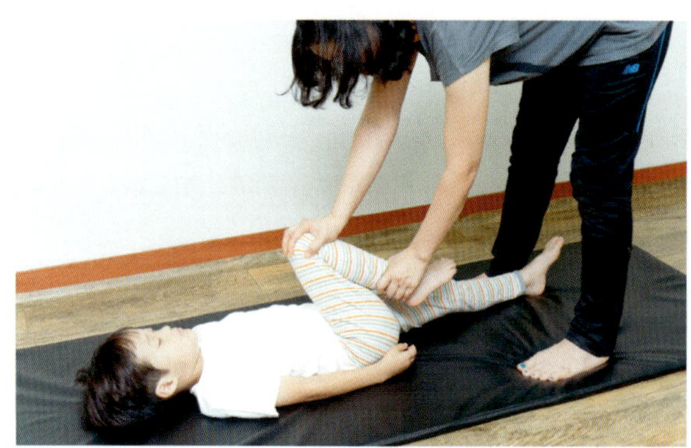

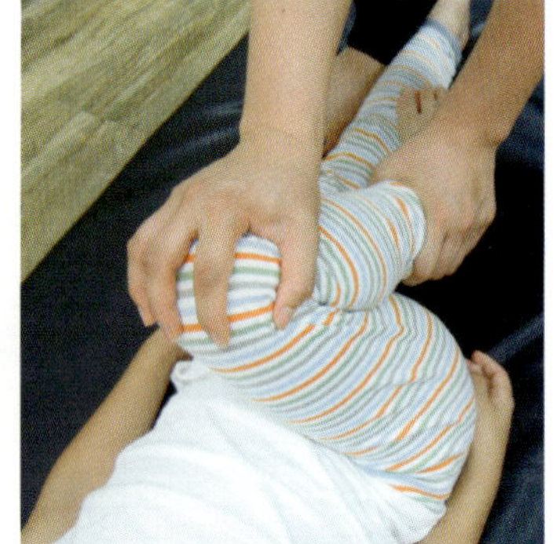

사진 10-16

5. 2~3 차례 밀었다면 가슴 가까이에서 시작하여 최대한 넓게 원을 그리면서 사진 10-17의 A, B, C처럼 천천히 세 바퀴를 돌려준다.

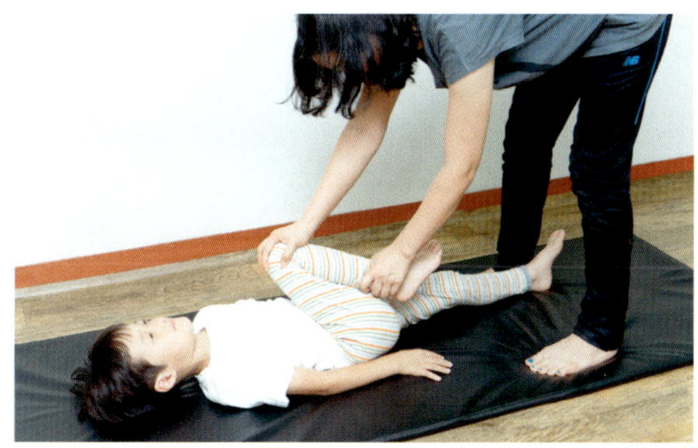
사진 10-17/A

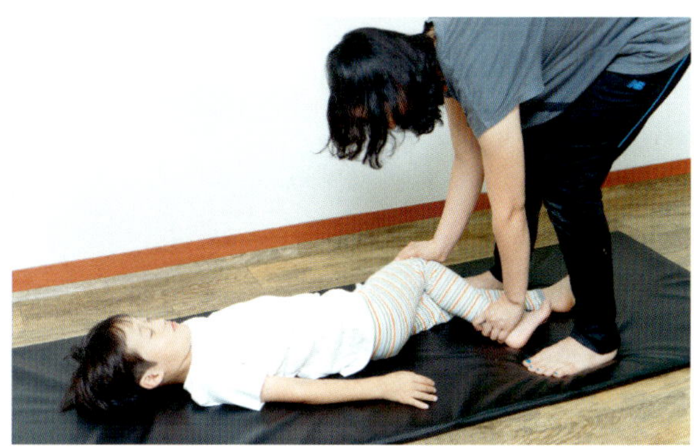
사진 10-17/B

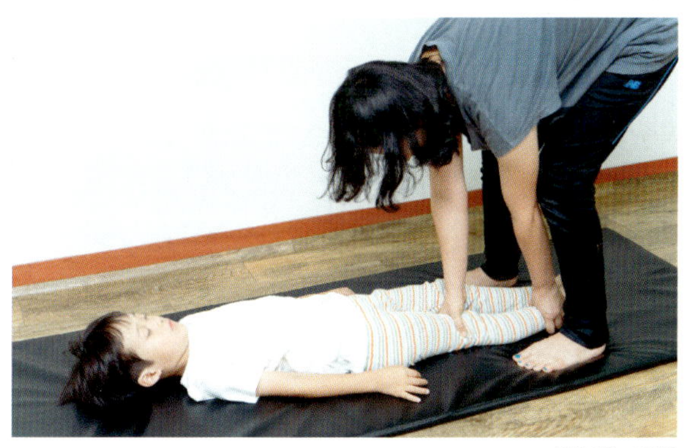
사진 10-17/C

6. 다리를 돌려주는 동작을 마쳤으면 사진 10-18처럼 두 손으로 무릎을 잡고 X형과 같이 가볍게 20회 정도를 흔들어 준다. 이때도 마찬가지로 무릎 사이가 신체 중앙에서 벗어나지 않아야 하며 흔드는 범위 역시 90도에서 70도 사이가 지켜지도록 주의한다.

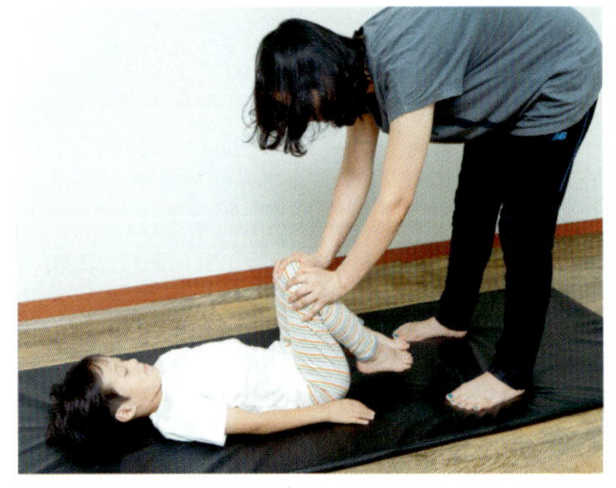
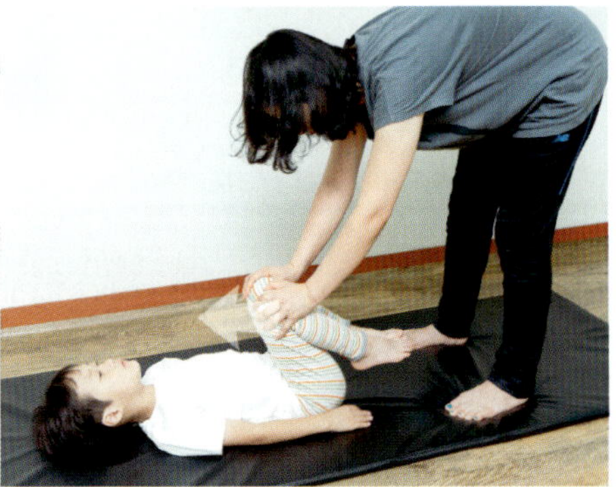

사진 10-18

7. O형 역시 모든 동작을 마치면 다리 길이와 무릎 상태, 발 크기 등을 확인해 본다. 모두 같아졌다면 무릎 위를 반드시 묶어 재우도록 한다. 그러나 1주일 이상 보조운동을 했음에도 불구하고 긍정적인 변화가 나타나지 않으면 X형 다리와 마찬가지로 전문가를 찾는 것이 아이에게 도움이 된다.

* 참고– 이 보조운동은 척추측만증이 이미 발생된 자녀를 둔 부모라면 반드시 해줄 필요가 있다. 또 몸에 나타나 있는 불균형이 심각한 상태라도 마찬가지다. 부모가 의지를 가지고 아이의 다리 길이를 항상 같게 유지시켜 주는 것만이 가장 기본적인 조치이자 현실적인 방법이기 때문이다.

이 책을 마치며

오늘도 측만증으로 연구소를 방문한 여대생과 대화를 합니다. "남들이 이미 만들어 냈던 변화이기에 같은 변화를 만들어 내는 것이 연구소를 방문하는 목적이다. 얼굴 보며 반갑다고 인사만 하려면 올 필요가 없지 않느냐?" 냉정하지만 분명한 이유가 있어 하는 말입니다. 허리 굴곡이 다르고 가슴 크기조차 달랐지만 처음 운동을 시작한 즈음에는 비슷해졌던 것을 함께 확인하고 기뻐했으니까요. 그러나 "운동도 싫어하고 고등학교 때부터 이랬어요"라는 말로 자신이 만들어 냈던 긍정적인 결과를 지키지 못함에 대해 변명합니다.

하지만 말입니다. 그 결과를 지킨 사람들은 어땠을까요? 그들 역시 쉽지 않았을 것입니다. 그러나 그들은 해냈습니다. 비록 힘들고 끈기와 인내를 가지고 해야 했던 기나긴 시간들이었지만 기대했던 결과를 만들어 냈단 말입니다. 그러므로 이 책을 통해 바른몸운동을 알게 되었다면 반드시 같은 결과를 얻길 희망합니다. 힘들고 긴 자신과의 싸움이지만 노력에 대한 긍정적인 결과를 얻길 바란다는 뜻입니다.

머리글에도 언급했듯 많은 엄마들이 주위에서 보는 아이들에 대해 말합니다. "딸이 다니는 유치원 아이 중 한 아이가 허벅지 굵기가 다르고 고개도 항상 기우뚱해요. 그리고 어깨 높이도 달라요. 그런데 그 아이 엄마는 아이가 이상한 것 같다고 말해줘도 전혀 신경을 쓰지 않아요" 다른 엄마 역시 비슷한 말을 합니다. "아파트 놀이터에서 어떤 아이가 쩔뚝거리며 안짱다리로 걸어요. 위험한 거죠? 불쌍해요. 근데 엄마한테 말해 주기가 좀 그래요" 이미 자신의 자녀가 측만증이라는 진단을 받은 엄마의 입장에선 당연히 눈길이 갈수 밖에 없었을 것입니다. 자신의 자녀 역시 비슷한 과정을 거쳐 척추측만증이라는 진단을 받았으니까요.

그러나 대부분의 부모들은 이를 무시하며 지나치는 경우가 많습니다. 분명히 어떤 원인에 의해 나타나는 현상이자 결과임에도 불구하고 전혀 걱정을 하지 않습니다. 그러다 심각한 지경에 이르러서야 우왕좌왕하며 자책까지 하는 경우를 많이 봐왔습니다. 그러므로 아이가 이상한 행동을 하거나 평소와는 달리 자신의 상태를 말한다면 반드시 귀담아 들을 필요가 있습니다. 그리고 그 싹이 감당키 어려울 정도로 크기 전에 미리 대처하시기 바랍니다.

끝으로 이 책을 선택하신 모든 분들의 건강과 긍정적인 결과를 기대하겠습니다.

현재의 삶은
지금의 육체가 있어야만
존재(存在)합니다.
바른몸운동을 통해
긍정적인 결과를 얻었다고 해도
결코 안심할 수 없습니다.
우리 몸을 구성하는 근육과 인대는
예전 상태로 되돌아 가려는
되돌림현상에서 쉽게
벗어날 수 없기 때문입니다.
그런 까닭에 꾸준한 운동과
현재 몸 상태에 맞춘
의식적인 생활과 자세는 반드시 필요합니다.

체 형 기 록 표

(현재 체형:)

구분/횟수	날짜	다리 길이 차이	구분/횟수	날짜	다리 길이 차이	구분/횟수	날짜	다리 길이 차이	구분/횟수	날짜	다리 길이 차이
1	/		16	/		31	/		46	/	
2	/		17	/		32	/		47	/	
3	/		18	/		33	/		48	/	
4	/		19	/		34	/		49	/	
5	/		20	/		35	/		50	/	
6	/		21	/		36	/		51	/	
7	/		22	/		37	/		52	/	
8	/		23	/		38	/		53	/	
9	/		24	/		39	/		54	/	
10	/		25	/		40	/		55	/	
11	/		26	/		41	/		56	/	
12	/		27	/		42	/		57	/	
13	/		28	/		43	/		58	/	
14	/		29	/		44	/		59	/	
15	/		30	/		45	/		60	/	

한국바른몸운동연구회

구분 / 날짜	발 각도	무릎 기울기	무릎 높이	무릎 돌출	발 크기 차이	
	오른발 왼발	오른쪽 왼쪽	오른쪽 왼쪽	오른쪽 왼쪽	오른발 왼발	오른발 왼발
/	/	/				
/	/	/				
/	/	/				
/	/	/				
/	/	/				
/	/	/				
/	/	/				
/	/	/				
/	/	/				
/	/	/				
/	/	/				
/	/	/				
/	/	/				
/	/	/				
/	/	/				
/	/	/				
/	/	/				
/	/	/